改訂第2版

■医師・医療クラークのための
医療文書の書き方

著
松本市立病院 副院長
中村雅彦

執筆協力
淑徳大学短期大学部健康福祉学科 准教授
降籏光太郎

Medical Documents

永井書店

改訂第2版
● 本書の利用にあたって ●

　現代の医療は日進月歩で変化しており、日々新しい知見がもたらされ、治療手段・技術も細分化が進み、医療者には高度な知識と経験が求められている。また、それぞれの医療者が専門性を十分に発揮し、業務に専念できるように医療者間での役割分担が進んでいる。一方で、多職種がかかわるチーム医療において、医療安全に配慮された患者中心の医療を行っていくためには、スタッフ間の業務連携、情報共有が不可欠である。

　診療の目的は、患者が抱える心身における健康上の問題を解決することにある。診療の過程で医療者が互いに、どのように考え、判断し、治療を進めたかを知ることで円滑なチーム医療が可能になる。また、このような医療者の一連の思考過程を記録として残すことで、患者にとっては自らが治療方針を選択するための判断材料が得られることになる。長年、わが国では診療記録に対する関心が低く、記述も日本語に英語やドイツ語が混在し、記載方法や用語を含めた記載内容の標準化も行われてこなかった。診療録は医師の個人的な備忘録、秘密の文書といったイメージが強く、訴訟以外で患者・家族に開示されることはほとんどなかった。診療録を作成・管理する部門が整備され、記録に対する医療者の卒前および卒後(生涯)教育が積極的に行われるようになったのも近年になってからである。

　初版を上梓してから6年が経過した。この間「難病の患者に対する医療等に関する法律」(平成26年)、「児童福祉法の一部を改正する法律」(同)が成立し、指定難病、小児慢性特定疾病に対する医療費助成制度は大きく変わった。また、平成28年から施行された「がん登録等の推進に関する法律」では、地域がん登録に代わり新たに「全国がん登録」が制定された。これらいくつかの変更を踏まえ、今回の改訂を行った。初版に続き、本書を質の高い医療文書を作成するための一助として、ご利用頂けたら幸いである。

　　　平成31年3月吉日

　　　　　　　　　　　　　　　　　　　　　　　　　　　　　　　中村雅彦

初 版
● 本書の利用にあたって ●

　患者と医療者がよりよい信頼関係を築き、患者の自己決定権を尊重したインフォームド・コンセントの理念に基づいた医療を行っていくためには、医療者には積極的な診療情報の提供が求められている。また、円滑なチーム医療を展開していくためは、医療者間での正確かつ迅速な情報の流通が不可欠である。診療録をはじめ、診断書、指示書、診療情報提供書などの医療文書は、この情報伝達のためのコミュニケーションツールといえる。

　平成20年の診療報酬改定により、病院勤務医師の負担の軽減を図り、診察に専念できる環境を整備することを目的に、医師事務作業補助体制加算が新設された。さらに、平成22年の改定では、医師事務作業補助者(以下、医療クラーク)を増員した場合の評価、施設基準の要件の緩和、加算点数の引き上げが行われるなど、医療クラークに対する期待は大きい。医師が行う文書作成などの事務作業を、事務職員が代行できることを認める法的な根拠は、平成19年に出された「医師及び医療関係職と事務職員等との間等での役割分担の推進について」(医政発第1228001号)に基づく。このいわゆる「役割分担」通知の中で、書類作成などにかかわる事務については、「一定の条件の下で、医師に代わって事務職員が代行することも可能である」ことが記されており、具体的な例として、①診断書、診療録および処方せんの作成、②主治医意見書の作成、③診察や検査の予約、が挙げられている。通知は、診療録管理の点からみると、代行(仮作成)とはいえ、医師以外の者が医師の診療録を作成することを認めた画期的なものといえる。「役割分担」通知の発出と、その後の医師事務作業補助体制加算の新設の背景には、近年の勤務医師の業務負担増があるのは明らかである。しかし、単にそればかりではなく、根底には、長年にわたり改善が叫ばれている診療録作成・管理の問題、診療情報開示を求める社会的要請があると考えられる。特に、整備が遅れている「開示に値する」診療録の作成など、医療文書の質向上に対する医療クラークへの期待は大きい。

本書では、診療録に書かれた内容を診断書、指示書、診療情報提供書など所定の書式にまとめたものを医療書類とし、診療録と合わせて医療文書と定義した。日常診療の中で、医師や医療クラークが記載をすることが多い36の書類について、1. 記載の意義、2. 作成時の留意点、3. 記載事項および方法について概論し、症例を提示した。診療録の作成は、問題志向型診療記録（Problem Oriented Medical Record；POMR）について解説した。診療で扱う医療書類は多岐にわたり、作成の難易度もさまざまである。すべてを網羅することは困難で、本書で提示した基本的な事項を習得することで、応用可能な文書作成能力が身につくと考えている。また、書類作成に必要な医学知識については、例えば、がんの病理診断・病期については「生命保険診断書（がん）」、意識状態の評価については「自動車損害賠償責任保険診断書」、褥瘡の深達度分類については「訪問看護指示書」の中で解説するなど、書類作成を通じて学べるように配慮した。これから臨床に携わる若い医師や、医師の事務作業を補助する医療クラークにとって、本書が質の高い医療文書を作成するための一助となれば幸いである。

　　平成24年3月吉日

中村雅彦

目 次

第1章 医療文書

1 医療文書とは —— 3

2 医療書類の分類 —— 4
1．利用目的による分類…4　2．法令による分類…5　3．文書料による分類…5

3 作成時の留意点 —— 7

4 医学用語の分類 —— 9

5 開示に値する医療文書 —— 10

第2章 医療書類

1 入院時必要書類 —— 15
DOC 1 Ⅰ．初診時問診票 —— 15
　　1．記載の意義…15　2．診療録への転記…15
DOC 2 Ⅱ．入院予約票 —— 18
DOC 3 Ⅲ．入院診療計画書 —— 20
　　1．記載の意義…20　2．作成時の留意点…20　3．記載事項および方法…20
DOC 4 Ⅳ．褥瘡対策に関する診療計画書 —— 27
　　1．記載の意義…27　2．記載事項および方法…27

2 退院時必要書類 —— 30
DOC 5 Ⅰ．退院時要約 —— 30
　　1．記載の意義…30　2．作成時の留意点…30　3．記載事項および方法…30
DOC 6 Ⅱ．退院療養計画書 —— 38
DOC 7 Ⅲ．退院証明書 —— 40
　　1．記載の意義…40　2．作成時の留意点…40　3．記載事項および方法…40

3 診療情報提供書 —————————————— 44

DOC 8 診療情報提供書 ————————————— 44
　　　1．記載の意義…44　2．作成時の留意点…44　3．記載事項および方法…44
　　　4．返書の扱い…45

4 診断書類 ———————————————————— 50

DOC 9 Ⅰ．生命保険診断書（一般）———————————— 50
　　　1．記載の意義…50　2．作成時の留意点…50　3．記載事項および方法…50
　　　4．診療報酬点数…54

DOC10 Ⅱ．生命保険診断書（がん）———————————— 66
　　　1．悪性腫瘍の分類…66　2．病理・画像診断…66　3．診断名…67
　　　4．進行度（病期）…70　5．症例（①大腸癌　②乳癌　③前立腺癌）…73

DOC11 Ⅲ．自動車損害賠償責任（自賠責）保険診断書 ———— 84
　　　1．記載の意義…84　2．作成時の留意点…84　3．記載事項および方法…84

DOC12 Ⅳ．病院診断書 ——————————————————— 90
DOC13 Ⅴ．健康診断書 ——————————————————— 92
DOC14 Ⅵ．死亡診断書（死体検案書）———————————— 94
　　　1．記載の意義…94　2．死亡診断書と死体検案書の使い分け…94
　　　3．医師が患者の死亡に立ち会えなかった場合…95
　　　4．記載にあたっての留意事項…96

DOC15 Ⅶ．施設入所診断書 ————————————————— 104
　　　1．記載の意義…104　2．記載事項および方法…104

DOC16 Ⅷ．鉄砲申請者診断書 ———————————————— 107
DOC17 Ⅸ．おむつ使用証明書 ———————————————— 109

5 指示書類 ———————————————————— 111

DOC18 Ⅰ．訪問看護指示書 ————————————————— 111
　　　1．記載の意義…111　2．作成時の留意点…111　3．記載事項および方法…111
　　　4．褥瘡の深達度分類…113

DOC19 Ⅱ．リハビリテーション実施計画書 ————————— 118
　　　1．記載の意義…118　2．作成時の留意点…118　3．記載事項および方法…118

DOC20 Ⅲ．栄養指導指示書 ————————————————— 121
DOC21 Ⅳ．重症者等療養環境特別加算指示書 ———————— 123
DOC22 Ⅴ．「はり、きゅう及びあん摩・マッサージ・指圧」同意書 — 125
　　　1．記載の意義…125　2．作成時の留意点…125　3．対象疾病…125

DOC23 Ⅵ．在宅酸素療法指示書 ——————————————— 127
DOC24 Ⅶ．弾性着衣等装着指示書 —————————————— 129

6 意見書類 ———————————————————— 131

DOC25 Ⅰ．介護保険主治医意見書 —————————————— 131
　　　1．記載の意義…131　2．作成時の留意点…131　3．記載事項および方法…131

DOC26 Ⅱ．労働者災害補償（労災）保険意見書 ——————— 143
　　　1．労働者災害補償保険とは…143　2．給付の種類…143
　　　3．記載が必要な診断書および意見書…143

DOC27 Ⅲ．身体障害者診断書・意見書 ———————————— 148
DOC28 Ⅳ．傷病手当金意見書 ———————————————— 152

- **DOC29** Ⅴ．治療用装具意見書 ——————————————— 154
- **DOC30** Ⅵ．指定難病臨床調査個人票 ————————————— 156
  - 1．難病の定義…156　2．指定難病…156　3．医療費の助成制度…156
  - 4．難病指定医…157
- **DOC31** Ⅶ．養育医療意見書 ————————————————— 160
- **DOC32** Ⅷ．自立支援（育成）医療意見書 ——————————— 162
  - 1．記載の意義…162　2．作成時の留意点…162　3．記載事項および方法…162
- **DOC33** Ⅸ．小児慢性特定疾病医療意見書 ——————————— 165
- **DOC34** Ⅹ．医療要否意見書 ————————————————— 170
  - 1．記載の意義…170　2．作成時の留意点…170　3．記載事項および方法…170

7 説明同意書類 ——————————————————————— 172

- **DOC35** 説明同意書 ——————————————————————— 172
  - 1）大腸内視鏡検査………………………………… 174
  - 2）中心静脈カテーテル挿入術……………………… 176
  - 3）髄液検査（腰椎穿刺術）………………………… 177
  - 4）輸血療法………………………………………… 179
  - 5）脳動脈瘤クリッピング術………………………… 181

8 がん登録 ———————————————————————————— 183

- **DOC36** Ⅰ．がん登録 ——————————————————————— 183
- Ⅱ．全国がん登録と院内がん登録 ——————————————— 184
  - 1．全国がん登録…184　2．院内がん登録…184
- Ⅲ．全国がん登録の記載方法 ——————————————————— 185
  - 1．記載事項および方法…185　2．UICCによるTNM分類…189

9 医療書類一覧 ————————————————————————— 200

第3章　診療録

1 診療録とは ——————————————————————————— 205

- Ⅰ．理想的な診療録 ——————————————————————— 205
- Ⅱ．診療録の価値 ————————————————————————— 206
  - 1．患者にとっての価値…206　2．病院にとっての価値…206
  - 3．医師にとっての価値…206　4．法的防衛上の価値…207
  - 5．公衆衛生上の価値…207　6．医学研究上の価値…207
  - 7．医療保険上の価値…207
- Ⅲ．診療録の歴史 ————————————————————————— 208
  - 1．アメリカにおける診療録…208　2．日本における診療録…209
- Ⅳ．診療録と関連法規 —————————————————————— 210
  - 1．法的位置づけ…210　2．記載事項…211　3．保存期間…215

2 診療録の書き方 — 217
Ⅰ．記載の原則 — 217
1．紙カルテの場合…217　2．電子カルテの場合…219
Ⅱ．記載時の留意事項 — 220

3 POMRとは — 221
Ⅰ．POMRの作成方法 — 222
1．基礎データ…222　2．問題（プロブレム）リスト…222　3．初期計画…223
4．経過記録…224　5．退院時要約（サマリー）…225
Ⅱ．POMRによる診療録作成の流れ（まとめ） — 226
1．初診時記録…226　2．経過記録…227　3．退院時要約…227
Ⅲ．診療録の監査 — 229
Ⅳ．POMRの問題点と課題 — 229

● 参考文献 — 231

Memo

1．隠語（職業語）……………………………………………………… 8
2．文書作成の基本…………………………………………………… 22
3．医療事故と医療過誤……………………………………………… 90
4．聞き間違えやすい言葉…………………………………………… 92
5．類似名称の医薬品………………………………………………… 107
6．複数の規格がある医薬品………………………………………… 109
7．医学用語の読み方………………………………………………… 129
8．紛らわしい略語（A、B）………………………………………… 152
9．紛らわしい略語（C～L）………………………………………… 154
10．紛らわしい略語（M～V）……………………………………… 160
11．NCD（National Clinical Database）…………………………… 195

第1章

医療文書

1 医療文書とは

　検査や手術の「説明同意書」や、医療者間で情報を共有するための「診療情報提供書」、行政機関へ提出する「意見書」など、医師の記載を必要とする書類は多種多様である。また、患者に対する十分な説明や適切な診療情報の提供のため、記載の内容や方法にも配慮した質の高い医療文書の作成が医師には求められている。医療文書とは、診療行為に伴って発生する文書の総称で、診療録と各種書類を指す。

```
┌─────────────────────────────────────────────┐
│  診療録（医療法施行規則第20条の10）    医療書類                │
│  ・各科診療日誌              ・診療情報提供書                 │
│  ・手術記録                ・生命保険診断書                 │
│  ・検査所見記録              ・訪問看護指示書                 │
│  ・処方せん                ・検査説明書                   │
│  ・看護記録                ・退院時要約                   │
│  ・X線写真　など。            ・健康診断書                   │
│                      ・介護保険主治医意見書                │
│                      ・同意書　など。                   │
└─────────────────────────────────────────────┘
```
●医療文書●

　診療録を構成する諸記録については、医療法施行規則第20条の10に「診療に関する諸記録は、過去二年間の病院日誌、各科診療日誌、処方せん、手術記録、看護記録、検査所見記録、エックス線写真、入院患者及び外来患者の数を明らかにする帳簿並びに入院診療計画書とする」と規定されている。診療録に関しては第3章(203頁)参照のこと。

　近年、電子カルテの普及など医療のIT化により、大量の診療情報の一元管理と、医療者間での共有が容易になった。このような変化に伴い、記録物としての「診療録」と「医療書類」を厳密に区別することは困難になりつつある。現在のチーム医療においては、診療録とは医師のみならず看護師やコメディカルスタッフの医療に関するすべての記録と解される。その意味では、退院時要約、診療情報提供書、指示書類、説明同意書類なども広義の診療録を構成する一部といえる。本書において「診療録」とは、医師、看護師、コメディカルスタッフが医療の必要性を判断し、また医療の提供を行うことを目的に、診療を通じて得た患者の健康状態に関するデータやそれらに対する評価、および診療の経過を、患者ごとに受診時から経時的に記録した文書とした。一方、「医療書類」とは、診療録に記載された内容をもとに必要事項を、退院時要約、診療情報提供書、診断書、意見書など所定の書式にまとめた文書とした。

2 医療書類の分類

医療書類は、利用目的別、法令による規定の有無、文書料別に分類すると理解しやすい。

1 利用目的による分類

利用目的による分類としては、①入院予約票や入院診療計画書などの入院時必要書類、②退院時要約、退院療養計画書、退院証明書などの退院時必要書類、③他の医療機関や施設への診療情報提供書、④生命保険や自動車損害賠償責任(自賠責)保険の入院・通院証明書などのように患者の病状や治療経過を証明した診断書類、⑤医師から看護師、薬剤師その他コメディカルスタッフへの医療行為の指示書類、⑥患者の病状や治療経過を証明したうえ、医療・福祉サービス給付の適否や受けられる給付の内容について医師の意見を記した意見書類、⑦検査、処置、手術の内容を記した患者・家族への説明同意書類、の7つに分類する。

診断書と意見書の区別については、患者の病名や病状、治療の内容や経過を事実に基づいて客観的に証明したものを診断書とした。一方、意見書とは診断とともに、医療サービス給付の適否や給付の内容について医師の意見を付記したものとした。介護保険主治医意見書における介護認定の要否、身体障害者診断・意見書における身障者該当の適否および等級の認定、装具意見書における治療用装具の指定などである。意見書は、健康保険組合や市町村、保健所、福祉事務所など行政機関に提出する書類に多い。

● 利用目的による分類 ●

区 分	書 類
①入院時必要書類	入院予約票、入院診療計画書など。
②退院時必要書類	退院時要約、退院療養計画書、退院証明書など。
③診療情報提供書	紹介状、返書など。
④診断書類	生命保険診断書(一般、がん)、自動車損害賠償責任保険診断書、病院診断書、健康診断書、死亡診断書、施設入所診断書など。
⑤指示書類	訪問看護指示書、リハビリテーション実施計画書、栄養指導指示書、「はり、きゅう及びあん摩・マッサージ・指圧」同意書、在宅酸素療法指示書など。
⑥意見書類	介護保険主治医意見書、身体障害者診断・意見書、傷病手当金意見書、治療用装具意見書、指定難病臨床調査個人票、養育医療意見書、自立支援(育成)医療意見書、小児慢性特定疾病医療意見書など。
⑦説明同意書類	消化管内視鏡検査、ERCP検査、MRI検査、髄液検査、中心静脈カテーテル留置術など各種検査・手術・処置の説明同意書、造影剤使用に関する説明同意書、輸血に関する説明同意書など。

● 法令による分類 ●

区　分	書　類	備　考
①法令により記載内容や様式が規定されているもの。 （法定書類）	入院診療計画書、診療情報提供書、退院証明書、訪問看護指示書、リハビリテーション実施計画書、介護保険主治医意見書、身体障害者診断・意見書、指定難病臨床調査個人票など。	規定の書類に記載することで文書料として診療報酬が支払われるものや、診療報酬請求上の施設基準の要件の1つとして作成が義務づけられているものが多い。適切に作成されていないと、医療監査で診療報酬の返還を求められる場合もある。
②民間業者などにより記載内容や様式が規定されているもの。 （業者指定書類）	生命保険診断書（一般、がん）、健康診断書、施設入所診断書など。	医療機関によって自由に文書料が決められている。生命保険診断書は、2,000～5,000円（税別）程度が多い。
③それぞれの医療機関で記載内容や様式が決められているもの。 （任意書類）	退院時要約*、検査・手術の説明同意書、初診時問診票、検査（MRI）問診票など。	病院様式の診断書を除き、文書料は請求できないものが多い。

*退院時要約（30頁参照）は、地域医療支援病院、特定機能病院では作成が義務づけられているが、記載内容や様式についての規定はない。

2 法令による分類

①入院診療計画書や診療情報提供書のように、法令や厚生労働省など行政からの通達により記載内容や様式が規定されている文書類（法定書類）
②生命保険診断書、施設入所診断書のように民間業者などからの依頼で、記載内容や様式が規定されている文書類（業者指定書類）
③各種の検査、処置、手術の説明書や問診票のように各医療機関で独自に作成され使用されている文書類（任意書類）
の3つに大別される。

3 文書料による分類

医療書類には、作成にあたり保険者や患者に文書料を請求できるものと、できないものがあり、次の3つに分類される（第2章末200頁参照）。

1）文書料を診療報酬として保険請求できる書類

診療情報提供書や訪問看護指示書などは、規定された様式に必要事項を記載することで、文書の交付料を保険請求できる。診療情報提供書は1回につき250点（B009）、訪問看護指示書は交付時に1回300点（C007）が算定可能である。

2）文書料として患者に請求ができる書類

生命保険診断書や施設入所診断書などは、健康保険の対象外で文書料が全額患者の自己負担になる。また、身体障害者診断・意見書、指定難病臨床調査個人票など、公費により医療費の助成が得られるものも、文書料は患者の自己負担になる。

3）文書料の請求ができない書類

　入院診療計画書は、入院7日以内に作成し患者に説明を行うことが求められている。文書料の請求はできないが、作成されていないと入院料の算定ができない。また、退院時要約は、診療録管理体制加算を算定するためには必須である。このように、文書料として診療報酬の請求はできないものの、施設認定には作成が必須の書類も多い。適切に作成されていないと、医療監査において施設認定の取り消しや、診療報酬の返還を求められる場合もある。

　また、各種の検査、処置、手術の説明同意書のように、それぞれの医療機関が独自の様式により作成している書類も、料金の請求はできない。これらの書類は、患者への適切な診療情報の提供による治療の選択、また、医療者間での情報の共有を目的に作成され、今や診療に欠かせないものとなっている。さらに説明同意書類は、記録を残し訴訟に備えるなどの観点からも整備することが必要で、近年ではその種類は多岐にわたる。

3 作成時の留意点

　診療録や医療書類に書かれた情報は、診療にあたる多くのスタッフに共有され、また情報開示の対象となることから、記載にあたっては次の点に留意する。

1. 第三者（患者・家族も含め）も読めるように、きれいで読みやすい楷書を用い、日本語で記載する。

　わが国では、第二次世界大戦以前はドイツ医学が取り入れられ、また戦後は急速にアメリカ医学が普及したことから、医学界では長年にわたり日本語にドイツ語、英語が混在し使用されてきた。また、旧来の診療録には医師の秘密の文書、備忘録といったイメージが強く、患者が閲覧することはほとんどなかった。患者が病状についての適切な説明に基づき、自らの病気について理解・納得し、自らが治療法を選択すること（インフォームド・コンセント）が求められている現代においては、医師には積極的な診療情報の開示が求められている。医療文書の作成にあたっては、第三者もわかるような丁寧な記載を心がけたい。

2. 外国語の使用は控え、使用する場合は病名や人名に限定する。

> Alzheimer（アルツハイマー）病
> Parkinson（パーキンソン）症候群
> Cushing（クッシング）症候群
> Fallot（ファロー）四徴
> Sjögren（シェーグレン）症候群、など。

　病名には発見者や提唱者の名前が附されており、診療録の記載では、ローマ字で表記されることも多い。一方、診断書、意見書など医療者以外が目にすることの多い医療書類では、外国語の病名や人名は、わかりやすい片仮名で表記するように心がける。

3. 略語の使用は最小限とし、普遍的に医学辞典で認められているものに限定する。

> ADHD（attention deficit/hyperactivity disorder）：注意欠陥・多動性障害
> DIC（disseminated intravascular coagulation）：播種性血管内凝固症候群
> DM（diabetes mellitus）：糖尿病
> HT（hypertension）：高血圧
> LC（liver cirrhosis）：肝硬変
> SAH（subarachnoid hemorrhage）：くも膜下出血、など。

　以上は診療録ではよく用いられる例である。ただし、2. と同様に医療書類の作成にあたっては、略語は使用せず、正式名称を用いる。

4. 意味不明な造語、仲間内だけの隠語などは使用しない。

> [使用が好ましくない用語の例]
> タキる←頻脈(tachycardia)になる
> デコる←心不全(decompensation)になる
> ネクる←壊死(necrosis)する
> アポる←脳卒中(apoplexy)になる
> マンコウ←慢性硬膜下血腫
> ゾロ(ゾロゾロ出てくる)←後発医薬品、など。

　これらの仲間内だけで通用する隠語は、会話の中で用いられることはあっても、決して医療文書の中で使用してはならない。

5. 事実に反することは記載しない。

　医療文書は公的なものであり、虚偽記載は刑法の公文書偽造(第155条)、虚偽公文書作成(同156条)、虚偽診断書等作成(同160条)などで処罰の対象になる。

---

1. 隠語(職業語)

[内科医師(A)と外科医師(B)の会話]
医師A 「やー、久しぶり。忙しそうだね。**エッセン**すんだ？」
医師B 「まだ。5日前に**アッペ**で**オペ**をした70歳の患者が、昨日、急に**アポ**ちゃって。CTを撮ったら、**ザー**で緊急オペになったんだ。」
医師A 「それは、大変な**クランケ**だね。」
医師B 「**ワイセ**も下がって、**エント**予定だったんだけどね。病棟のトイレで倒れていたんだ。**アンギオ**で動脈瘤が見つかって、夜、緊急でクリッピングをしたよ。」
医師A 「意識は？」
医師B 「術後は、JCSで20くらい。これからまたICUに行くんだけど、結構、**タキ**っていて血圧も低くて**ハルン**も出ていないんだ。」
医師A 「高齢だし、それは、きっと**デコ**ったんだな。早めに胸部写真とUCGチェックした方がいいよ。」
医師B 「そうするよ。ありがとう。」

　わずか十数行の会話の中に、たくさんの外国語や略語、隠語が使われている。隠語は、ある特定の専門家や仲間内だけで通じる言葉や言い回しで、カルチ(英 carcinoma：癌)、プシコ(独 Psychose：精神病)、シゾ(独 Schizophrenie：統合失調症)のように患者に知られたくない場合に、一種の暗号として用いられることもある。隠語は会話の中で用いることはあっても、公的な医療文書に使用してはならない。

　エッセン(独 essen：食事)、アッペ(英 appendicitis：虫垂炎)、オペ(独 Operation：手術)、クランケ(独 Kranke：患者)、ワイセ(独 weiße Blutkörperchen：白血球)、エント(独 entlassen：退院)、アンギオ(英 angiography：血管撮影)、ハルン(独 Harn：尿)、JCS(英 Japan coma scale：日本式昏睡尺度)、ICU(英 intensive care unit：集中治療室)、UCG(英 ultrasonic cardiography：心臓超音波検査)

4 医学用語の分類

　日本医学会は、わが国の医学用語の標準化を目指して、医学用語管理委員会が中心となり医学用語辞典を発行している。平成19年発行の第3版には67,000語余が収載されている。さらに、医薬品名や医療機器名を加えるとその数は10万語に及ぶと推測される。医療文書を作成する際に使用される用語を、次の10項目に分類した。

> ①病名
> 　例：「大腸癌」「胃潰瘍」「肺炎」など。
> ②症状に関する用語
> 　例：「食欲不振」「体重減少」「心窩部痛」「胸やけ」「咳嗽」「喘鳴」など。
> ③所見を表す用語
> 　例：「血便」「貧血」「腹部膨満」「黒色便」「血痰」など。
> ④臨床検査名
> 　例：「血液検査」「尿検査」「組織診」「細菌培養」「心電図」「呼吸機能検査」など。
> ⑤画像検査名
> 　例：「大腸カメラ」「注腸」「腹部超音波」「胃カメラ」「胸部X線撮影」「CT検査」など。
> ⑥処置名
> 　例：「洗腸」「絶飲食」「導尿」「吸入」「酸素吸入」など。
> ⑦手術名
> 　例：「S状結腸切除術」「人工肛門造設術」「内視鏡的止血術」など。
> ⑧看護用語
> 　例：「創痛」「排ガス」「ドレーン」「体位交換」「吸痰」など。
> ⑨医薬品名
> 　例：「輸液製剤」「粘膜保護剤」「H_2ブロッカー」「抗生剤」「去痰剤」など。
> ⑩医療機器名
> 　例：「血圧計」「精密輸液ポンプ」「生体監視モニター」「人工呼吸器」など。

　医療文書を作成するにあたり、造語や隠語の使用は避けるべきで、医学用語辞典に収載されている正しい用語を用いるようにする。

5 開示に値する医療文書

　患者と医療従事者がよりよい信頼関係を構築し、患者の自己決定権を尊重したインフォームド・コンセントの理念に基づく医療を進めていくためには、患者に対し積極的に診療情報を提供し、患者・医療者間で共有することが不可欠である。長年、わが国では患者の診療録開示請求権は、法的にも認められていなかった。昭和61年に慢性肝障害のためインターフェロン治療を受けた患者が、診療録の閲覧を求めて争った訴訟(診療録閲覧請求事件)の東京高裁の判決でも訴えは退けられている。その後、薬害エイズ問題やソリブジン事件の発覚、繰り返される医療過誤を背景に国民の医療不信は深刻となり、平成8年の「医療情報の公開・開示を求める市民の会」の旗揚げなど、情報開示を求める機運は全国に広がった。開示請求も、当初は訴訟など紛争の準備として進められてきた面もあるが、根底には、患者の権利意識の高まりがあった。国も情報公開や個人情報保護などの法整備を進め、平成10年には厚生省の「カルテ等の診療情報の活用に関する検討会」が、開示の法制化を提言する報告書をまとめた。翌年には、日本医師会、国立大学附属病院長会議から社会の要請に応えるため、開示のための指針(ガイドライン)が発表された。さらに、平成15年に厚生労働省は、情報の共有化による医療の質の向上、医療の透明性の確保、患者の知る権利や自己決定権の保障などを目的に、「診療情報の提供等に関する指針」を発表し、医療機関に対して積極的な情報開示の推進を求めている。

　診療録の開示を阻害する一因として、「記載方法や内容が不十分で、第三者に見せるのにはためらいがある」というのも事実である。「カルテ等の診療情報の活用に関する検討会」の報告書でも、わが国の診療録の作成・管理の不備を指摘し、その対策として、次の3点を挙げている。

①診療録の作成・管理を行う担当者の配置や部門の設置
②診療録の作成・管理に関する医療従事者の卒前および卒後(生涯)教育の実施
③記載方法や、用語を含めた記載内容の標準化の推進

　開示に値する質の高い医療文書の作成を心がけたい。医療文書は、患者・家族を含め第三者にも理解できるように、きれいで読みやすい日本語で記載する。

●従来の診療録●	●開示に値する診療録●
1. 医師の個人的な記録 2. 備忘録 3. 秘密の文書 4. 第三者には読めない(ドイツ語、英語、日本語が混在)	1. 医師のみならず看護師やコメディカルスタッフの医療についての記録 2. 患者のもの 3. きれいな字で、読みやすい日本語で記載

●診療録記載例（紙カルテ2号用紙）

　心窩部痛を主訴に内科を受診した患者の初診時の記録である。書式は2号用紙にPOMR（221頁参照）に従い、【主訴】【現病歴】【既往歴】【家族歴】【現症】の標題が付けられており、右側に診察結果が記載されている。しかし、記載方法は日本語に英語が混在し、残念ながら第三者には判読不能な文言も散見される。

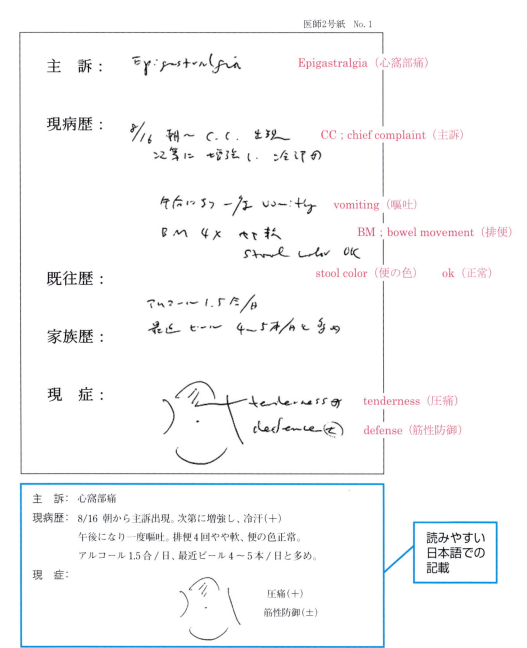

第2章

医療書類

1 入院時必要書類

Ⅰ. 初診時問診票

◼ 記載の意義

　患者が新たな疾病に罹患し最初に病院を受診した際(初診時)に、受診理由や病状について患者・家族に記入して頂く書類である。外来では待ち時間を利用して記入して頂くことが多い。診察にあたり初診医(研修医)や医師事務作業補助者(医療クラーク)は、問診票に書かれた内容をあらかじめ診療録に転記しておく(予診)。記入項目や書式はそれぞれの医療機関で異なるが、項目は患者基本情報、主訴、現病歴、既往歴、家族歴、社会生活歴(生活歴)、現症などに分類可能である。診療録への転記にあたっては、これらの標題(見出し)を付けて、内容を整理しながら記載していく。医師が直接記入する書類ではないが、カルテを作成するうえで大切な書類のため本項で取りあげた。

◼ 診療録への転記

　問診票の質問事項は、患者・家族に記入して頂くため、平易でわかりやすい表現が使われている。診療録への転記にあたっては、内容を次の項目に分類して記載する。
【主　訴】　主な症状または受診の理由。
【現病歴】　いつ頃から、どのような症状があったか。症状の出現から受診までの経過。
【既往歴】　過去の疾患および治療内容、現在服用中の薬剤、アレルギーの有無、輸血歴、予防接種歴(特に小児科)など。
【家族歴】　家族の疾患、死亡(特に遺伝性疾患や感染性疾患)など。
【生活歴】　職業、喫煙歴、飲酒歴、月経および出産歴(特に産婦人科)など。
【現　症】　身長、体重、体温、脈拍、血圧、SpO$_2$(経皮的酸素飽和度)など。
　電子カルテには、ファンクションキー(F○○)を押すと、【主訴】【現病歴】【既往歴】【家族歴】【生活歴】【現症】の標題がカルテに印字されるように工夫されているものもある。また、電子カルテにテンプレートとして登録や、Microsoft office IME の「単語登録」機能を使って登録しておくと便利である。

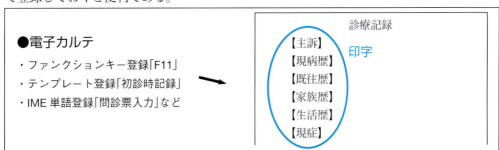

初診時　問診票

様式例

氏名＿＿＿＿＿＿＿＿＿＿＿＿様　年令＿＿＿＿歳　職業＿＿＿＿＿＿
身長＿＿＿＿cm　体重＿＿＿＿kg　体温＿＿＿＿℃
脈拍＿＿＿＿回/分　血圧＿＿＿＿／＿＿＿＿mmHg　SpO₂＿＿＿＿%　】【現症】

■ 今日はどのような症状（理由）で来院されましたか？
　主な症状又は理由＿＿＿＿＿＿＿＿＿＿＿＿＿＿＿＿＿＿＿＿＿＿＿　【主訴】
　いつ頃から＿＿＿＿＿＿＿＿＿＿＿＿＿＿＿＿
　どこが＿＿＿＿＿＿＿＿＿＿＿＿＿＿＿＿＿＿
　どのような症状があるか出来るだけ詳しくご記入下さい。　　　　　　【現病歴】

　＿＿＿＿＿＿＿＿＿＿＿＿＿＿＿＿＿＿＿＿＿＿＿＿＿＿＿
　（経過）　良くなってきている　変わらない　悪くなってきている（○を）

■ 既往歴（今までかかった事のある病気、いつどんな病気か教えて下さい。）
　　例）平成3年頃　脳梗塞

■ 手術を受けたことはありますか？　　　有 ・ 無
　　いつ頃どんな＿＿＿＿＿＿＿＿＿＿＿＿＿＿＿＿＿＿＿＿＿＿＿＿＿
■ 輸血を受けたことはありますか？　　　有 ・ 無　　いつ頃＿＿＿＿＿＿＿＿＿＿

■ 今飲んでいるお薬はありますか？　　　有 ・ 無
　　薬の名前をわかる範囲でご記入下さい。

■ 抗凝固薬、抗血小板薬（血液サラサラの薬）は飲んでいますか？　　有 ・ 無
　　薬の名前は　・ワーファリン　・バイアスピリン　・パナルジン　・プラビックス　・バファリン（○を）

■ 薬や食べ物やその他でアレルギーはありますか？　　有 ・ 無
　　原因は：薬＿＿＿＿＿＿＿＿＿＿＿食べ物＿＿＿＿＿＿＿＿＿＿＿その他＿＿＿＿＿　【既往歴】

■ 喫煙　有 ・ 無　＿＿＿＿本／日 × ＿＿＿＿年
■ 飲酒　有 ・ 無
　　　　　　種類：ビール、日本酒、焼酎、ワイン　　一度に飲む量：＿＿＿＿＿＿
　　　　　　頻度：＿＿＿＿回位／月、　＿＿＿＿回位／週、　毎日、　ほとんど飲まない
■ 現在妊娠　有 ・ 無　＿＿＿＿＿週　　　　■ 現在授乳　有 ・ 無
■ 現在月経　有 ・ 無　最終月経＿＿＿月＿＿＿日　閉経＿＿＿年＿＿＿月＿＿＿日　【生活歴】

■ 家族の方がかかった事のある病気がありましたら教えて下さい。
　　（癌、糖尿病、心臓病、高血圧、血友病、てんかん、アレルギーなど）　例）父　50才　胃癌　【家族歴】

日本〇〇総合病院

初診時 問診票

氏名 ○村○雄 様　年令 52 歳　職業 営業
身長 176 cm　体重 85 kg　体温 36.2 ℃
脈拍 78 回/分　血圧 158/90 mmHg　SpO$_2$ 97 %

■ 今日はどのような症状（理由）で来院されましたか？
主な症状又は理由　めまい、ふらつき
いつ頃から　3日前から
どこが　＿＿＿＿＿＿＿＿＿＿＿＿＿＿＿＿＿＿＿＿＿
どのような症状があるか出来るだけ詳しくご記入下さい。

　動くとめまいがして、歩く時に右側にふらつく

（経過）　良くなってきている　変わらない　悪くなってきている（○を）

■既往歴（今までかかった事のある病気、いつどんな病気か教えて下さい。）
　例）平成3年頃　脳梗塞

　　平成10年11月　脳梗塞

■手術を受けたことはありますか？　有・（無）
　いつ頃どんな＿＿＿＿＿＿＿＿＿＿＿＿＿＿＿＿＿＿
■輸血を受けたことはありますか？　有・（無）　いつ頃＿＿＿＿＿＿

■今飲んでいるお薬はありますか？　（有）・無
　薬の名前をわかる範囲でご記入下さい。
　　バイアスピリン、オルメテック、ガスター
■抗凝固薬、抗血小板薬（血液サラサラの薬）は飲んでいますか？　（有）・無
　薬の名前は ・ワーファリン ・(バイアスピリン) ・パナルジン ・プラビックス ・バファリン（○を）

■薬や食べ物やその他でアレルギーはありますか？　（有）・無
　原因は：薬＿＿＿＿＿＿＿　食べ物 そば　　その他＿＿＿＿

■喫煙　有・（無）　＿＿本/日 × ＿＿年
■飲酒　（有）・無
　　　種類：(ビール)、日本酒、焼酎、ワイン　一度に飲む量： 500ml
　　　頻度：＿＿回位/月、 3 回位/週、 毎日、ほとんど飲まない
■現在妊娠　有・無　＿＿週　　■現在授乳　有・無
■現在月経　有・無　最終月経＿＿月＿＿日　閉経＿＿年＿＿月＿＿日

■家族の方がかかった事のある病気がありましたら教えて下さい。
　（癌、糖尿病、心臓病、高血圧、血友病、てんかん、アレルギーなど）例）父 50才 胃癌
　　母　高脂血症、狭心症

日本○○総合病院

●初診時問診票の記入例●

初診時問診票に患者が記載した内容を、医療クラーク（○山○子）が、診療録に主訴、現病歴、既往歴、家族歴、生活歴、現症の標題を付けて転記する（代行入力）。

●診療録への転記（予診）●

患者　○村　○雄様	診察日時　○山○子　H23/5/6　10：32：17
確認医師	

【主　訴】めまい、ふらつき
【現病歴】3日前から、動いたときにめまいがする。歩くと右にふらつきやすい。徐々に悪くなっている。
【既往歴】平成10年11月　脳梗塞
　　　　　バイアスピリン、オルメテック、ガスター内服中
　　　　　アレルギーあり（日本そば）
【家族歴】高脂血症、狭心症（母親）
【生活歴】営業職
　　　　　喫煙なし　飲酒（ビール500 ml、3回/週）
【現　症】身長176 cm、体重85 kg、体温36.2℃
　　　　　血圧158/90 mmHg、脈拍78/分、SpO$_2$ 97%

「お薬手帳」を持参している場合は、医療機関別に処方されている薬剤名、用量・用法を診療録に転記しておく。副作用歴、アレルギー歴、主な既往症が記載されている場合もあり、参考にするとよい。

Ⅱ．入院予約票

　患者の入院が決まった際に、患者基本情報や入院治療の目的などを、外来から入院する病棟に連絡するものである。病棟担当医や看護師長は、入院予約票を確認しベッド調節を行う。記載項目は、病棟名、診療科、患者基本情報（ID、氏名、性別、年齢）、病名、連絡先、主治医名、入院予定日、手術・検査予定日、麻酔、患者ADL、酸素使用の有無、個室希望の有無などである。項目は各医療機関で異なるため確認する。

入院予約票

【様式例】

入院予定病棟を指定する。

【該当項目にチェック】

- ☐ 3F　☐ 4F東　☐ 4F西　☐ 5F　☐ セルフケア病棟

- ☐ 内科　☐ 脳外科　☐ 整形外科　☐ 外科　☐ 小児科　☐ 産科　☐ 婦人科
- ☐ 眼科　☐ 泌尿器科　☐ 麻酔科　☐ 耳鼻咽喉科　☐ 皮膚科　☐ 神経内科
- ☐ 形成外科

診療科を選択する。

ID		性別	
患者氏名		年齢	
病名		連絡先	
		自宅	
		実家	
主治医		緊急時	

それぞれ名前、電話番号を記入する。

入院予定日		曜日		時		分
手術日		曜日		時		分
検査予定日		曜日		時		分

麻酔選択　（麻酔がある場合は該当項目にチェック）

☐ 全　☐ 腰　☐ 静　☐ 局

全身麻酔　静脈麻酔
腰椎麻酔　局所麻酔

患者情報	ADL介助	☐ 有	☐ 無	個室希望	☐ 有	☐ 無
	酸素	☐ 有	☐ 無			

ADL（Activities of Daily Living）
日常生活動作：食事、排泄、更衣、入浴、移動などの生活基本動作を指す。

その他	☐ 直入院
	☐ 当日外来診療があります

日本○○総合病院

❷ 医療書類　① 入院時必要書類

III. 入院診療計画書

1 記載の意義

　医療法(第6条の4)、医療法施行規則(第1条の5)により、患者の診療を担当する医師は、「入院した日から起算して七日以内に入院診療計画書を作成し、当該患者又はその家族に対し当該書面を交付して適切な説明を行わなければならない」と定められている。平成18年の診療報酬改定以降、入院診療計画書が作成されていなかったり、患者に説明されていない場合は、当該患者の入院料が算定できなくなり、入院診療計画書の作成は医療機関にとって必須となっている。また、記載事項も法令で定められており、記載が不十分な場合は医療監査で入院料の返還を求められる可能性がある。

2 作成時の留意点

　すべての入院患者が対象で、やむを得ない場合を除き、緊急入院で数時間後に死亡した場合や、日帰り手術などで1週間の入院期間を要さなかった場合にも計画書の作成が必要である。作成時の留意点として次の点が挙げられる。
① 入院時に医師、看護師、その他必要に応じ関係職種が共同して総合的な診療計画を策定し、文書により入院後7日以内に患者に説明する。
② 治療上の必要性から患者に対し、病名について情報提供し難い場合(「がん」など)にあっては、可能な範囲において情報提供を行い、その旨を診療録に記載しておく。
③ やむを得ない事情により入院診療計画書の作成または患者への説明ができなかった場合は、その旨を診療録に記載しておく。
④ 説明を理解できないと認められる患者(小児、意識障害患者など)については、その家族に説明を行ってもよい。
⑤ 説明に用いた文書は、患者に交付するとともに、その写しを診療録に貼付する。
⑥ 入院期間が通算される再入院の場合であっても、患者の病態に変化がみられる場合には、新たな入院診療計画書を作成し、説明を行う必要がある。

3 記載事項および方法

［記載事項］　患者氏名、記載日、病棟(病室)、病名(ほかに考えうる病名)、症状、治療計画、検査内容および日程、手術内容および日程、推定される入院期間、その他(看護計画、リハビリテーションなどの計画)、主治医・看護師署名または押印欄、主治医以外の担当医名、患者・家族署名欄

　上記の記載事項のすべてが満たされていることが必要である。治療計画に関しては、詳細な治療スケジュールを行程表にまとめたクリティカルパスを添付している医療機関も多い。

1) 患者基本情報

患者ID、氏名、性別、生年月日、年齢、記載日を記入する。生年月日は西暦、和暦のどちらでも構わないが、以後の年月日の記述は統一する。

2) 病棟

入院する病棟名と部屋番号を記入する。

3) 診療科

担当の診療科を記入する。

4) 病名

入院時点で考えられる病名を記入する。鑑別として考えられる病名があれば、(　　　)内に記入する。

5) 症状

入院時に認められる症状を記入する。入院時にはみられないが、今後、予測される症状があれば、(　　　)内に記入する。

6) 治療計画

入院後に行われる点滴、内服薬、リハビリテーションなどの内容について、具体的に記入する。箇条書きでもかまわないが、患者・家族にわかりやすい表現を用いる。

a．食事

例　飲んだり食べたりできません。飲水のみ可です。病院食が出ます。カロリー制限食（1,400 kcal）が出ます。塩分制限食が出ます。など

b．安静度

例　ベッド上安静です。ベッド上フリーです。病室内のみ歩行可です。病棟内トイレ・洗面のみ歩行可です。病棟内フリーです。など

c．検査処置の内容および日程

入院後に予定している検査（採血、採尿、X線検査、CT検査、MRI検査、内視鏡検査、血管撮影検査、細菌学的検査、病理学的検査など）について具体的に記入する。予定日がわかっていたら記入する。

d．手術の内容および日程

手術の予定があれば、内容と予定日を記入する。別紙で説明する場合にも、当計画書の記入欄には、術名と予定日は記入しておく。

e．推定される入院期間

入院時点で推定される入院期間を記入する。日、週、月の単位で具体的に記述し、「現時点では未定です」などの表現は使用しない。

7) 看護問題および看護計画

看護上の問題点と、入院後の看護計画を看護師が記入する。

8) 診療スタッフ署名欄

主治医、主治医外の担当医師、受け持ち看護師名を記入する。主治医と入院治療計画書

を作成した看護師は、署名または捺印する。自筆の署名の場合、押印は不要である。
9）患者・家族署名欄
1)～8)の記入内容を確認しながら患者・家族に説明し、理解を頂いた後に署名を受ける。

2. 文書作成の基本

①文章は 5W1H で作成する。
　患者の陳述する内容を、When(いつ、いつから)、Where(どこで)、Who(誰が)、What(何を、何の症状が)、Why(なぜ、何をきっかけに)、How(どのように経過したか)に整理して文章を構成する。5W1H は、情報を過不足なく的確に伝達する記述法として、新聞記事などで繁用されている。医療文書においても、現病歴や治療経過をまとめる際に 5W1H を念頭におくと作成しやすい。

　例　「本年 10 月 21 日朝(When)、通勤途中の道路(Where)で、車を運転中にセンターラインを越えてきた対向車と衝突し、頭部を打撲(Why)した。直後から頭痛(What)が出現し、改善がなく嘔気もみられるため受診(How)した。」

②短く簡潔に記載する。
　1 文が長いと、論点がぼやけて内容が理解しづらくなってしまう。1 文の文字数は 50～60 字以内になるようにする。1 行が 40 文字の原稿では、1 文が 1 行半以内に収まるように意識する。

③1 文には 1 つの内容を記載する。
　「ので」「が」「のに」などの接続助詞を多用して複数の内容を入れると 1 文が長くなり、わかりづらい文章になってしまう。

　例1　5 年前に階段の昇降時や運動時に胸痛があり、近医にて狭心症の診断を受けたため、ニトログリセリン剤の処方を受け発作もなく落ち着いていたが、最近になって安静時にも発作があり、内服にても症状が改善しないので、心臓カテーテル検査・治療を目的に本日、紹介入院となった。（122 文字）

　例2　5 年前に階段の昇降時や運動時に胸痛があり、近医にて狭心症の診断を受けた。ニトログリセリン剤の処方を受け発作もなく落ち着いていた。しかし、最近は安静時にも発作があり、内服にても症状が改善しないことが多くなった。そのため、心臓カテーテル検査・治療を目的に本日、紹介入院となった。

　例 1 では、接続助詞（下線）が 3 ヵ所に使われており、1 文が 122 文字になっている。一方、例 2 は句点（。）で切って文章を 3 つに分け、接続詞（二重下線）で文章を続けることで、わかりやすい文章になっている。

④数値を交え、具体的に記載する。
　必要以上の形容詞や副詞の使用は避け、具体的な数値を用いて論理的に記載する。

　例　「高い熱が持続した」　→　「39℃以上の熱が持続した」
　　　「少しの間、けいれんがみられた」　→　「20～30 秒間、けいれんがみられた」

⑤文体を統一する。
　「です・ます」調、「である」調、「だ」調など、作成する書類の種類により文体を統一する。診療情報提供書は「です・ます」調の丁寧な表現とし、退院時要約や意見書類は論理的な「である」調を用いる。

入院診療計画書　様式例1

（患者氏名）　　　　　　　殿

平成　年　月　日

病　棟（病室）	
主治医以外の担当者名	
在宅復帰支援担当者名＊	
病　名 （他に考え得る病名）	
症　状	
治　療　計　画	
検査内容及び日程	
手術内容及び日程	
推定される入院期間	
そ　の　他 ・看護計画 ・リハビリテーション等の計画	
在宅復帰支援計画＊	
総合的な機能評価◇	

注1）病名等は、現時点で考えられるものであり、今後検査等を進めていくにしたがって変わり得るものである。

注2）入院期間については、現時点で予想されるものである。

注3）＊印は、亜急性期入院医療管理料を算定する患者にあっては必ず記入すること。

注4）◇印は、後期高齢者である入院患者に対して、総合的な機能評価を行った患者について、評価結果を記載すること。

（主治医氏名）　　　　　　　印

（本人・家族）

診療報酬点数表の中で公示されている書類のうち、入院診療計画書の様式である。書式は記載事項がすべて満たされていれば、当該様式と同一でなくても差し支えないとされている。また、自筆の署名がある場合には印は不要である（平成22.3.5，保医発03051）。本書でも、実際に医療機関で用いられている様式を例示し、記載方法を解説していく。

入院診療計画書

様式例2

ID　　　　　　　　　　　　　　　　　　　　　　　　　記載日　平成　年　月　日

患者氏名　　　　　　　　　　　　　様　性別

生年月日　　　　年　月　日生　　　　　年齢　　歳

病棟（病室）	病棟　号室	診療科	科
病　名 （他に考えられる病名）	（　　　　　）		
症　状 （今後、予測される症状）	（　　　　　）		

治療計画（点滴・薬・リハビリ等）

医師の記入欄

（食　事）

（安静度）

（小児科においては処置時等、必要時に抑制帯が使用されます。）

検査処置の内容及び日程	
手術の内容及び日程	
推定される入院期間	
看　護　問　題	看　護　計　画（初期計画）

看護師の記入欄

注）病名等は、現時点で考えられるものです。今後検査等を進めていくに従い変化があれば、再度ご説明いたします。
　　入院期間は、現時点で予測されるものです。

注）小児科においては、同意書の意味も含みます。

入院後は、薬の内服・点滴・検査・処置・手術など様々な診療行為が行われます。同じ治療をしても患者様によって副作用の有無には個人差があり、また発現にも程度の差が見られます。時には事前に予測出来なかった重篤な合併症を生じてしまうこともあります。そこで当院では患者様の安全確保の観点から、十分な説明に基づいて診療を行うことを職員一同心掛けております。診療行為に関して疑問に思うことがありましたら、ご遠慮なく担当者にお申し出下さい。また、侵襲（体に与える負担）の大きな行為にあたっては、改めて同意書をお願いする場合があります。その際には上記内容をご理解いただき、十分に納得されたうえでの署名をお願い致します。判断に迷う場合は、当院以外の医師の意見（セカンドオピニオン）を受けることも可能ですので、ご遠慮なくお申し出下さい。

主治医　　　　　　　　　　　他の担当医師　　　　　　　　　　　主治医署名　　　　　　　㊞

受け持ち看護師　　　　　　　　　　　　　　　　　　　　記載看護師　　　　　　　㊞

患者（家族）様の署名：　　　　　　　　　　続柄：　　　　　受取日：平成　年　月　日

入院に際し、ご希望などありましたらご記入下さい：　　患者・家族の記入欄

※患者（ご家族）様：本用紙は2枚発行されます。1部はご自身で保管し、残り1部の二重線内に記入し、医師または看護師にご提出下さい。

日本〇〇総合病院

入院診療計画書

腸閉塞

ID	10160
記載日	平成22年9月23日
患者氏名	○山 ○子 様
性別	女
生年月日	昭和15年○月○日
年齢	70歳

病棟（病室）	3階病棟 365号室	診療科	内科
病名（他に考えられる病名）	腸閉塞（汎発性腹膜炎、大腸腫瘍）		
症状（今後、予測される症状）	腹痛、嘔吐、腹部膨満、排ガスの消失		

治療計画（点滴・薬・リハビリ等）

- 点滴、絶飲食
- 痛みのコントロール
- 安静
- イレウス管の挿入や、外科的手術が必要となる場合もあります。
- 精密検査

　　（食事）　飲んだり食べたり出来ません。

　　（安静度）　病棟内トイレ・洗面のみ可です。

（小児科においては処置時等、必要時に抑制帯が使用されます。）

検査処置の内容及び日程	採血、レントゲン撮影、腹部CT検査など。
手術の内容及び日程	
推定される入院期間	2週間程度
看護問題	看護計画（初期計画）
	医師の指示に従い検査・治療を行います。入院生活が安全・安楽に過せるように関わっていきます。不安・不満な点がありましたらなんなりとお聞き下さい。

注）病名等は、現時点で考えられるものです。今後検査等を進めていくに従い変化があれば、再度ご説明いたします。
　　入院期間は、現時点で予測されるものです。

注）小児科においては、同意書の意味も含みます。

入院後は、薬の内服・点滴・検査・処置・手術など様々な診療行為が行われます。同じ治療をしても患者様によって副作用の有無には個人差があり、また発現にも程度の差が見られます。時には事前に予測出来なかった重篤な合併症を生じてしまうこともあります。そこで当院では患者様の安全確保の観点から、十分な説明に基づいて診療を行うことを職員一同心掛けております。診療行為に関して疑問に思うことがありましたら、ご遠慮なく担当者にお申し出下さい。また、侵襲（体に与える負担）の大きな行為にあたっては、改めて同意書をお願いする場合があります。その際には上記内容をご理解いただき、十分に納得されたうえでの署名をお願い致します。判断に迷う場合は、当院以外の医師の意見（セカンドオピニオン）を受けることも可能ですので、ご遠慮なくお申し出下さい。

主治医	□和 □男	他の担当医師		主治医署名	□和 □男 ㊞
受け持ち看護師	斎○ 和○			記載看護師	○田 ○子 ㊞

患者（家族）様の署名：　　　　　　　　　続柄：　　　　受取日：平成　年　月　日

入院に際し、ご希望などありましたらご記入下さい：

※患者（ご家族）様：本用紙は2枚発行されます。1部はご自身で保管し、残り1部の二重線内に記入し、医師または看護師にご提出下さい。

日本○○総合病院

入院診療計画書

下腿骨折

ID	3□4□3□	記載日	平成22年9月9日
患者氏名	□川□彦 様 性別 男		
生年月日	昭和58年□月□日	年齢	27歳

病棟（病室）	4階病棟 416号室	診療科	整形外科
病名（他に考えられる病名）	右下腿（脛骨・腓骨）骨折		
症状（今後、予測される症状）	骨折部の痛み、腫れ、変形		

治療計画（点滴・薬・リハビリ等）

脛骨と腓骨がほぼ中央で骨折し、転位しています。保存的治療（徒手整復およびギプス固定）で骨折が癒合するのは困難です。手術（骨接合術）が必要です。まず、骨折部の損傷が拡大しないように、鋼線で牽引し安静とします。その後、手術により髄内釘（ずいないてい）を骨折部に刺入し固定します。手術後は早期に床上からのリハビリを開始し、2〜3週後から患肢への荷重を開始します。10〜20kg程度の部分荷重が可能となったら退院予定です。

　　（食　事）　病院食が出ます。

　　（安静度）　骨折部以外はよく動かして下さい。

（小児科においては処置時等、必要時に抑制帯が使用されます。）

検査処置の内容及び日程	採血、レントゲン撮影など。
手術の内容及び日程	9/9鋼線牽引、 9/14骨接合術
推定される入院期間	1か月程度
看護問題	看護計画（初期計画）
骨折による疼痛、牽引、手術のため日常生活に困難がある。	骨折により日常生活に制限があります。看護師がお手伝いをさせていただきます。痛みが強い場合は、医師の指示に従い鎮痛剤を使用いたします。何か不安な事、お困りな事があれば、遠慮なさらずに看護師にお声を掛けて下さい。

注）病名等は、現時点で考えられるものです。今後検査等を進めていくに従い変化があれば、再度ご説明いたします。
　　入院期間は、現時点で予測されるものです。
注）小児科においては、同意書の意味も含みます。

入院後は、薬の内服・点滴・検査・処置・手術など様々な診療行為が行われます。同じ治療をしても患者様によって副作用の有無には個人差があり、また発現にも程度の差が見られます。時には事前に予測出来なかった重篤な合併症を生じてしまうこともあります。そこで当院では患者様の安全確保の観点から、十分な説明に基づいて診療を行うことを職員一同心掛けております。診療行為に関して疑問に思うことがありましたら、ご遠慮なく担当者にお申し出下さい。また、侵襲（体に与える負担）の大きな行為にあたっては、改めて同意書をお願いする場合があります。その際には上記内容をご理解のいただき、十分に納得されたうえでの署名をお願い致します。判断に迷う場合は、当院以外の医師の意見（セカンドオピニオン）を受けることも可能ですので、ご遠慮なくお申し出下さい。

主治医	松□徳□	他の担当医師 _____	主治医署名	松□徳□ ㊞
受け持ち看護師	小○邦○		記載看護師	福○久○ ㊞

患者（家族）様の署名：_____　続柄：_____　受取日：平成　年　月　日
入院に際し、ご希望などありましたらご記入下さい：_____

※患者（ご家族）様：本用紙は2枚発行されます。1部はご自身で保管し、残り1部の二重線内に記入し、医師または看護師にご提出下さい。

日本○○総合病院

Ⅳ. 褥瘡対策に関する診療計画書

1 記載の意義

　入院診療計画、院内感染防止、医療安全管理、栄養管理に褥瘡対策を含めた5項目は、医療機関にとって入院料を算定するうえで必須の事項である。褥瘡対策として求められている、主な施設基準は次のとおりである。
①褥瘡対策が行われていること。
②褥瘡対策にかかわる専任の医師、および褥瘡看護に関する臨床経験を有する専任の看護職員から構成される褥瘡対策チームが設置されていること。
③日常生活の自立度が低い入院患者に対して、「褥瘡対策に関する診療計画書」を作成し危険因子の評価を行うこと。
④褥瘡の危険因子のある患者、および既に褥瘡を有する患者については、褥瘡対策チームが診療計画の作成、実施および評価を行うこと。
⑤褥瘡対策チームの構成メンバーなどによる褥瘡対策に関する委員会が、定期的に開催されていることが望ましい。

2 記載事項および方法

　日常生活自立度の低い入院患者に対する危険因子の評価と、褥瘡に関する危険因子のある患者および既に褥瘡を有する患者に対する褥瘡の評価に分かれる。

1) 危険因子の評価

　「障害高齢者の日常生活自立度(寝たきり度)判定基準」(133頁)に従い、日常生活自立度(J、A、B、C)を判定する。B、Cの患者においては、基本的動作能力(ベッド上、いす上)、病的骨突出、関節拘縮、栄養状態低下、皮膚湿潤(多汗、尿失禁、便失禁)、皮膚の脆弱性(浮腫)、皮膚の脆弱性(スキンテアの保有、既往)について記載する。超高齢化に伴って脆弱な皮膚をもつ高齢者が増えたこともあり、スキンテア(皮膚裂傷)の保有、既往の項目が、平成30年の診療報酬改定で加わった。

2) 褥瘡の評価

　褥瘡の状態、および経時的な変化をDESIGN分類(114頁)で評価する。同分類は、Depth(深さ)、Exudate(滲出液)、Size(大きさ)、Inflammation/Infection(炎症/感染)、Granulation(肉芽組織)、Necrotic tissue(壊死組織)の頭文字からなる。さらに、ポケット(Pocket)がある場合は「P」を付ける。DESIGN-Rでは、各項目の点数を合計して重症度を判定する(R；Rating、採点の意味)。合計点が少なくなれば、褥瘡は改善されていることになる。合計点に「D(d)；深さ」の点数を足さないことに注意する。

様式例

褥瘡対策に関する診療計画書

氏　名　＿＿＿＿＿＿＿＿＿＿＿＿＿　殿　男　女　　　　　　　計画作成日＿＿＿＿＿＿＿＿

明・大・昭・平　　年　　月　　日生　（　　歳）

褥瘡の有無
1. 現在　　なし　あり　（仙骨部、坐骨部、尾骨部、腸骨部、大転子部、踵部、その他（　　））
2. 過去　　なし　あり　（仙骨部、坐骨部、尾骨部、腸骨部、大転子部、踵部、その他（　　））

褥瘡発生日＿＿＿＿＿＿＿

＜日常生活自立度の低い入院患者＞

危険因子の評価	日常生活自立度　　J(1, 2)　A(1, 2)　B(1, 2)　C(1, 2)			対　処
	・基本的動作能力　（ベッド上　自力体位変換）	できる	できない	「あり」もしくは「できない」が1つ以上の場合、看護計画を立案し実施する
	（いす上　坐位姿勢の保持、除圧）	できる	できない	
	・病的骨突出	なし	あり	
	・関節拘縮	なし	あり	
	・栄養状態低下	なし	あり	
	・皮膚湿潤（多汗、尿失禁、便失禁）	なし	あり	
	・皮膚の脆弱性（浮腫）	なし	あり	
	・皮膚の脆弱性（スキンテアの保有、既往）	なし	あり	

[記入上の注意]
1. 日常生活自立度の判定にあたっては、「障害高齢者の日常生活自立度(寝たきり度)判定基準」(下記：平成3年11月18日厚生省大臣官房老人保健福祉部長通知　老健第102-2号)を参照すること。

　　J：生活自立　　1. 交通機関等を利用して外出できる。2. 隣近所へなら外出できる。
　　A：準寝たきり 1. 介助により外出し、日中ほとんどベッドから離れて生活。2. 外出頻度が少なく、日中も寝たり起きたりの生活。
　　B：寝たきり　 1. 車いすに移乗して食事をし、排泄はベッドから離れて行う。2. 介助により車いすに移乗する。
　　C：寝たきり　 1. 自力で寝返りをうつ。2. 自力で寝返りもうたない。

2. 日常生活自立度がJ1～A2である患者については、当該評価票の作成を要しない。

様式例

DESIGN分類(114頁参照)

＜褥瘡に関する危険因子のある患者及びすでに褥瘡を有する患者＞

	項目							合計点
褥瘡の状態の評価（DESIGN-R）	深さ	(0)皮膚損傷・発赤なし	(1)持続する発赤	(2)真皮までの損傷	(3)皮下組織までの損傷	(4)皮下組織を越える損傷	(5)関節腔、体腔に至る損傷　(U)深さ判定が不能の場合	
	滲出液	(0)なし	(1)少量:毎日の交換を要しない		(3)中等量:1日1回の交換		(6)多量:1日2回以上の交換	
	大きさ(cm²) 長径×長径に直行する最大径 （持続する発赤の範囲も含む）	(0)皮膚損傷なし	(3)4未満	(6)4以上16未満	(8)16以上36未満	(9)36以上64未満	(12)64以上100未満　(15)100以上	
	炎症・感染	(0)局所の炎症徴候なし	(1)局所の炎症徴候あり（創周辺の発赤、腫脹、熱感、疼痛）		(3)局所の明らかな感染徴候あり(炎症徴候、膿、悪臭)		(9)全身的影響あり（発熱など）	
	肉芽組織 （良性肉芽が占める割合）	(0)創閉鎖又は創が浅いため評価不可能	(1)創面の90%以上を占める	(3)創面の50%以上90%未満を占める	(4)創面の10%以上50%未満を占める	(5)創面の10%未満を占める	(6)全く形成されていない	
	壊死組織	(0)なし	(3)柔らかい壊死組織あり				(6)硬く厚い密着した壊死組織あり	
	ポケット(cm²) 潰瘍面も含めたポケット全周（ポケットの長径×長径に直行する最大径）－潰瘍面積	(0)なし	(6)4未満	(9)4以上16未満		(12)16以上36未満	(24)36以上	

※該当する状態について、両括弧内の点数を合計し、「合計点」に記載すること。ただし、深さの点数は加えないこと。

	留意する項目		計画の内容
看護計画	圧迫、ズレ力の排除 （体位変換、体圧分散寝具、頭部挙上方法、車いす姿勢保持等）	ベッド上	
		いす上	
	スキンケア		
	栄養状態改善		
	リハビリテーション		

2 退院時必要書類

Ⅰ. 退院時要約

1 記載の意義

　退院時要約(サマリー)の作成については、医療法施行規則(第21条の5、第22条の3)により地域医療支援病院および特定機能病院においては、「過去二年間の退院した患者に係る入院期間中の診療経過の要約を備えておかなければならない」とされているが、記載事項や様式に関する規定はない。一般病院においては、退院時要約を作成する法的な義務はないが、診療録管理体制加算[A207：入院時1回100点(加算1)、または30点(加算2)]を算定するためには、「全診療科において退院時要約が全患者について作成されていること」が要件の1つになっている。退院時要約は、患者の入院から退院までの、診断、経過および治療内容をまとめたものである。診療にあたるスタッフや施設間において、情報伝達の大切な手段となるばかりでなく、各種の医療統計を作成するうえで重要なデータベースとなる。退院時要約は診療録の一部とみなされ、医療機関の診療の質を知る重要な書類の1つになっている。(財)日本医療機能評価機構でも、「退院2週間以内の退院時要約の整備率が100％であること」が評価の基準とされてきた。

2 作成時の留意点

　質の高い退院時要約が作成されていると、その後の診療情報提供書や診断書などの書類作成が容易になる。作成時には次の点に留意する。
①他職種も理解できるように読みやすく、わかりやすい日本語で記載する。
②A4判で1～2枚になるように、簡潔かつ適切に記載する。
③退院後、速やか(遅くとも2週間以内)に作成する。
④長期入院患者は、中間要約(サマリー)を作成し問題点を整理しておく。
⑤診療科が変更(転科)になった場合や、転院になった場合も速やかに作成する。
⑥救急患者として受け入れた患者が、外来処置室、手術室などで死亡した場合、診療報酬上では1日入院として扱うが、この際にも退院時要約は作成すること(入院診療計画の作成は必要ない)。

3 記載事項および方法

　記載事項、方法に関しては法的な規定がないため、各医療機関で書式や記載マニュアルを策定し管理しているのが実情である。日本内科学会が推奨している「病歴要約」が、認定医の申請書類や、研修医の症例レポートの雛型としても使われており参考にするとよい。

同学会でも POMR(221頁参照)による記載を推奨しており、その内容を踏まえ以下に標準的な記載事項、記載方法について記す。

[記載事項]　患者基本情報、診断名、手術、経過要約、退院時処方、退院後の治療方針

1) 患者基本情報

患者ID、氏名、生年月日、年齢、診療科、入院主治医名、入院日および退院日を記載する。

2) 診断名

主病名、副病名(合併症、併存症)を記載する。主病名は疾病統計やDPC算定基準として使われるため、○印を付けるなどして明示する。転帰は、治癒、軽快、不変、悪化、死亡から選択する。

> 治癒：疾患が治った場合。
> 軽快：疾患の状態が入院時よりもよくなった場合。
> 不変：疾患の状態が入院時と変わらない場合。
> 悪化：疾患の状態が入院時よりも悪くなった場合。
> 死亡：死亡した場合。

主病名は1つで、治療を行った傷病の中で最も医療資源を投入した傷病とする。また、副病名のうち合併症(complication)とは、一般に、ある病気が原因となって起こる別の病気のことをいう。例えば、高血圧が原因で生じる脳出血や、心筋梗塞、腎不全などは高血圧の合併症といえる。一方、併存症(comorbidity)とは、因果関係のない複数の疾患が同時に存在する状態をいう。例えば、肺炎で入院した患者が持病としてもっている高血圧や腰椎ヘルニアなどである。しかし、合併症と併存症の区別が困難な場合もあり、因果関係に関係なく入院時に同時に存在する傷病を併存症とし、入院後の治療中に発症した傷病を合併症と解釈する考えもある。副病名が複数ある場合は重要なものを3つ程度選択する。

ICD分類欄がある場合は、診療情報管理士が退院時要約の整理を行う際に病名コードを記載する。

3) 手術

入院中に行われた手術名および手術日を記載する。

4) 経過要約

入院後の経過を簡潔にまとめる。主訴、現病歴、既往歴、家族歴、生活歴(生活社会歴)、入院時の主な現症、入院時の主な検査結果、プロブレムリスト、経過および問題点の項目に分けると記載しやすい。

a．主訴

患者の訴える症状を記載する。複数ある場合は、代表的なものを3つ程度選ぶ。

b．現病歴

症状の出現から、受診までの経過を時系列で記載する。主訴に関連した病状で、他院での診察歴がある場合は、病名および治療内容を記載する。時間経過に沿った記述と、5W1Hを念頭におくと文章をまとめやすい。すなわち、When(いつから)、Where(どこで、

何をしているときに)、Who(誰が)、What(何の、症状が)、Why(どうして、発症・受傷したか)、How(どのように、症状が変わってきたか)を簡潔に記載する。

　c．既往歴

　　過去の疾患の治療歴、手術歴、予防接種歴、アレルギーの有無、現在服用中の薬剤について記載する。

　d．家族歴

　　病気に関係する家族の疾患および死因を記載する。また、遺伝性疾患、感染性疾患およびアレルギー疾患があれば記載する。

　e．生活歴(生活社会歴)

　　職業、喫煙歴、飲酒歴、月経および出産歴について記載する。

　f．入院時の主な現症

　　異常を認めた主な身体所見について記載する。

　g．入院時の主な検査所見

　　診断の根拠となった検査、画像所見について記載する。陰性所見についても、鑑別診断のため必要な所見は記載する。

　h．プロブレムリスト

　　診療上の問題点を、＃(ナンバー)を付けて列挙する。入院時に診断がついているものは、診断名をプロブレムとして採用してもかまわない。入院時に診断がついていないものは、入院の原因となった主な症状、所見をプロブレムとして挙げる。複数ある場合は、主なものを3つ程度にまとめる。

> 病名の例：＃1くも膜下出血、＃2高血圧、＃3糖尿病、など。
> 症状の例：＃1発熱、＃2意識障害、＃3心窩部痛、など。
> 所見の例：＃1高K(カリウム)血症、＃2蛋白尿、＃3胸部異常陰影、など。

　i．経過および問題点

　　それぞれのプロブレムごとに、入院後の治療経過を簡潔にまとめる。特に、①入院後に行われた主な検査の結果と、それらに対する分析・評価の内容、②行われた治療内容とその効果、および予後の見通し、③副作用や合併症の有無、に着目してまとめる。治療効果については、改善がみられた症状や画像所見、検査データなどについて数値を用いて具体的に記述する。さらに、退院時に未解決の問題があれば記載しておく。プロブレムごとに経過を整理することで、受診から診断、治療に至るまでの主治医の思考過程が明らかになり、第三者にもわかりすい記録となる。

　5) 退院時処方

　　退院時に処方された薬を、用量、用法を含めて記載する。

　6) 退院後の治療方針

　　退院後の治療方針を外来(通院、訪問診察)、転科(入院継続)、転院(外来、入院)、施設入所、終了などに分けて記載する。

> 日本内科学会推奨の病歴要約である。各医療機関で参考にして記載内容、様式を決める。

病 歴 要 約

様式例1

提出 No._____ 分野名_____ 病院名_____

患者 ID._____

患者年齢　　歳、　性別 男性・女性

入院日　　年　　月　　日
退院日　　年　　月　　日
受持期間 自　年　　月　　日
　　　　　至　年　　月　　日

転帰：□治癒　□軽快　□転科（手術 有・無）　□不変　□死亡（剖検 有・無）
フォローアップ：□外来で　□他医へ依頼　□転院

確定診断名（主病名および副病名）
①　　　　　　　　②　　　　　　　　③

【主訴】
【現病歴】
【既往歴】
【生活社会歴】
【家族歴】
【主な入院時現症】
【主な検査所見】

> 入院までの経過を、主訴、現病歴、既往歴、生活（社会）歴、家族歴、主な入院時現症、主な検査所見の見出しを付けて記載する。

プロブレムリスト
#1　　　　　　　#2　　　　　　　#3

【入院後経過と考察】
#1

#2

> 入院後の経過と考察をプロブレムリストの#（ナンバー）ごとに記載する。

#3

【退院時処方】

> 退院時に処方された薬を、用量、用法を含めて記載する。

【総合考察】

記載者：現病院名_____　　　　　氏名_____
教育責任者：病院名_____　　　　氏名_____　㊞

退院時要約

様式例2

患者ID				
氏 名	様	性別		
生年月日	年 月 日	歳		

診療科	科
主治医	
入院日	平成 年 月 日
退院日	平成 年 月 日

	主病名(○) 及び 副病名	転 帰	ICD分類
1			
2			診療情報管理士記入欄
3			

手術日　平成　年　月　日　　術式

主 訴	
現病歴	
既往歴	家族歴　　　　　　　生活歴
主な入院時現症	
主な検査所見	

プロブレムリスト

#1		#2		#3	

入院後経過

#1	入院後の経過は、プロブレムリストの#(ナンバー)ごとに簡潔にまとめる。
#2	
#3	

退院時処方

今後の治療方針

死亡退院の場合

直接死因		死亡時間		剖検	有　無

記載者署名	科長検印

日本○○総合病院

退院時要約

くも膜下出血

患者ID	□9□6□8			診療科	脳神経外科
氏名	□下 □介 様	性別	男	主治医	日本 五郎
				入院日	平成19年7月24日
生年月日	昭和26年□月□日		56歳	退院日	平成19年10月1日

	主病名(○) 及び 副病名	転帰	ICD分類
①	くも膜下出血	軽快	I609
2	高血圧症	軽快	I10
3			

手術日 平成19年7月25日　**術式** 脳動脈瘤クリッピング術

主訴	頭痛、嘔吐
現病歴	平成15年に検診で高血圧を指摘され、近医にて治療を開始したが、1年ほど前から自己判断で中断し放置していた。本年7/24夕、家人とテレビを見ていて、突然の激しい頭痛とともに2回嘔吐した。直後から意識が悪くなり、呼びかけに対しても反応がないため、妻が救急搬送を要請した。
既往歴	高血圧(平成15年 ○○医院)
家族歴	特になし
生活歴	喫煙なし、飲酒：日本酒1合/日
主な入院時現症	意識：GCS＝E3V3M5、JCS-20、血圧：202/102、脈拍：86/分 整、SpO$_2$ 96％(酸素3l) 瞳孔不同あり 右＞左、対抗反射：右でやや鈍、心肺：異常なし
主な検査所見	AST 27, ALT 33, γ-GTP54, TC 226, TG 184, LDL-C 152, BUN 19.6, Cre 0.7, UA 3.9, BS 146, HbA1c 5.8, WBC 11,200, Hb 14.1, Plt 24.6×10^4 頭部CT：くも膜下出血(Fisher: group 3) CTアンギオ：前交通動脈(Acom)に右側を向く3mm大の動脈瘤あり

プロブレムリスト

#1	意識障害	#2	高血圧	#3	

入院後経過

#1	頭部CT・アンギオ所見から、くも膜下出血(Hunt & Kosnik：Grade 3)の診断で、7/25に脳動脈瘤クリッピング術を行った。術中は再破裂予防のため低血圧麻酔とし、特にトラブルなく終了した。脳槽ドレーンを留置。術後は、脳血管れん縮予防のため、血圧をやや高め(140〜160/)に維持し、補液量も3,000ml/日(hypertensive, hypervolemic)とし、人工呼吸器管理とした。さらにキサンボン、エリルを併用した。WBC、CRP高値が続いたため、術後髄膜炎を疑い、抗生剤はロセフィンとカルベニンの2剤を併用した。経過は良好で、術後15日目には意識レベルもJCS-3まで改善し、呼吸状態も安定したため抜管した。術後20日目から経口摂取を開始した。水頭症の出現も認められなかった。高次脳機能も、長谷川スケールで17点(9/1)から26点(9/28)に改善した。退院時CTでは、右の前頭葉底部に血腫または血管れん縮によると思われる低吸収域を認めたが、軽度の左半身麻痺を残す程度で独歩退院となった。
#2	身長168cm、体重76kg BMI27と肥満を認めた。胸部写真にてCTR 56％、心電図(V5、V6)にて心肥大を認めた。経口摂取開始と同時に内服治療を開始した。心エコーでは、弁膜症はなく心機能も正常範囲であった。退院時には血圧は130/80前後にコントロールされた。塩分制限を6g/日とし、栄養指導を行った。

退院時処方

ブロプレス(8)、1錠、分1、朝食後	レンドルミンD錠(0.25)、1回1錠、不眠時
ノルバスク(5)、1錠、分1、朝食後	
サアミオン(5)、2錠、分2、朝・夕食後	
ガストローム顆粒2包、分2、朝・夕食後	

今後の治療方針

外来にて継続

死亡退院の場合

直接死因		死亡時間		剖検	

記載者署名	科長検印
日本 五郎	

日本○○総合病院

様式例3

退院時要約

(1) 患者

　　　ID　　　　　　　　　　　　　　　　診療科　　　　　　　　　科
　　　氏名　　　　　　　　性別　　　　　　主治医
　　　生年月日　　　　　　年齢　　　歳　　入院日　平成　　年　　月　　日
　　　　　　　　　　　　　　　　　　　　　退院日　平成　　年　　月　　日

(2) 主病名 及び 副病名　　　　転　帰　　　ICD分類

　　1
　　2
　　3

(3) 手術日　　平成　　年　　月　　日　　術式

(4) 経過要約　　【主訴】〜【入院後経過】の標題を付けてまとめる。

　【主訴】

　【現病歴】

　【既往歴】

　【家族歴】　　　　　【生活歴】

　【主な入院時現症】

　【主な検査所見】

　【プロブレムリスト】
　　　　　　　#1
　　　　　　　#2

　【入院後経過】
　　#1

　　#2

(5) 退院時処方

(6) 今後の治療方針

記載者署名	科長検印

日本○○総合病院

肺炎

退院時要約

(1) 患者

ID	8□0□3□
氏名	□沢 □人 様
性別	男
生年月日	昭和33年□月□日
年齢	51歳

診療科	内科
主治医	日本 太郎
入院日	平成21年5月2日
退院日	平成21年6月1日

(2) 主病名 及び 副病名

	病名	転帰	ICD分類
1	肺炎（主）	治癒	J189
2	2型糖尿病	軽快	E11

(3) 手術日　　　　　　　　　術式

(4) 経過要約

【主訴】 咳、発熱

【現病歴】 本年4月末から、咳、咽頭痛が出現。4/27に近医を受診し、上気道炎の診断で処方を受けていた。その後も症状は改善せず咳も強く、黄色痰、頭痛も出現した。38.6℃の発熱と食欲低下もみられたため、5/2当院を受診した。

【既往歴】 腰椎ヘルニア手術(49歳、当院)

【家族歴】 特になし　　**【生活歴】** 職業：会社員、喫煙：15本/日、飲酒：ビール500ml/日

【主な入院時現症】 体温38.2℃、血圧：152/94、脈拍：114/分整、SpO₂ 91%(RA)、意識清明、顔面：苦悶様、咽頭発赤あり、頸部リンパ節腫脹なし、両肺野で湿性ラ音聴取

【主な検査所見】 WBC 12,100, 好中球 76.0%, CRP 14.5, AST 32, ALT 35, γ-GTP 76, BS 218, HbA1c 8.5%, マイコプラズマ抗体：陰性、尿中肺炎球菌抗原：陰性
胸部Xp：左上肺野に浸潤影あり
胸部CT：左肺舌区に気管支透瞭像を伴う浸潤影あり。両肺に広範な斑状影あり。

【プロブレムリスト】 #1 肺炎　　#2 糖尿病

【入院後経過】

#1 細菌性肺炎の診断で、血液、痰培養を提出後に、ユナシンS点滴(1回3g、1日2回)にて治療を開始した。鼻カテにて酸素1ℓ吸入し、ネブライザーにて痰の排泄を促した。その後も、依然として咳が続き、胸部Xp所見に改善がなく、CRPも9.0前後と高値が続くため、抗生剤をモダシン注(1回1g、1日2回)とダラシンS注(1回600mg、1日2回)の併用に変更した。血液、痰培養では起炎菌は同定できなかった。その後、解熱がみられ、咳嗽、痰も減少し、WBC、CRPも正常化し経口摂取も可能となった。胸部CT所見も改善がみられた。

#2 2年前の腰椎ヘルニア手術時に、糖尿病を指摘され、食事・運動療法を指示されていたが、不規則な生活が続き放置していた。身長173cm、体重82kg（標準体重66kg）と肥満あり。食事開始後から経口糖尿病薬の内服を開始し、入院中のカロリーは1,600Kcal/日とした。眼底：網膜症なし。検尿：蛋白(-)、潜血(-)。四肢腱反射：正常。栄養指導実施済み。退院時、FBS120～140mg/dlにコントロールされ治療継続のため、○○医院に紹介とした。

(5) 退院時処方

アマリール(1)、1錠、分1、朝食後　　　　　デパス(0.5)、1錠、分1、夕食後
ベイスン(0.3)、3錠、分3、朝・昼・夕食直前

(6) 今後の治療方針

近医紹介（○○医院）

記載者署名	科長検印
日本 太郎	

日本○○総合病院

Ⅱ. 退院療養計画書

　退院療養計画書の交付については、医療法第 6 条の 4 で、「病院又は診療所の管理者は、患者を退院させるときは、退院後の療養に必要な保健医療サービス又は福祉サービスに関する事項を記載した書面の作成、交付及び適切な説明が行われるよう努めなければならない」としている。退院療養計画書には、診断名、予想される退院日、退院後の治療計画、退院後の療養上の留意点、退院時処方、退院後必要となる保健医療サービスまたは福祉サービス、退院後の医療相談の窓口などの記載項目がある。入院診療計画書の作成が必須であるのと異なり、退院療養計画書の交付は努力規定になっている。繁忙な診療の中で、口頭での説明に終わってしまっている場合も多い。

　しかし、少なくとも、退院後に在宅療養を予定し保健医療サービスまたは福祉サービスの必要が見込まれる患者に対しては、退院療養計画書を作成・交付し、適切な説明を行うことが望ましい。記載にあたっては、医師としての意見に加えて関連するコメディカルスタッフの意見を集約し、退院療養計画書を作成するように心がけたい。

入院診療計画書 **必須**	退院療養計画書 **努力義務**
患者の診療を担当する医師は、入院した日から起算して七日以内に「入院診療計画書」を作成し、当該患者又はその家族に対し当該書面を交付して適切な説明を行わなければならない。 （医療法第 6 条） （医療法施行規則第 1 条）	患者を退院させるときは、退院後の療養に必要な保健医療サービス又は福祉サービスに関する事項を記載した書面の作成、交付及び適切な説明が行われるよう努めなければならない。 （医療法第 6 条）

　近年、高度急性期、急性期、回復期、慢性期まで、患者が病状に見合った病床で、病状にふさわしいより良質な医療を受けられるよう、医療機関の機能分化が進んでいる。また、治療も施設内で完結するのではなく、他の医療機関や介護・福祉施設などと連携し、地域でシームレスな医療サービスを提供することが求められている。そのため、施設内に入退院支援および地域連携業務を担う部門が整備され、専門知識を有する看護師、社会福祉士により、退院困難な要因を有する患者について退院支援計画書の作成が行われている。

様式例

退院療養計画書

> 入院診療計画書と異なり、作成は医療機関の努力義務になっている。

（患者氏名）　　　　　様

　　　　　　　　　　　　　　　平成　　年　　月　　日

診　療　科	
診　断　名	
予想される退院日	
退院後の治療計画	
退院後の療養上の留意点	
退院時処方	
退院後必要となる保健医療サービス又は福祉サービス	
退院後の医療相談	
そ　の　他	

「予想される退院日」欄への注記：外来通院　訪問診察　施設入所　転院　など。

「退院時処方」欄への注記：介護保険の認定　デイサービスの利用　ホームヘルプサービスの利用　ショートステイ　施設（老健、特養）入所など。

「退院後必要となる保健医療サービス又は福祉サービス」欄への注記：市町村福祉課（電話○○-○-○○○）　担当ケアマネジャー（□□）　当院医療ケースワーカー（△△）など。

注）退院日などは、現時点で予測されるものです。

　　　　　　　　　　　　　　医療機関住所
　　　　　　　　　　　　　　〒

　　　　　　　　　　　　　　医療機関名称
　　　　　　　　　　　　　　　　　　TEL　　　　　Fax

　　　　　　　　　　　　　　主治医名　　　　　　　　　　㊞

Ⅲ. 退院証明書

1 記載の意義

　診療報酬の算定上、過去3ヵ月以内に同一傷病での入院歴がある場合は、入院期間は前回入院の初日から通算して計算しなければならないとされている。自院のみならず、他院に転院または再入院した場合も同様である。さらに同一傷病での通算入院期間が180日を超えた場合は、入院料の一部を選定療養費として患者が自己負担しなければならない。これは、症状の安定した慢性期の患者が、保険医療機関を施設代わりに利用して入退院を繰り返すことや、漫然とした長期入院を防止するための対策でもある。

　「退院証明書」は、患者の入院病名、算定入院基本料、入院期間を証明するもので、診療報酬点数表における規定は次のとおりである。

①医療機関は、患者の過去3ヵ月以内の入院の有無と、入院がある場合は理由を確認する。同一傷病による入院である場合には、前医療機関における入院期間、算定入院基本料および傷病名を前医療機関に照会する。

②医療機関は、他の医療機関からの入院履歴にかかわる問い合わせに対して、速やかに対応できるように体制を整え、円滑な運用のため退院時に「退院証明書」を患者に交付することが望ましい。

③②の確認を怠っている場合は、入院料の算定はできない。

　退院した患者が他の医療機関に転院または再入院した際に、相手先からの照会を受けて発行する場合もあるが、退院時に患者全員に交付している病院も多い。退院証明書は、患者が退院後3ヵ月以内に再入院する際に、医療機関に提出する書類であり、生命保険会社に提出する入院証明書とは異なる。

2 作成時の留意点

　患者が他院に再入院することも想定し、病名、転帰、入院期間などを記した退院証明書を退院時に全患者に交付することが望ましい。他院からの照会に対しては速やかに対応する。

3 記載事項および方法

[記載事項]　患者基本情報、保険医療機関の名称・住所、主治医名、入退院日、入院基本料の種別および算定期間、通算対象入院料を算定した期間、傷病名、転帰、その他特記事項

　1) 患者基本情報

患者氏名、生年月日、住所を記入する。

2）保険医療機関

病院の名称、住所、電話番号、主治医名を記入する。

3）入退院日

入院年月日と退院年月日を記入する。

4）入院基本料の種別および算定期間

入院基本料の種別を記入する。入院基本料は、「病棟の種類」「看護配置」「平均在院日数」「重症度、医療・看護必要度」などの項目によって決められている。病棟の種類としては、一般病棟、療養病棟、結核病棟、精神病棟、特定機能病棟などに分類される。看護配置は、24時間体制で何人の患者を1人の看護師が担当するかにより、7：1、10：1、13：1などに区分される。重症度、医療・看護必要度は、基準を満たす重症者の割合を示す。重症患者が多く、手厚い看護が行われる病棟ほど、入院基本料は高くなる。

> 例　一般病棟入院基本料（1日につき）
> ・急性期一般入院料（看護配置7：1、重症者割合30％以上）　　1,591点
> ・急性期一般入院料（看護配置10：1、重症者割合27％以上）　1,387点
> ・地域一般入院料（看護配置13：1）　　　　　　　　　　　　1,121点
> ・地域一般入院料（看護配置15：1）　　　　　　　　　　　　　960点

さらに、入院基本料を算定した期間（入院期間）を記入する。3ヵ月以内に何回か入退院を繰り返している場合は、それぞれの入院期間を記入する。途中で、一般病棟から療養病棟に転棟したような場合は、それぞれの基本料の種別も記入する。

5）通算対象入院料を算定した期間

3ヵ月間に同一病名で、複数回の入院歴や転棟がある場合は、合算した日数を記入する。1回のみの場合は、その期間を記入する。

6）傷病名

入院の原因となった傷病名を記入する。

7）転帰

退院時の転帰を、治癒、治癒に近い状態（寛解状態を含む）、その他から選択する。3ヵ月以内の同一病名での再入院は、入院期間が継続扱いとなるが、いったん治癒もしくは治癒に近い状態と判断され退院した患者が、再発により再入院した場合は再入院日を起算日（入院初日）として計算できる。寛解とは傷病が治癒していないが、症状が一時的あるいは継続的に軽減した状態をいう。がんや白血病など、再発の危険のある難治性の病気で使われることが多い。がんが縮小して症状が改善された状態を部分寛解、がんが消失し検査の数値も正常を示す状態を完全寛解という。

8）その他特記事項

その他、補足する事項があれば記入する。

退院証明書

うっ血性心不全

ID　7○6○2○
患者氏名　○池　○実　様
生年月日　昭和15年○月○日
住　所　東京都○○区 2○6○-2

保険医療機関名称：日本○○総合病院
住所：東京都○○区○○ 1-2-3
電話　0□2□-□4-□5□7
主治医氏名：日本　五郎

1. 当該保険医療機関における入院年月日及び退院年月日　　(1)入院年月日　平成20年12月16日　　(2)退院年月日　平成21年1月14日	
2. 当該保険医療機関における入院基本料等（特定入院料を含む。）の種別及び算定期間　（複数ある場合はそれぞれ記入のこと）　　(1)入院基本料等の種別：一般病棟入院基本料 7：1　　(2)算定期間：　　　　30 日間　　　　　　　　　　　（ 平成20年12月16日 ～ 平成21年1月14日 ）	
3. 当該保険医療機関退院日における通算対象入院料を算定した期間　　　　　　　　　30 日間　　　　　　　　　　　（ 平成21年1月14日　　現在 ）	
4. 当該保険医療機関の入院に係る傷病名　　(1)傷病名：　うっ血性心不全	
5. 転帰（該当するもの）　　○治　癒　　　○治癒に近い状態（寛解状態を含む）　　●その他　（軽快）	
6. その他の特記事項	

退院証明書

食道癌

ID　9□8□4□
患者氏名　□木　□郎　様
生年月日　昭和12年□月□日
住　所　東京都□□区　5□-□

保険医療機関名称：日本○○総合病院
住所　：東京都○○区○○　1-2-3
電話：0□2□-□4-□5□7
主治医氏名　：日本　次郎

1. 当該保険医療機関における入院年月日及び退院年月日 　　(1)入院年月日　平成20年6月12日 　　(2)退院年月日　平成20年7月25日	
2. 当該保険医療機関における入院基本料等（特定入院料を含む。）の種別及び算定期間 　（複数ある場合はそれぞれ記入のこと） 　　(1)入院基本料等の種別：一般病棟入院基本料 7:1 　　(2)算定期間：　　　7日間　　（平成20年5月29日　～　平成20年6月4日　） 　　　　　　　　　　44日間　　（平成20年6月12日　～　平成20年7月25日　）	
3. 当該保険医療機関退院日における通算対象入院料を算定した期間 　　　　　　　　51 日間 　　　　　　　　　　　（　平成20年7月25日　　現在）	
4. 当該保険医療機関の入院に係る傷病名 　　(1)傷病名：　　胸部食道癌	
5. 転帰（該当するもの） 　　○治癒　　　●治癒に近い状態（寛解状態を含む）　　○その他	
6. その他の特記事項	

3 診療情報提供書

■ 診療情報提供書

1 記載の意義

　他の保険医療機関(病院や開業医)から紹介を受け、検査や手術・処置を行った患者の結果報告や、以後の治療や経過の観察を他の保険医療機関に依頼する際に、診療情報提供書を記載する。また、介護支援施設などに入所する際にも使用される。情報提供書には、検査結果、治療の経過、今後の治療方針などが記載され、診療に携わる医療スタッフが患者情報を共有するための重要な資料となる。また、詳細な情報提供書が作成されることで、患者は継続した適切な診療を受けることが可能となる。

　診療報酬上は、別の保険医療機関での診療の必要を認め、これに対して患者の同意を得て、情報提供書を添えて患者の紹介を行った場合や、居宅介護支援事業者に対して保健福祉サービスに必要な情報を提供した場合に、「診療情報提供料」として患者1人につき1回に限り250点(B009)が算定できる。

2 作成時の留意点

　診療情報提供書は、医療機関同士の連携や、保健・福祉関係機関への情報提供を目的として使用される。作成時には次の点に留意する。
①情報提供書の必要性を患者に説明し、同意を得ること。
②紹介にあたっては、紹介先機関ごとに定める様式、またはこれに準じた様式の文書に必要事項を記載し患者または紹介先の機関に交付する。
③交付した情報提供書の写しを診療録に添付する。
④情報提供先からの当該患者にかかわる問い合わせに対しては、懇切丁寧に対応する。

3 記載事項および方法

　医療機関宛ての情報提供書には、法令により以下の記載事項を含むように定められている。必要事項がすべて含まれていれば、様式は各医療機関で決めてよい。
　　[記載事項]　紹介先医療機関情報、紹介年月日、紹介元医療機関情報、紹介医師名、患者基本情報、傷病名、紹介目的、既往歴および家族歴、症状経過および検査結果、治療経過、現在の処方、備考

　　1)紹介先医療機関情報
　紹介先の病院名または医院名、診療科、担当医師名を記載する。

2）紹介年月日

情報提供書の記載日を記入する。

3）紹介元医療機関情報

紹介元の医療機関の所在地および名称、電話番号を記載する。

4）紹介医師

紹介元の医師名を記載する。

5）患者基本情報

紹介する患者の氏名、性別、住所、電話番号、生年月日、年齢、職業を記載する。

6）傷病名

主病名を記載する。副病名がある場合は主なものを3つ程度記載する。

7）紹介目的

紹介目的を具体的にわかりやすく記載する。

> 例 「検査結果のご報告」「病状・経過のご報告」「精査・ご加療のお願い」「今後の経過観察・ご加療のお願い」「回復期リハビリのお願い」など。

8）既往歴および家族歴

傷病に関連する既往歴、家族歴があれば記載する。

9）症状経過および検査結果

主訴、現病歴、主な身体所見、検査結果を含め、診断に至るまでの経過をできるだけ詳細に記載する。

10）治療経過

診断後の治療経過について記載する。治療による症状の改善の有無（改善、不変、悪化など）も記載する。

11）現在の処方

現在の処方薬について、用量、用法を含め記載する。

12）備考

その他、補足事項があったら記載する。

4 返書の扱い

他院からの紹介患者が受診した際に、来院の報告や、紹介に対する御礼のため「返書」を記載することがある。内容は、「○○様は本日受診されました。検査結果、治療経過につきましては、後日ご報告いたします。ご紹介ありがとうございました。」「当院にて引き続き加療いたします。」などの簡潔なものでよい。詳細な報告は後日行う。単なる返書の場合は、診療情報提供料の算定はできない。

> 厚生労働省指定の診療情報提供書である。記載事項をすべて満たせば、様式は各医療機関で決定してよいとされている。

様式例

診療情報提供書

病院・医院

　　科　　　　先生

平成　年　月　日

紹介元医療機関の所在地及び名称
電話番号
医師氏名　　　　印

患者氏名
患者住所　　　　　　　　　　　　　性別　男・女
電話番号
生年月日　明・大・昭・平　　年　月　日　（　　歳）　職業

傷病名

紹介目的

既往歴及び家族歴

症状経過及び検査結果

治療経過

現在の処方

備考

1. 必要がある場合は続紙に記載して添付する。
2. 必要がある場合は画像診断のフィルム、検査の記録を添付する。
3. 紹介先が保険医療機関以外である場合は、紹介先医療機関情報欄に紹介先の保険薬局、市町村、保健所名などを記入する。かつ、患者住所および電話番号を必ず記入する。

診療情報提供書

くも膜下出血
（退院時要約35頁参照）

平成19年12月18日

中□医院
中□ 英□ 先生 御机下

〒△8△-7△5△
東京都○○区○○ 1-2-3
日本○○総合病院
Tel 0□2□-□4-□5□7　Fax 0□2□-□4-□5□8
脳神経外科　医師　日本 五郎

謹啓　平素より当院の診療にあたっては、格別のご配慮をいただきありがとうございます。
患者様は下記のようでございますが、よろしくお願い申し上げます。

患者氏名	□下 □介 様	性別	男		
生年月日	昭和26年□月□日	年齢	56歳	職業	印刷業
患者住所	東京都□□区 9□0-□				
電話番号	0□2□(3□)8□6□		患者ID	□9□6□8	

傷病名
くも膜下出血術後

紹介目的
今後の経過観察・ご加療のお願い

既往歴および家族歴
高血圧

経過
日頃より大変お世話になっております。

　平成15年に検診で高血圧を指摘され、近医にて治療を開始しましたが、1年ほど前から自己判断で中断し放置していたようです。本年7/24夕、家人とテレビを見ていて突然の激しい頭痛とともに2回嘔吐し、直後から意識が悪くなり、呼びかけに対しても反応がないため救急搬送されました。
（受診時）意識：GCS＝E3V3M5、JCS-20、血圧：202/102、脈拍：86/分 整、SpO$_2$ 96％（酸素3l）、瞳孔不同あり（右＞左）
　頭部CTにてくも膜下出血を認め、アンギオにて前交通動脈に3mm大の動脈瘤を認めました。くも膜下出血(Hunt & Kosnik：Grade 3)の診断にて同日入院、7/25に頸部クリッピング術を行いました。術後経過は順調でリハビリを行い、意識は清明で、軽度の左半身麻痺を認めますが独歩可能となりました。CTにて右の前頭葉底部に脳血管れん縮によると思われる低吸収域を認めましたが、高次脳機能障害も残りませんでした。水頭症の出現もみられませんでした。
　胸部写真にてCTR 56％、心電図にて心肥大を認めました。経口摂取開始と同時に降圧剤の内服治療を開始しました。心エコーでは、弁膜症なく心機能も正常範囲でした。塩分制限を6g/日とし、栄養指導を行っています。血圧も安定し、10/1退院となりました。外来での経過も良好で、患者が先生のところでの今後の加療をご希望されております。ご多忙のところ恐縮ですが宜しくお願いいたします。

追記）CTを持参いたします。

現在の処方
ブロプレス(8)、1錠、分1、朝食後
ノルバスク(5)、1錠、分1、朝食後
サアミオン(5)、2錠、分2、朝・夕食後
ガストローム、2包、分2、朝・夕食後
レンドルミンD錠(0.25)、1錠、分1、眠前

備考（一般用）

※ 御不明な点は担当医までご連絡下さい。

診療情報提供書

肺炎
（退院時要約37頁参照）

○○内科医院

○田 ○子　先生　御机下

平成21年6月1日

〒△8△-7△5△
東京都○○区○○ 1-2-3
日本○○総合病院
Tel 0□2□-□4-□5□7　Fax 0□2□-□4-□5□8

内科　　　医師　　日本 太郎

謹啓　平素より当院の診療にあたっては、格別のご配慮をいただきありがとうございます。
患者様は下記のようでございますが、よろしくお願い申し上げます。

患者氏名	□沢 □人　様	性別	男
生年月日	昭和33年□月□日	年齢 51歳	職業 会社員
患者住所	東京都□□区 5□8-□		
電話番号	0□2□(3□)9□7□	患者ID 8□0□3□	

傷病名
２型糖尿病　肺炎

紹介目的
今後の経過観察・ご加療のお願い

既往歴および家族歴
腰椎ヘルニア手術(49歳、当院)

経過
日頃より大変お世話になっております。

　本年4月末から、咳・咽頭痛が出現。近医を受診し、上気道炎の診断で処方を受けていましたが改善せず、頭痛とともに38.6℃の発熱と食欲低下のため、5/2に当院を受診されました。WBC12,100、CRP14.5と高値を示し、胸部Xp、CTにて左上肺野に広範な浸潤影を認めました。肺炎の診断にて同日入院となりました。抗生剤(ユナシン、モダシン、ダラシン)の投与にて症状の改善をみています。
　2年前の腰椎ヘルニア手術時に、糖尿病を指摘され、食事・運動療法を指示されていましたが、不規則な生活が続き放置していたようです。身長173cm、体重82kgと肥満あり。入院時FBS 218mg/dl、HbA1c 8.5%とコントロール不良でした。経口糖尿病薬の内服を開始し、入院中のカロリーは1,600Kcal/日としました。眼底：網膜症なし。検尿：蛋白(-)、潜血(-)。四肢腱反射：正常。栄養指導は実施済みです。FBSも120～140mg/dlにコントロールされ、本日退院となりました。
　今後のご加療の程よろしくお願いいたします。

追記）検査結果を同封いたします。

現在の処方
アマリール(1)、1錠、分1、朝食後
ベイスン(0.3)、3錠、分3、朝・昼・夕食直前
デパス(0.5)、1錠、分1、夕食後

備考　（一般用）

※　御不明な点は担当医までご連絡下さい。

> 返書は紹介患者が受診した際に、連絡と御礼の挨拶として書かれることが多い。単なる挨拶文であって、患者の診療データを含まない場合や紹介を目的としない場合は、診療情報提供料は算定できない。

胃癌

診療情報提供書（返書）

上□医院　　　　　　　　　　　　　　　　　　　平成20年11月18日
上□　正□　先生　御机下

〒△8△-7△5△
東京都○○区○○　1-2-3
日本○○総合病院　　外科
医師　日本　次郎
Tel 0□2□-□4-□5□7　Fax 0□2□-□4-□5□8

謹啓　平素より当院の診療にあたっては、格別のご配慮をいただきありがとうございます。
患者様は下記のようでございますが、よろしくお願い申し上げます。

患者氏名	○林　○美　様	性別	女		
生年月日	昭和23年○月○日	年齢	60歳	職業	主婦
患者住所	東京都○○区　○5○8-3				
電話番号	0○2○(3○)8○6○		患者ID　3○9○6○		

傷病名
　胃癌

紹介目的
　病状・経過のご報告

既往歴および家族歴
　糖尿病　不眠症

経過
　ご紹介ありがとうございました。

　本日、受診されました。上記診断にて、術前検査、手術を計画したいと存じます。結果は後日、改めてご報告いたします。今後とも宜しくお願いいたします。

現在の処方
オイグルコン(2.5)、1錠、分1、朝食後　　　　アクトス(30)、1錠、分1、朝食後
デパス(0.5)、1錠、分1、夕食後　　　　　　　マイスリー(10)、1錠、不眠時
ガスターD錠(10)、2錠、分2、朝・夕食後

備考　（一般用）

※　御不明な点は担当医までご連絡下さい。

4 診断書類

Ⅰ．生命保険診断書（一般）

１ 記載の意義

　生命保険は死亡・生存保険を主契約として、入院や通院、手術などを受けた際の保険金給付を特約（医療特約）として付加しているものが多い。最近では、がん、心臓病、脳卒中のいわゆる三大疾患に罹患した場合の特約、所定の要介護状態になったときや先進医療を受けた際の給付など、各保険会社からさまざまな商品が発売されている。

２ 作成時の留意点

　診断書は各保険会社でそれぞれ様式が異なる。また、「一般」と「がん保険」のように、保険の種類により記入内容や書式も異なることも多い。個々に対応するのは煩雑であり、電子カルテを導入している医療機関では、保険会社に共通した入院、通院、手術のすべてを網羅した「共通診断書」を使用しているところも多い。事前に保険会社に確認する必要があるが、「がん保険」を除けば、ほとんどの症例で共通診断書の使用が可能である。

３ 記載事項および方法

１）患者基本情報

　氏名、性別、生年月日を記入する。生年月日は、和暦、西暦のどちらでもかまわないが、以後の記入は統一する。後日の保険会社からの照会のため、カルテ番号（ID）も記入する。

２）傷病名

①今回、入院または通院治療の対象となった傷病名（主病名）を記入する。複数ある場合は、代表的なものを３つ程度記入する。発生年月日を記入し、問診を通して医師が発症日を推察した場合は「医師推定」を、患者の申告による場合は「患者申告」を選択する。転落、転倒、交通事故など外因性の傷病は、受傷日が患者の申告により明らかになるが、高血圧や不整脈など経過の長い慢性疾患や、体表からは観察できない腫瘍、意識障害のある患者などでは発症日が確定できないことも多い。この場合は、患者、家族への問診から発症日を医師が推定する。

②上記傷病名に対して、高所からの転落、交通事故など外因性で原因が明らかな場合は「原因」欄に記入する。内因性の疾病のうち、高血圧が原因での心不全の発症や、ウイルス肝炎からの肝硬変の発症など原因が明らかな場合も記入する。原因がはっきりしない場合は、空白または「不詳」と記入する。また、同じ病名でも原因が外傷によるものと疾病によるものがあるので注意する。脳出血の場合、頭部打撲など外傷が原因の場合（傷害保険）

と、高血圧や腫瘍など疾病が原因の場合(疾病保険)があり、加入している保険の種類により給付の可否が分かれる場合がある。
③主病名に付随する合併症がある場合は、「合併症」欄に記入する。

3）治療期間

a．初診

①初診日を記入し、診断書記入日に治療が終了していたら、終診日を記入し「終診」を選択する。

> 初診　平成20年10月5日　〜　平成20年12月17日　　終診

②診断書記入日に、まだ治療を継続中の場合は、終診日は空欄にし「現在加療中」を選択する。

> 初診　平成20年10月5日　〜　　　　　　　　　　　現在加療中

b．入院治療

入院期間を記入する。入院当日も1日と数える。入院中に外泊日があれば、日数を記入する。

4）退院理由、退院時の状況等

退院理由、退院時の状況について、治癒退院、軽快退院(通院・療養とも不要)、軽快退院(要通院)、軽快退院(要療養)、入院中、転院(入院・通院)、その他から選択する。

5）前医

今回の診療の対象になった傷病に関連して、自院を受診する以前に、他の医療機関で診療を受けている場合は、「初診年月日」「医療機関名」「医師氏名」をわかる範囲で記入する。

6）発病(受傷)から初診までの経過

いつ頃から、どのような症状があって受診したのかを記入する。100文字程度で簡潔にまとめる。退院時要約や診療情報提供書のように詳細な記述は必要ない。

7）初診時の所見および経過

診断の根拠となった主な検査の内容と結果を記入する。投薬、処置、手術などの治療内容と経過を6）と同様に、簡潔明瞭にまとめる。

a．悪性新生物の場合

「病理診断名」「診断確定日」「患者本人への告知」「上皮内癌、非浸潤癌の区分」「TNM分類」などの記入が必要である。「診断確定日」は、一連の検査の中で生検などにより最初にがんと診断された日を記入する。ここでの診断日とは、検査実施日ではなく、病理医により生検などで採取された検体の病理学的な診断がなされた日を指す。病理診断報告書に診断日が記載されているので確認する。生検など病理診断が困難な脳や膵臓などの病変では、CTやMRIなどの画像診断(読影結果)によりがんと診断された日を記入する。上皮内癌・非浸潤癌の区分、TNM分類など詳細は、「がんの診断書」(66頁)を参照されたい。

b．心筋梗塞の場合

初診日(他院を含む)から60日を経過した時点で、引き続き労働を制限する必要があっ

たか記入する。労働制限とは、軽労働や座業はできるが、それ以上の活動では制限を必要とする状態をいう。

c．脳卒中の場合

初診日(他院を含む)から60日を経過した時点で、言語障害、運動失調、麻痺などの他覚的な神経学的後遺症があったかを記入する。

8）今回の傷病に関して実施した手術

a．手術の種類

1. 開頭術、2. 穿頭術、3. 開胸術、4. 開腹術、5-a. 経尿道的、5-b. 経腟的、5-c. 内視鏡またはカテーテルによる手術、から選択する。該当するものがない場合は、6. その他に記入する。

b．手術の詳細

①筋骨手術の場合：「観血的手術」、「非観血的手術」のどちらかを選択する。
②骨移植術の場合：採骨部位を記入する。
③筋・腱・靱帯の場合：筋・腱・靱帯に操作「あり」、「なし」のどちらかを選択する。
④植皮術の場合：採皮の面積が「25 cm²以上」、「25 cm²未満」のどちらかを選択する。
⑤穿頭術の場合：「新たな穿頭による」、「既存の穿頭穴を使った」のどちらかを選択する。
⑥手足指手術の場合：「MP関節より末梢側」、「MP関節上」、「MP関節より中枢側」のいずれかを選択する。

c．手術名

診療報酬点数表に収載されている手術名を記入する。K、Jコードがわかる場合は記入する(「診療報酬点数」54頁参照)。さらに、手術実施日を記入する。医師は臓器の切除部位、範囲などを術式として診療録に記載していることが多く、生命保険診断書に記入する手術名とは異なる場合もあるので注意する。

　　例　S状結腸癌に対し、リンパ節郭清を伴う摘出手術を行った場合
　　　　　診療録の記載手術名：S状結腸切除およびリンパ節郭清術
　　　　　保険請求上の手術名：結腸悪性腫瘍手術(K719の3)

手術の内容により、支払われる保険の給付額も異なる。また、左右の区別のある部位に対する手術の場合、左、右、両側の区別も記入する。

d．先進医療

先進医療を受けた場合は、所定の事項を記入する。先進医療とは、がんの重粒子線治療や免疫療法などのように、開発や普及の途上にあるものの、一般の保険診療で認められている医療の水準を超えた最新の先進技術として、厚生労働省が判断したものについては、保険診療との併用(混合診療)を認める制度である。かつては「高度先進医療」と呼ばれたが、平成18年の法改正により「先進医療」という新制度に変わった。一般診療において混合診療は認められていないが、先進医療では国民の選択肢を拡げ、利便性の向上を図る観点から保険診療との併用が認められた。「先進医療にかかわる費用」(先進技術の部分)は、全額

患者の自己負担になる。一方、「先進医療にかかわる費用」以外の、通常の治療と共通する部分(検査、投薬、入院料など)の費用は、一般の保険診療の対象になる。

　平成31年2月現在で、93種類の先進医療が行われている。主に、全国の大学病院や国立のがんセンターなどで実施されており、がんに対する重粒子線治療、自己組織を用いた活性化自己リンパ球移入療法、神経変性疾患の遺伝子診断、NKT細胞を用いた免疫療法、骨髄細胞移植による血管新生療法などが知られている。先進医療のうち、先進技術の部分は全額自己負担になり数十万円から、重粒子線治療では数百万円にも及ぶ。そこで生命保険会社では、先進医療特約などとして、先進医療を受けた際の技術料の実費分を補償する保険を発売しているところも多い。

9）放射線照射

　悪性新生物(がん)に対する放射線治療は、副作用を抑えるため少線量を数日間にわたって照射することが多い。「部位」「期間」「総線量」を記入する。線量の単位はグレイ(Gy)で表す。

10）既往歴

　今回の傷病の発症に関連する既往歴がある場合は、病名・医療機関名・治療期間をわかる範囲で記入する。脳出血に対する高血圧症、慢性腎不全に対する糖尿病、腸閉塞に対する胃切除術の治療歴などである。

11）実通院日数

　実通院日数とは、通院期間のうち実際に医師の診療を受けた日をいう。実通院日に○をして、月の合計数を右欄に記入する。

12）就業不能期間

　休業補償のある保険では、医学的に仕事や通学、家事が不可能と判断された期間を記入する。

13）支障期間

　日常生活に支障があると思われた期間を記入する。傷害保険では、骨折、捻挫、創傷などの外傷により日常生活に支障があった場合、その期間に応じて補償金が支払われる。

14）後遺障害

　一定期間の治療後、これ以上症状の改善が望めなくなった状態を症状固定という。症状固定後も残る形態上、機能上の障害を後遺症として記入する。症状固定の期間、後遺症として認定される障害の内容は、保険会社により異なる。症状固定の時期は、交通事故による外傷性頸部症候群(いわゆるむち打ち症)の場合は、受傷から6ヵ月前後とすることが多い。一方、脳外傷に伴う高次脳機能障害については、受傷から1～2年の観察期間を必要とする場合もある。医師が証明後に保険会社が審査対象と判断すると、後遺障害診断書の記入を求められる。

15）固定具使用

　外傷で固定具を使用した場合は、ギプス、シーネ、ポリネック、コルセット、その他から使用した器具を選択し、使用期間を記入する。保険会社によっては、固定具の使用期間

を実通院日とみなす契約もある。

16）医療機関情報

診療を行った医療機関の所在地、名称、医師名を記入する。印のあるものは押印をする。

保険会社は保険金の支払いにあたり、加入者が加入時既に治療を受けている疾患や過去に手術の既往があるにもかかわらず、自己の健康状態を偽って保険に加入（告知義務違反）したかの審査を行う。生命保険診断書の記入にあたっては、特に傷病の発生年月日、前医の有無、既往歴に注意を払う必要がある。ただし、問診は患者・家族の申告による部分も多い。医師としては伝聞した内容や診察所見を正確に診療録に記載し、記載に基づいて診断書を作成する姿勢でよく、無用な詮索は避けたい。また、診療録に記載されていないことは診断書に記入しない。加入状況に不審な点があったり、不正があるかの判断はあくまでも保険会社の判断・調査に委ねられるものである。

4 診療報酬点数

保険医療機関は、検査、処置、手術、投薬など実施した医療行為に基づき明細書（レセプト）を作成し、かかった費用を国民健康保険や健康保険組合などの保険者に診療報酬として請求する。明細書の各項目は金額ではなく点数化されており、1点＝10円である。診療報酬点数は医療行為ごとに決められており、中央社会保険医療協議会（中医協）の答申を経て厚生労働省が公示する。改定は原則として2年に1度行われる。

診療報酬点数表は、項目別にAからNのコードがつけられており、Jが処置、Kが手術のコードに当たる。因みに、A：基本診察料、B：医学管理料、…D：検査、E：画像、…、N：病理である。生命保険診断書の記載にあたり必要となるのは、J（処置）とK（手術）のコードであるが覚える必要はなく、医科点数表の解釈（いわゆる青本：社会保険研究所）や診療点数早見表（医学通信社）に掲載されているので確認するか、レセプト請求事務を行う医事課職員に照会する。

例1 処置

J001　熱傷処置
　　　1．100 cm² 未満　　　135 点
　　　2．100 cm² 以上 500 cm² 未満　　　147 点
　　　3．500 cm² 以上 3,000 cm² 未満　　　270 点
　　　4．3,000 cm² 以上 6,000 cm² 未満　　　504 点
　　　5．6,000 cm² 以上　　　1,500 点
J011　骨髄穿刺
　　　1．胸骨　　310 点
　　　2．その他　　330 点
J014　乳腺穿刺　　200 点
J017　エタノールの局所注入　　1,200 点

例2 胃手術

K653 内視鏡的胃、十二指腸ポリープ・粘膜切除術
1. 早期悪性腫瘍粘膜切除術　　6,460点
2. 早期悪性腫瘍粘膜下層剥離術　　18,370点
3. 早期悪性腫瘍ポリープ切除術　　6,230点
4. その他のポリープ・粘膜切除術　　5,200点

K655 胃切除術
1. 単純切除術　　33,850点
2. 悪性腫瘍手術　　55,870点

K655-2 腹腔鏡下胃切除術
1. 単純切除術　　45,470点
2. 悪性腫瘍手術　　64,120点

K657 胃全摘術
1. 単純全摘術　　50,920点
2. 悪性腫瘍手術　　69,840点

例3 大腸手術

K719 結腸切除術
1. 小範囲切除　　24,170点
2. 結腸半側切除　　29,940点
3. 全切除、亜全切除または悪性腫瘍手術　　32,700点

K740 直腸切除・切断術
1. 切除術　　42,850点
2. 低位前方切除術　　66,300点
3. 超低位前方切除術(経肛門的吻合を行った場合)　　69,840点
4. 切断術(人工肛門を造設した場合)　　77,120点

例4 整形外科手術

K044 骨折非観血的整復術(ギプス、副木による整復固定)
1. 肩甲骨、上腕、大腿　　1,600点
2. 前腕、下腿　　1,780点
3. 鎖骨、膝蓋骨、手、足その他　　1,440点

K046 骨折観血的手術
1. 肩甲骨、上腕、大腿　　18,810点
2. 前腕、下腿、手舟状骨　　15,980点
3. 鎖骨、膝蓋骨、手(舟状骨を除く)、足、指(手、足)その他　　11,370点

K131-2 内視鏡下椎弓切除術　　17,300点

K134 椎間板摘出術
1. 前方摘出術　　40,180点
2. 後方摘出術　　23,520点
3. 側方摘出術　　28,210点
4. 経皮的髄核摘出術　　15,310点

例5　産婦人科手術
　　K872　子宮筋腫摘出(核出)術
　　　　　1．腹式　　24,510点
　　　　　2．膣式　　14,290点
　　K877　子宮全摘術　　28,210点
　　K879　子宮悪性腫瘍手術　　62,000点
　　K887　卵巣部分切除術
　　　　　1．開腹によるもの　　6,150点
　　　　　2．腹腔鏡によるもの　　18,810点
　　K898　帝王切開術
　　　　　1．緊急帝王切開　22,200点
　　　　　2．選択帝王切開　20,140点
（平成30年4月診療報酬点数）

入院・通院の証明書

入院・通院・手術証明書（診断書）　　　　　　　　　　　　　　　**様式例**

1	氏名		カルテ番号（　　　）	性別		生年月日	年　　月　　日

2		傷　　　病　　　名	傷病発生年月日	
ア	傷病名		年　月　日	医師推定　患者申告
イ	アの原因		年　月　日	医師推定　患者申告
ウ	合併症		年　月　日	医師推定　患者申告

3 治療期間	初診	年　月　日　〜　年　月　日	日間（診察実日数　　日（終診　現在加療中）
	入院治療①	年　月　日　〜　年　月　日	日間（内外治　　日（退院　入院中）
	入院治療②		日間（内外治　　日（　　　　　　）
	入院治療③		日間（内外治　　日（　　　　　　）

> 該当する項目を選択する。

4 退院理由退院時の状況等	□(1) 治癒退院　□(2) 略治・療養とも不要　□(3) 要通院　□(4) 要療養	□(5) 入院中	(6) 転院・転科　□入院　□通院	□(7) その他

5 前医	有　無	初診年月日		医療機関名		医師氏名	

6 発病（受傷）から初診までの経過（いつごろからどのような症状があったか記入してください）

> 簡潔明瞭に記入する。

7 初診時の所見および経過（治療内容、検査内容および検査成績、経過等を記入してください）

> がんの診断書
> （66頁参照）

傷病名が悪性新生物の場合	最終病理診断名	診断確定日　年　月　日	患者本人への告知の有無	有　無
	本人には（〇〇年〇〇月〇〇日）に病名を（　　　　　　）と告げた			
	家族には（　　　　　　　　　）に病名を（　　　　　　）と告げた			
	上記の傷病は上皮内癌または非浸潤癌ですか？　はい　いいえ　　皮膚癌の場合：悪性黒色腫ですか？　はい　いいえ			
	該当するTNM分類を選択して下さい　T: is、0〜4　　N: 0〜3　　M: 0または1			

急性心筋梗塞の場合	労働制限	初診日（他院を含む）から60日経過時点で引き続き労働を制限する必要がありましたか※ここでの労働制限とは、軽労働や座業はできるがそれ以上の活動では制限を必要とする状態をいいます	□あり　□なし

脳卒中の場合	後遺症	初診日（他院を含む）から60日経過時点での言語障害、運動失調、麻痺等の他覚的な神経学的後遺症がありましたか	□なし　□あり→	後遺症の詳細	

8 今回の傷病に関して実施した手術	手術の種類	□(1)開頭術　□(2)穿頭術　□(3)開胸術　□(4)開腹術　(5)□ア経尿道的□イ経膣的　□ウ内視鏡又はカテーテルによる手術　□(5)その他（　　　）
	筋骨手術の場合（観血　非観血）	骨移植術の場合（採骨部位　　　）
	筋・腱・靱帯の場合（筋・腱・靱帯に操作　あり　なし）	植皮術の場合（25cm²以上　25cm²未満）
	穿頭術の場合（新たな穿頭による　既存の穿頭穴を使用した）	手足指手術の場合（MP関節により末梢側　MP関節より中枢側　MP関節上）

手術及び処置名(1)	※手術（気管切開、内視鏡的止血術、ドレナージ等を含む）診療報酬点数表を参照する（K:手術のコード、J:処置のコード）。	左右等の別がある場合の部位　□左　□右　□両側	
区分	□K　□J（　　　-　　　）　　□先進医療	手術日	年　月　日
手術及び処置名(2)	※手術（気管切開、内視鏡的止血術、ドレナージ等を含む）	左右等の別がある場合の部位　□左　□右　□両側	
区分	□K　□J（　　　-　　　）　　□先進医療	手術日	年　月　日

9 放射線照射	部位		期間　平成　年　月　日〜平成　年　月　日	総線量　　　グレイ

10 既往歴	有　無	（有の場合、病名・医療機関名・治療期間等を記載）

> 実通院日に〇をして月の合計日数を右端に記入する。

11 実通院治療日	月	1 2 3 4 5 6 7 8 9 10 11 12 13 14 15 16 17 18 19 20 21 22 23 24 25 26 27 28 29 30 31	計　日
	月	1 2 3 4 5 6 7 8 9 10 11 12 13 14 15 16 17 18 19 20 21 22 23 24 25 26 27 28 29 30 31	計　日
	月	1 2 3 4 5 6 7 8 9 10 11 12 13 14 15 16 17 18 19 20 21 22 23 24 25 26 27 28 29 30 31	計　日
	月	1 2 3 4 5 6 7 8 9 10 11 12 13 14 15 16 17 18 19 20 21 22 23 24 25 26 27 28 29 30 31	計　日
	月	1 2 3 4 5 6 7 8 9 10 11 12 13 14 15 16 17 18 19 20 21 22 23 24 25 26 27 28 29 30 31	計　日

> 固定具の使用期間を記入する。

12 就業不能期間	医学的に就業・通学・家事労働が不可能と判断される期間　年　月　日〜　年　月　日	15 固定具使用	ギプス　年　月　日〜　年　月　日シーネポリネックコルセットその他：使用器具（　　　　　）
13 支障期間	平常の生活に支障があると思われる期間　年　月　日〜　年　月　日		
14 後遺障害残存見込	有　無　　有の場合は内容を記入する。		

上記のとおり証明します。　　　　　　（郵便番号　　　）　　　　　　　　　　　　　　年　月　日
病院又は診療所名　　所在地
（介護老人保健施設　　名　称
は該当しません。）　　医師氏名　　　　　　　　　印
　　　　　　　　　　（電話番号　　　）

保険会社御中：当院では、各社に共通の証明書を使用しております。ご不明の点は御連絡ください。　← 各社に共通の診断書

くも膜下出血
（35頁参照）

入院・通院・手術証明書（診断書）

| 1 氏 名 | □下 □介 | カルテ番号（□9□6□8） | 男 | 生年月日 | 昭和26年□月□日 |

2 傷病名

	傷病名	傷病発生年月日	
ア 傷病名	くも膜下出血	平成19年7月24日	医師推定
イ アの原因	脳動脈瘤の破裂	同上	医師推定
ウ 合併症			

3 治療期間

	期間	日間（診察実日数）	
初 診	平成19年7月24日 ～	日	現在加療中
入院治療①	平成19年7月24日 ～ 平成19年10月1日	70 日間（内外治 0 日）	退院
入院治療②	～	日間（内外治 日）	
入院治療③	～	日間（内外治 日）	

4 退院理由・退院時の状況等

□(1) 治癒退院　□(2) 略治退院・軽快退院 通院・療養とも不要　■(3) 要通院　□(4) 要療養　□(5) 入院中　(6) 転院・転科 □入院 □通院　□(7) その他

5 前医

無

6 発病（受傷）から初診までの経過

平成15年に高血圧を指摘され、近医にて治療を開始したが、途中、自己判断で中断した。本年7/24、家人と自宅でテレビを見ていて突然の激しい頭痛とともに嘔吐あり。意識状態も悪化したため、救急搬送された。

7 初診時の所見および経過

受診時の意識状態はJCS-20で、頭部CTにてくも膜下出血を認めた。入院後、7/25に下記手術を行い、術後リハビリを開始した。経過は良好で、軽度の左半身麻痺を残すものの独歩可能で退院となった。退院後は外来通院とした。

傷病名が悪性新生物の場合：（空欄）

急性心筋梗塞の場合 労働制限：初診日（他院を含む）から60日経過時点で引き続き労働を制限する必要がありましたか　□あり □なし

脳卒中の場合 後遺症：初診日（他院を含む）から60日経過時点での言語障害、運動失調、麻痺等の他覚的な神経学的後遺症がありましたか　□なし ■あり→　後遺症の詳細：左・半身麻痺

8 今回の傷病に関して実施した手術

手術の種類：■(1)開頭術　□(2)穿頭術　□(3)開胸術　□(4)開腹術　(5)□ア 経尿道的　□イ 経膣的　□ウ 内視鏡又はカテーテルによる手術　□(5)その他（　）

手術及び処置名(1)：脳動脈瘤頸部クリッピング術
区分：■K □J （ 177 - 1 ）　□先進医療　手術日：平成19年7月25日

9 放射線照射

（空欄）

10 既往歴

有　高血圧　平成15年から　○○医院

11 実通院治療日

| 10月 | 7, 14, 21, 28 | 計 4日 |

12 就業不能期間

平成19年7月24日 ～ 現在

13 支障期間

平成19年7月24日 ～ 現在

14 後遺障害残存見込

有　左・半身麻痺

上記のとおり証明します。　平成19年10月30日

（郵便番号）△8△-7△5△
所在地：東京都○○区○○ 1-2-3
病院又は診療所名　名称：日本○○総合病院
（介護老人保健施設は該当しません。）　医師氏名：日本 五郎　印
（電話番号）0□2□-□4-□5□7

保険会社御中：当院では、各社に共通の証明書を使用しております。ご不明の点は御連絡ください。　日本○○総合病院

肺炎
（37頁参照）

入院・通院・手術証明書（診断書）

| 1 | 氏名 | □沢 □人 | カルテ番号（8□0□3□） | 男 | 生年月日 | 昭和33年□月□日 |

2	傷病名		傷病発生年月日
ア	傷病名	肺炎	月　日　平成21年4月27日　患者申告
イ	アの原因		
ウ	合併症		

3 治療期間	初診	平成21年5月2日 ～ 平成21年6月1日	31日間（診察実日数 31日 （終診））
	入院治療①	平成21年5月2日 ～ 平成21年6月1日	31日間（内外泊 0日 （退院））
	入院治療②	～	日間（内外泊 0日 （　））
	入院治療③	～	日間（内外泊 日 （　））

| 4 | 退院理由 退院時の状況等 | 略治退院・軽快退院 □(1) 治癒退院 □(2) 通院・療養とも不要 □(3) 要通院 □(4) 要療養 □(5) 入院中 | (6) 転院・転科 □入院 ■通院 □(7) その他 |

| 5 前医 | 有 | 初診年月日 | 平成21年4月27日 | 医療機関名 | □□医院 | 医師氏名 | □木□一先生 |

6 発病（受傷）から初診までの経過（いつごろからどのような症状があったか記入してください）
本年4月末頃から、咳・咽頭痛が出現し、4/27に近医を受診し、急性上気道炎の診断で処方を受けていた。その後も症状が改善せず、頭痛も出現し、38℃台の発熱と食欲不振が出現したため、5/2当院を受診した。

7 初診時の所見および経過（治療内容、検査内容および検査成績、経過等を記入してください。）
肺炎の診断にて入院。難治性であったが、酸素投与、抗生剤の点滴で改善をみ、退院となった。コントロール不良な糖尿病があり、以後の治療目的で○○医院を紹介した。

傷病名が悪性新生物の場合	最終病理診断名		診断確定日		患者本人への告知の有無	
	本人には（　　）に病名を（　　）と告げた					
	家族には（　　）に病名を（　　）と告げた					
	上記の傷病は上皮内癌または非浸潤癌ですか？		皮膚癌の場合：悪性黒色腫ですか？			
	該当するTNM分類を選択して下さい	T;	N;	M;		

| 急性心筋梗塞の場合 | 労働制限 | 初診日（他院を含む）から60日経過時点で引き続き労働を制限する必要がありましたか ※ここでの労働制限とは、軽労働や座業はできるがそれ以上の活動では制限を必要とする状態をいいます | □あり □なし |

| 脳卒中の場合 | 後遺症 | 初診日（他院を含む）から60日経過時点での言語障害、運動失調、麻痺等の他覚的な神経学的後遺症がありましたか | □なし □あり→ | 後遺症の詳細 |

8 今回の傷病に関して実施した手術	手術の種類	□(1)開頭術 □(2)穿頭術 □(3)開胸術 □(4)開腹術 (5)□ア 経尿道的 □イ 経腟的 □ウ 内視鏡又はカテーテルによる手術 □(5)その他（　）
	筋骨手術の場合（　）	骨移植術の場合（採骨部位　）
	筋・腱・靭帯の場合（　）	植皮術の場合（　）
	穿頭術の場合（　）	手足指手術の場合（　）
	手術及び処置名(1)	※手術（気管切開、内視鏡的止血術、ドレナージ等を含む） 前立腺針生検	左右等の別がある場合の部位 □左 □右 □両側
	区分	□K □J （ － ） □先進医療	手術日
	手術及び処置名(2)	※手術（気管切開、内視鏡的止血術、ドレナージ等を含む） 前立腺全摘除術	左右等の別がある場合の部位 □左 □右 □両側
	区分	□K □J （ － ） □先進医療	手術日

| 9 放射線照射 | 部位 | 期間 ～ | 総線量 グレイ |

| 10 既往歴 | 有 | （有の場合、病名・医療機関名・治療期間等を記載） 糖尿病（2年前 ○○医院にて治療）、腰椎ヘルニア（49歳 当院にて手術） |

11 実通院治療日	月 1 2 3 4 5 6 7 8 9 10 11 12 13 14 15 16 17 18 19 20 21 22 23 24 25 26 27 28 29 30 31 計 日
	月 1 2 3 4 5 6 7 8 9 10 11 12 13 14 15 16 17 18 19 20 21 22 23 24 25 26 27 28 29 30 31 計 日
	月 1 2 3 4 5 6 7 8 9 10 11 12 13 14 15 16 17 18 19 20 21 22 23 24 25 26 27 28 29 30 31 計 日
	月 1 2 3 4 5 6 7 8 9 10 11 12 13 14 15 16 17 18 19 20 21 22 23 24 25 26 27 28 29 30 31 計 日
	月 1 2 3 4 5 6 7 8 9 10 11 12 13 14 15 16 17 18 19 20 21 22 23 24 25 26 27 28 29 30 31 計 日

12 就業不能期間	医学的に就業・通学・家事労働が不可能と判断される期間 平成21年5月2日 ～ 平成21年6月1日	15 固定具使用	ギプス ～ シーネ ～ ポリネック ～ コルセット ～ その他：使用器具（　） ～
13 支障期間	平常の生活に支障があると思われる期間 平成21年4月27日 ～ 平成21年6月1日		
14 後遺障害残存見込	無		

上記のとおり証明します。　（郵便番号）△8△-7△5△　　　　　　　　　　平成21年6月15日
所在地　東京都○○区○○ 1-2-3
病院又は診療所名　名称　日本○○総合病院
（介護老人保健施設　医師氏名　日本 太郎　　　　　　印
は該当しません。）　（電話番号）0△2△-△4-△5△7

保険会社御中：当院では、各社に共通の証明書を使用しております。ご不明の点は御連絡ください。　日本○○総合病院

入院・通院・手術証明書（診断書）

アキレス腱断裂

1	氏名	○森 ○江 カルテ番号（1○5○4○）	女	生年月日	昭和40年○月○日

2 傷病名 / 傷病発生年月日

	傷病名	傷病発生年月日	
ア	傷病名	アキレス腱断裂	平成22年6月17日 / 患者申告
イ	アの原因	外傷	同上 / 患者申告
ウ	合併症		

3 治療期間

	期間	日数	備考
初診	平成22年6月17日～	日間（診察実日数　日）	現在加療中
入院治療①	平成22年6月18日～平成22年6月19日	2日間（内外泊 0日）	退院
入院治療②	～	日間（内外泊　日）	
入院治療③	～	日間（内外泊　日）	

4 退院理由・退院時の状況等

- (1) 治癒退院　□
- 略治退院・軽快退院
  - (2) 通院・療養とも不要　□
  - (3) 要通院　■
  - (4) 要療養　□
- (5) 入院中　□
- (6) 転院・転科　□入院　□通院
- (7) その他　□

5 前医

無　／　初診年月日　／　医療機関名　／　医師氏名

6 発病（受傷）から初診までの経過

本年6/17にソフトバレーをしていてジャンプをした際に、右アキレス腱に叩かれたような違和感を感じ、救急外来を受診した。

7 初診時の所見および経過

右アキレス腱部に陥凹を触れ、アキレス腱皮下断裂と診断した。6/18入院し、下記手術とギブス固定を行った。

傷病名が悪性新生物の場合

最終病理診断名	診断確定日	患者本人への告知の有無
本人には（　）に病名を（　　　）と告げた		
家族には（　）に病名を（　　　）と告げた		

上記の傷病は上皮内癌または非浸潤癌ですか？　　皮膚癌の場合：悪性黒色腫ですか？
該当するTNM分類を選択して下さい　T:　　N:　　M:

急性心筋梗塞の場合

労働制限：初診日（他院を含む）から60日経過時点で引き続き労働を制限する必要がありましたか　□あり　□なし
※ここでの労働制限とは、軽労働や座業はできるがそれ以上の活動では制限を必要とする状態をいいます

脳卒中の場合

後遺症：初診日（他院を含む）から60日経過時点での言語障害、運動失調、麻痺等の他覚的な神経学的後遺症がありましたか
□なし　□あり→　後遺症の詳細

8 今回の傷病に関して実施した手術

手術の種類：
- □(1)開頭術　□(2)穿頭術　□(3)開胸術　□(4)開腹術
- (5) □ア 経尿道的　□イ 経腟的　□ウ 内視鏡又はカテーテルによる手術　■(5)その他（　　）

- 筋骨手術の場合（　）
- 骨移植術の場合（採骨部位　）
- 筋・腱・靱帯の場合（筋・腱・靱帯に操作あり）
- 植皮術の場合（　）
- 穿頭術の場合（　）
- 手足指手術の場合（　）

手術及び処置名(1)

※手術（気管切開、内視鏡的止血術、ドレナージ等を含む）
アキレス腱断裂手術
左右等の別がある場合の部位：□左　■右　□両側
区分：■K　□J（ 037 － 2 ）　□先進医療　　手術日：平成22年6月18日

手術及び処置名(2)

※手術（気管切開、内視鏡的止血術、ドレナージ等を含む）
左右等の別がある場合の部位：□左　□右　□両側
区分：□K　□J（　 － 　）　□先進医療　　手術日：

9 放射線照射

部位　／　期間　～　／　総線量　グレイ

10 既往歴

無

11 実通院治療日

月	日	計
6月	1 2 3 4 5 6 7 8 9 10 11 12 13 14 15 16 **17** 18 19 20 21 22 23 24 25 26 **27** 28 29 30 31	2日
月	1 2 3 4 5 6 7 8 9 10 11 12 13 14 15 16 17 18 19 20 21 22 23 24 25 26 27 28 29 30 31	計
月	1 2 3 4 5 6 7 8 9 10 11 12 13 14 15 16 17 18 19 20 21 22 23 24 25 26 27 28 29 30 31	計
月	1 2 3 4 5 6 7 8 9 10 11 12 13 14 15 16 17 18 19 20 21 22 23 24 25 26 27 28 29 30 31	計
月	1 2 3 4 5 6 7 8 9 10 11 12 13 14 15 16 17 18 19 20 21 22 23 24 25 26 27 28 29 30 31	計

12 就業不能期

医学的に就業・通学・家事労働が不可能と判断される期間
平成22年6月17日　～　平成22年6月19日

13 支障期間

平常の生活に支障があると思われる期間
平成22年6月17日　～　現在

14 後遺障害残存見込

無

15 固定具使用

種類	期間
ギブス	平成22年6月18日　～　現在
シーネ	～
ポリネック	～
コルセット	～
その他：使用器具（　）	～

上記のとおり証明します。　　（郵便番号）△8△-7△5△　　平成22年7月1日

病院又は診療所名
（介護老人保健施設は該当しません。）
- 所在地：東京都○○区○○ 1-2-3
- 名称：日本○○総合病院
- 医師氏名：日本 三郎　印
- 電話番号：0□2□-4-5□7

保険会社御中：当院では、各社に共通の証明書を使用しております。ご不明の点は御連絡ください。　日本○○総合病院

入院のみの診断書

入院証明書（診断書）　　様式例

1 氏名		カルテ番号（　　　）	性別		生年月日	明治 大正 昭和 平成	年　月　日生

2	傷病名		傷病発生年月日	
ア	入院の原因となった傷病名		平成　年　月　日	医師推定　患者申告
イ	アの原因		平成　年　月　日	医師推定　患者申告
ウ	合併症		平成　年　月　日	医師推定　患者申告
エ	確定診断日	上記2-アの傷病名が厚生労働省指定の指定難病の場合　確定診断日をご記入下さい。	平成　年　月　日	

指定難病（156頁参照）

3 診療期間	初診　平成　年　月　日　〜　平成　年　月　日　（　終診　現在治療中　）

4 入院期間	第1回入院　平成　年　月　日　〜　平成　年　月　日　（　退院　入院中　）
	第2回入院　　　　　　　　　　　　　　　　　　　　　　　（　　　　　　　　）
	第3回入院　　　　　　　　　　　　　　　　　　　　　　　（　　　　　　　　）

該当する項目を選択する。

5 退院理由、退院時の状況等	□(1)治癒退院	略治退院・軽快退院	□(5)入院中	転院・転科	□(7)その他
		□(2)通院・療養とも不要　□(3)要通院　□(4)要療養		(6)□入院　□通院	

6 前医	有　無	初診年月日		医療機関名		医師氏名	

7 発病（受傷）から初診までの経過（いつごろからどのような症状があったか記入してください）

簡潔明瞭に記入する。

8 初診時の所見及び経過（治療内容、検査内容及び検査成績、経過等を記入してください）

傷病名が乳房の悪性新生物の場合：最終病理組織診断名（　**がんの診断書（66頁参照）**　）　TNM分類（　　　）

9 今回の傷病に関して実施した手術	手術の種類	□(1)開頭術　□(2)穿頭術　□(3)開胸術　□(4)開腹術　(5)□ア 経尿道的　□イ 経腟的　□ウ 内視鏡又はカテーテルによる手術　□(6)その他
	筋骨手術の場合（　観血　非観血　）　骨移植術の場合（採骨部位　　　　　）	
	筋・腱・靭帯の場合（筋・腱・靭帯に操作あり なし）　植皮術の場合（25cm²以上　25cm²未満）	
	穿頭術の場合（新たな穿頭による／既存の穿頭穴による）　手足指手術の場合（MP関節により末梢／MP関節より中枢側　MP関節上）	
	手術名	左右の別がある部位に対する手術の場合、左・右・両側の別も記入してください。　**診療報酬点数表に基づく手術名を記入する。**　　手術日　平成　年　月　日

10 放射線照射	部位		期間　平成　年　月　日　〜　平成　年　月　日	総線量　　グレイ

11 既往歴	有　無	（有の場合、病名・医療機関名・治療期間等おわかりになれば記入してください。）

上記のとおり証明します。　（郵便番号）　　　　　　　平成　年　月　日
　　　　　　　　　所在地
病院又は診療所名　名称
（介護老人保健施設　医師氏名　　　　　　　　　　　　印
は該当しません。）　（電話番号）

保険会社御中：　当院では、各社に共通の入院証明書を使用しております。ご不明の点は御連絡ください。

くも膜下出血
（35頁参照）

入院証明書（診断書）

1 氏名	□下 □介　カルテ番号（ □9□6□8 ）	男	生年月日	昭和26年□月□日

2 傷病名			傷病発生年月日	
ア 入院の原因となった傷病名	くも膜下出血		年月日 平成19年7月24日	医師推定
イ アの原因	脳動脈瘤の破裂		同上	医師推定
ウ 合併症				
エ 確定診断日	上記2-アの傷病名が厚生労働省指定の指定難病の場合確定診断日をご記入下さい。			

3 診療期間	初診 平成19年7月24日 ～	（ 現在加療中 ）

4 入院期間	第1回入院 平成19年7月24日 ～ 平成19年10月1日	（ 退院 ）
	第2回入院 ～	（ ）
	第3回入院 ～	（ ）

5 退院理由、退院時の状況等	□(1) 治癒退院	略治退院・軽快退院 □(2) 通院・療養とも不要 ■(3) 要通院 □(4) 要療養	□(5) 入院中	(6)	転院・転科 □入院 □通院	□(7) その他

6 前医	なし	初診年月日		医療機関名		医師氏名	

7 発病（受傷）から初診までの経過（いつごろからどのような症状があったか記入してください）

平成15年に高血圧を指摘され、近医にて治療を開始したが、途中で自己判断で中断した。本年7/24、家人と自宅でテレビを見ていて突然の激しい頭痛とともに嘔吐あり。意識状態も悪化したため、救急搬送された。

8 初診時の所見及び経過（治療内容、検査内容及び検査成績、経過等を記入してください）

受診時の意識状態はJCS-20で、頭部CTにてくも膜下出血を認めた。入院後、7/25に下記手術を行いリハビリを行った。経過は良好で、軽度の左半身麻痺を残すものの独歩可能で退院となった。外来加療予定である。

傷病名が乳房の悪性新生物の場合：最終病理組織診断名（　　　　　） TNM分類（ T　　N　　M ）

9 今回の傷病に関して実施した手術	手術の種類	■(1)開頭術　□(2)穿頭術　□(3)開胸術　□(4)開腹術　(5)□ア 経尿道的 □イ 経腟的　□ウ 内視鏡又はカテーテルによる手術　□(6)その他		
	筋骨手術の場合（　　）		骨移植術の場合（採骨部位　　）	
	筋・腱・靱帯の場合（　　）		植皮術の場合（　　）	
	穿頭術の場合（　　）		手足指手術の場合（　　）	
	手術名	左右の別がある部位に対する手術の場合、左・右・両側の別も記入してください。 脳動脈瘤頸部クリッピング術	手術日	平成19年7月25日

10 放射線照射	部位		期間	～	総線量	グレイ

11 既往歴	あり	（有の場合、病名・医療機関名・治療期間等おわかりになれば記入してください。） 高血圧　平成15年から　〇〇医院

上記のとおり証明します。　（郵便番号）△8△-7△5△　　　　平成19年10月22日

病院又は診療所名
（介護老人保健施設は該当しません。）

所在地　東京都〇〇区〇〇 1-2-3
名称　日本〇〇総合病院
医師氏名　日本 五郎　　印
（電話番号）0△2△-□4-□5□7

保険会社御中：当院では、各社に共通の入院証明書を使用しております。ご不明の点は御連絡ください。　　日本〇〇総合病院

肺炎
(37頁参照)

入院証明書（診断書）

1 氏 名	□沢 □人 カルテ番号（ 8□0□3□ ）	男	生年月日	昭和33年□月□日

2	傷　　病　　名	傷病発生年月日	
ア 入院の原因となった傷病名	肺炎	年　月　日 平成21年4月27日	患者申告
イ アの原因	不詳		
ウ 合併症			
エ 確定診断日	上記2-アの傷病名が厚生労働省指定の指定難病の場合 確定診断日をご記入下さい。		

3 診療期間	初　　　　診	平成21年5月2日 ～ 平成21年6月1日	（　　　終診　　　）
4 入院期間	第1回入院	平成21年5月2日 ～ 平成21年6月1日	（　　　退院　　　）
	第2回入院	～	（　　　　　　　　）
	第3回入院	～	（　　　　　　　　）

5 退院理由、退院時の状況等	□(1)治癒退院	略　治　退　院・軽　快　退　院 □(2)通院・療養とも不要　□(3)要通院　□(4)要療養	□(5)入院中	(6)	転院・転科 □入院　■通院	□(7)その他

6 前　医	有	初診年月日	平成21年4月27日	医療機関名	□□医院	医師氏名	□木□一先生

7 発病（受傷）から初診までの経過（いつごろからどのような症状があったか記入してください）

本年4月末頃から、咳・咽頭痛が出現し、4/27に近医を受診し、急性上気道炎の診断で処方を受けていた。その後も症状が改善せず、頭痛も出現し、38℃台の発熱と食欲不振が出現したため、5/2当院を受診した。

8 初診時の所見及び経過（治療内容、検査内容及び検査成績、経過等を記入してください）

肺炎の診断にて入院。難治性であったが、酸素投与、抗生剤の点滴で改善をみ、退院となった。コントロール不良な糖尿病があり、○○医院を紹介した。

傷病名が乳房の悪性新生物の場合：最終病理組織診断名（　　　　　　　　　　）TNM分類（ T　　 N　　 M　　）

9 今回の傷病に関して実施した手術	手術の種類	□(1)開頭術　□(2)穿頭術　□(3)開胸術　□(4)開腹術　(5)□ア 経尿道的 □イ 経腟的　□ウ 内視鏡又はカテーテルによる手術　□(6)その他
	筋骨手術の場合（　　　　　）	骨移植術の場合（採骨部位　　　　）
	筋・腱・靱帯の場合（　　　　）	植皮術の場合（　　　　　　　）
	穿頭術の場合（　　　　　　　）	手足指手術の場合（　　　　　）
	手術名	左右の別がある部位に対する手術の場合、左・右・両側の別も記入してください。
		手術日

10 放射線照射	部位		期間	～	総線量	グレイ

11 既往歴	有	(有の場合、病名・医療機関名・治療期間等おわかりになれば記入してください。) 糖尿病（2年前　○○医院）、腰椎ヘルニア（49歳　当院）

上記のとおり証明します。　　（郵便番号）△8△-7△5△　　　　　　平成 21年 6月 15日

所　在　地　東京都○○区○○ 1-2-3
病院又は診療所名　名　　称　日本○○総合病院
（介護老人保健施設　医師氏名　日本 太郎　　　　印
は該当しません。）　（電話番号）0□2△-4-□5□7

保険会社御中：当院では、各社に共通の入院証明書を使用しております。ご不明の点は御連絡ください。　日本○○総合病院

通院のみの診断書	通 院 証 明 書			様式例

傷病者	住所					
	氏名		性別	生年月日	年　月　日生　年齢	歳

傷病名

症状・経過

後遺症の内容

一定期間の治療（症状固定）の後も、残存すると思われる形態上、機能上の障害があれば記入する（症状固定の期間、障害の内容は保険会社により異なる）。

入院治療した期間　　日間（　平成　年　月　日　から　平成　年　月　日　まで）

通院治療した期間　　日間（　平成　年　月　日　から　平成　年　月　日　まで）

内実治療日数　　日間　←実際に医師の診察を受けた合計日数を記入する。

診断日　平成　年　月　日　　転帰区分　　治癒　　継続　　転医　　中止　　死亡

通院した月日は次の通りです。　　　　　　　　　　　　　　　　　　　　　　通院日数

月	1 2 3 4 5 6 7 8 9 10 11 12 13 14 15 16 17 18 19 20 21 22 23 24 25 26 27 28 29 30 31	日
月	1 2 3 4 5 6 7 8 9 10 11 12 13 14 15 16 17 18 19 20 21 22 23 24 25 26 27 28 29 30 31	日
月	1 2 3 4 5 6 7 8 9 10 11 12 13 14 15 16 17 18 19 20 21 22 23 24 25 26 27 28 29 30 31	日
月	1 2 3 4 5 6 7 8　　実際に医師の　　23 24 25 26 27 28 29 30 31	日
月	1 2 3 4 5 6 7 8　診察を受けた日を記入する。　23 24 25 26 27 28 29 30 31	日
月	1 2 3 4 5 6 7 8 9 10 11 12 13 14 15 16 17 18 19 20 21 22 23 24 25 26 27 28 29 30 31	日
月	1 2 3 4 5 6 7 8 9 10 11 12 13 14 15 16 17 18 19 20 21 22 23 24 25 26 27 28 29 30 31	日
月	1 2 3 4 5 6 7 8 9 10 11 12 13 14 15 16 17 18 19 20 21 22 23 24 25 26 27 28 29 30 31	日
月	1 2 3 4 5 6 7 8 9 10 11 12 13 14 15 16 17 18 19 20 21 22 23 24 25 26 27 28 29 30 31	日
月	1 2 3 4 5 6 7 8 9 10 11 12 13 14 15 16 17 18 19 20 21 22 23 24 25 26 27 28 29 30 31	日
月	1 2 3 4 5 6 7 8 9 10 11 12 13 14 15 16 17 18 19 20 21 22 23 24 25 26 27 28 29 30 31	日

合計日数　　日

上記のとおり診断いたします。　　　　　　所在地

　　　　　平成　年　月　日　　　　　　　名　称

　　　　　　　　　　　　　　　　　　　　医師氏名　　　　　　　　　印

保険会社御中：　当院では、各社に共通の証明書を使用しております。ご不明の点は御連絡ください。

通 院 証 明 書

手指の外傷

傷病者	住所	東京都〇〇区 〇-4-〇						
	氏名	〇谷 〇花	性別	女	生年月日	平成12年〇月〇日	年齢	8 歳

傷病名
右・小指中節骨骨折
右・手指挫滅創

後遺症の内容
なし

症状・経過
本年7/5 公園で遊んでいて転倒し受傷した。X線検査にて右・小指の中節骨基部に骨折線を認め、シーネ固定とした。また、右小指と環指に挫滅創を認め、外来にて消毒・処置を行った。

入院治療した期間　　　日間（　　　　　から　　　　　まで）

通院治療した期間　37　日間（　平成21年7月5日　から　平成21年8月10日　まで）
（内実治療日数　8　日）

診断日　平成21年8月10日　　転帰区分　治癒

通院治療した月日は、次のとおりです。

月	日																															通院日数
7 月	1	2	3	4	**5**	6	7	**8**	9	**10**	11	12	**13**	14	15	16	17	**18**	19	20	21	22	23	24	25	**26**	27	28	29	30	31	7 日
8 月	1	2	3	4	5	6	7	8	9	**10**	11	12	13	14	15	16	17	18	19	20	21	22	23	24	25	26	27	28	29	30	31	1 日

合計日数　8 日

上記のとおり診断いたします。

平成21年8月15日

所在地　東京都〇〇区〇〇 1-2-3
名　称　日本〇〇総合病院
　　　　TEL 0□2□-□4-□5□7
医師氏名　日本 三郎　　　　印

保険会社御中： 当院では、各社に共通の証明書を使用しております。ご不明の点は御連絡ください。 日本〇〇総合病院

Ⅱ. 生命保険診断書（がん）

1 悪性腫瘍の分類

　人体の組織は、大きく4つに分類される。上皮組織、結合組織、筋組織、神経組織である。このうち上皮とは、各器官の内外の表面を平面状に覆い保護する組織で、皮膚の表皮や、消化管や気管など管腔臓器の粘膜、内分泌腺組織を指す。上皮は粘液や酵素の分泌、電解質・栄養素の吸収、導管を形成し分泌物の輸送、被覆材としてバリアの形成などの役割を果たしている。

　悪性腫瘍は、上皮組織由来の癌腫（癌）と、骨や筋肉などの非上皮組織由来の肉腫に分類される。病理学的には「癌」は癌腫を指すが、肉腫を含めた悪性腫瘍全体を表すときには、平仮名書きの「がん」を用いて区別する。

●悪性腫瘍（がん）の分類●

①癌腫（癌）：上皮組織由来の悪性腫瘍
　　肺癌、胃癌、大腸癌、乳癌、肝細胞癌、前立腺癌など。
②肉腫：骨や筋肉などの非上皮組織由来の悪性腫瘍
　　骨肉腫、横紋筋肉腫、平滑筋肉腫、線維肉腫など。
③その他
　　脳腫瘍、造血器がん（白血病、リンパ腫）など。

---

2 病理・画像診断

1）病理診断

　人体から採取された材料を顕微鏡で観察し、形態学的に病変の有無や種類について診断することを病理診断（pathological diagnosis）という。病理診断は、組織診断（一般に組織診）と細胞診断（細胞診）に大別される。

a．組織診

　手術による摘出臓器や、内視鏡によって採取（生検）された病変部の組織を顕微鏡で観察するもの。悪性病変の有無や、がんの場合は腺癌、扁平上皮癌、肉腫など組織型の診断（68頁参照）が行われ、最終診断となる。

b．細胞診

　病変部から剥がれ落ちた細胞を顕微鏡で観察し、細胞の悪性度を判定する剥離細胞診が代表的である。肺癌では、癌細胞が喀痰の中に剥がれ落ちることがあり、痰を数日分採取し、中に含まれる細胞を観察（喀痰細胞診）することで肺癌の診断が可能になる。同様に、子宮頸癌に対する頸部擦過細胞診（スメア）、膀胱癌に対する尿細胞診、癌性髄膜炎に対する髄液細胞診などがある。また、甲状腺や乳腺では病変部を細い針付き注射器で穿刺し、

細胞の一部を吸引し観察する吸引細胞診も行われる。細胞診は細胞の悪性度により、Class ⅠからⅤに分類される。

細胞診で Class Ⅴが出た場合は癌の最終診断とし得るが、Class Ⅲbや Class Ⅳの場合は、悪性の可能性が高いため、引き続き内視鏡による

●細胞診の分類●

Class Ⅰ：正常
Class Ⅱ：炎症細胞
Class Ⅲ：異型細胞
　Ⅲa：軽度～中等度の異型細胞（おそらく良性）
　Ⅲb：高度の異型細胞（悪性を疑う）
Class Ⅳ：前癌細胞
Class Ⅴ：癌

生検や、手術で病変部を摘出し組織診で最終診断をする必要がある。

2）画像診断

　癌の最終診断は病理診断によってなされるが、内視鏡による生検が困難な部位や、全身状態が不良で手術ができない患者などでは、CTやMRI検査などの画像診断で判断する場合がある。例えば、脳腫瘍の場合は生検が困難で、画像診断の結果、悪性腫瘍と判断されれば、高齢者や全身状態の悪い患者では手術は行わず、侵襲の少ない抗がん剤治療や放射線治療を選択することもある。気管支や消化管などの管腔臓器は、内視鏡による観察が可能である。脳や肝臓、膵臓などの内臓臓器、卵巣のような充実性臓器の病変にはCTやMRIなどの断層撮影が診断に用いられる。

3）がん診断書における「診断確定日」「結果判定日」の記入について

　がんの診断確定は、病理組織診断または細胞診断に基づいて行われる。一連の検査の中で、生検などにより最初にがんと診断された日を記入する。診断日とは、検査実施日ではなく、病理医により生検などで採取された検体の病理学的な診断がなされた日を指す。病理診断報告書に診断日が記載されているので確認する。生検などの病理診断が困難な病変では、CTやMRIなどの画像診断によりがんと診断された日を記入する。

　多くのがん保険やがん特約では、約款上、保険金給付の対象を「がんの治療を直接の目的とした入院と会社が認めた期間」としている。「会社が認めた期間」の解釈として、がんと確定診断された日を給付開始日とする契約や、がん以外の疾病で入院中にがんと診断確定された場合、確定日以前であっても、がんの治療を目的とした入院と会社が認めた入院日は給付の対象とするものなど、対応は保険会社により異なる。例えば、「食欲不振と体重減少で7月1日に入院し、点滴治療を受けていた。3日に胃カメラを行い、腫瘍性の病変を認め生検を実施。10日後の13日に、病理医により胃癌（高分化型腺癌）と診断された」症例の場合、がんの診断確定日は、7月13日になる。保険金給付の開始日を、入院の7/1にするか、検査実施日の7/3にするか、7/13にするかは保険会社の判断による。

3 診断名

　診断名は、発生臓器別、病理組織型によって分類される。

1）臓器別診断名

肺癌、胃癌、大腸癌、乳癌、肝癌、膵癌、前立腺癌など発生した臓器によって分類する。

2）病理組織診断名

臓器はさまざまな組織から成り立っている。例えば、卵巣には表層を覆っている被覆上皮や、卵胞を形成する生殖細胞(胚細胞)、性ホルモンを産生する分泌細胞が存在する。また、これらの組織の間には間質細胞があり、これらのすべての組織から「がん」が発生し得る。摘出された臓器の細胞の形態を顕微鏡で調べ、発生母地を同定し、組織型による最終診断がなされる。病理診断名は、がんの発生母地の組織型によって表現される。例えば、胃や膵臓などの分泌腺から発生する癌は一般的に腺癌で、皮膚や食道、肺のように扁平上皮で覆われている組織から発生した癌は扁平上皮癌と呼ばれる。さらに、細胞の分化度を加味し、高分化型腺癌、未分化型腺癌などと表記される。

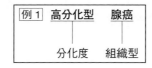 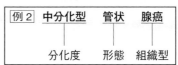

a．組織型

①腺癌：「腺」とは内臓の分泌物を出す腺組織のこと。腺癌はその腺組織から発生する。肺、乳腺、子宮体部、前立腺、胃、腸、肝臓、膵臓などに発生する。胃癌、大腸癌はほとんどが腺癌である。

②扁平上皮癌：「扁平上皮細胞」とは、身体や臓器の表面を覆っている平たい形をした細胞で、重層し臓器を保護している。扁平上皮癌はこの細胞から発生する。皮膚、口腔、食道、子宮頸部、膣、肺が好発臓器である。

③基底細胞癌

④移行上皮癌

⑤肝細胞癌、胆管細胞癌：腺癌の中の特殊な一型に分類される。

⑥導管癌、小葉癌：乳腺上皮を起源とし、腺上皮性腫瘍の一部である。

⑦肉腫

⑧リンパ腫

⑨白血病、など。

b．分化度

細胞は分裂を繰り返しながら、脳や内臓、筋、骨格など器官固有の形態および機能をもった細胞へと変化してゆく。この形態的・機能的な細胞の変化を分化という。分化度が高いものほど臓器の構造・機能的性質を残しており、比較的悪性度が低いといえる。一方、分化度の低いものほど増殖も早く、転移しやすく治療予後も不良である。

分化度は、

①高分化

②中分化
③低分化または未分化
の3つに分類される。

●主な癌の発生臓器別、病理組織別診断名●

臓器	病名	病理組織診断名
肺	肺癌	1. 扁平上皮癌、2. 腺癌、3. 大細胞癌、4. 小細胞癌　など。
乳腺	乳癌	1. 非浸潤性（a. 乳管癌、b. 小葉癌） 2. 浸潤性（a. 乳管癌、b. 特殊型） 3. パジェット病　など。
食道	食道癌	1. 扁平上皮癌、2. 腺癌、3. 未分化細胞癌、4. 肉腫、5. 悪性黒色腫　など。
胃	胃癌	1. 腺癌、2. 扁平上皮癌、3. 腺扁平上皮癌、4. カルチノイド　など。
大腸	大腸癌	1. 腺癌、2. 扁平上皮癌、3. 腺扁平上皮癌、4. カルチノイド　など。
肝臓	肝臓癌	1. 肝細胞癌、2. 胆管細胞癌、3. 肝芽腫　など。
子宮	子宮頸癌	1. 扁平上皮癌、2. 腺癌、3. 肉腫　など。
	子宮体癌	1. 腺癌、2. 扁平上皮癌、3. 混合癌、4. 未分化癌　など。
前立腺	前立腺癌	腺癌（高分化型、中分化型、低または未分化型）など。

c．その他

　細胞が増殖し、できあがった構造（外観）を形態という。内腔に盛り上がり突出したものを乳頭状、掘り下げて陥凹したものを管状と表現する。腺癌は形態によって、乳頭腺癌 papillary adenocarcinoma（pap）、管状腺癌 tubular adenocarcinoma（tub）、低分化腺癌 poorly differentiated adenocarcinoma（por）などに細分化される。

例1　胃癌、大腸癌の分類

①腺癌
　　a．乳頭腺癌　papillary adenocarcinoma（pap）
　　b．管状腺癌　tubular adenocarcinoma（tub）
　　　　1．高分化型　well differentiated type（tub1）
　　　　2．中分化型　moderately differentiated type（tub2）
　　c．低分化腺癌　poorly differentiated adenocarcinoma（por）
　　　　1．充実型　solid type（por1）
　　　　2．非充実型　non-solid type（por2）
　　d．印環細胞癌　signet ring cell carcinoma（sig）
　　e．粘液癌　mucinous adenocarcinoma（muc）
②その他
　　扁平上皮癌　squamous cell carcinoma
　　腺扁平上皮癌　adenosquamous carcinoma
　　カルチノイド腫瘍　carcinoid tumor　など。

例2　乳癌の分類
①非浸潤癌　non-invasive carcinoma
　　a．乳管癌　non-invasive ductal carcinoma
　　b．小葉癌　lobular carcinoma *in situ*
②浸潤癌　invasive carcinoma
　　a．乳管癌　invasive ductal carcinoma
　　　　1．乳頭腺管癌　papillotubular carcinoma
　　　　2．充実腺管癌　solid-tubular carcinoma
　　　　3．硬癌　scirrhous carcinoma
　　b．特殊型　special types
　　　　粘液癌　mucinous carcinoma
　　　　髄様癌　medullary carcinoma
　　　　扁平上皮癌　squamous cell carcinoma
　　　　アポクリン癌　apocrine carcinoma　など。
③パジェット病　Paget's disease

3）診断書への病名の記入について

　がん診断書の病名は、発生臓器別の病名(いわゆる病名)と病理組織診断名の2つを記入することが多い。病理組織診断名は、病理組織診断報告書に記載されている。

●病名の記入例●

病名		病理組織診断名
1．胃癌	高分化型管状腺癌	well differentiated tubular adenocarcinoma(tub1)
2．乳癌	浸潤性硬癌	scirrhous carcinoma
3．前立腺癌	低分化型腺癌	poorly differentiated adenocarcinoma(por)

4 進行度(病期)

1）壁深達度

　どのくらいの深さまで癌が達しているかを示したもの。胃や大腸などの消化管は、内側から粘膜(mocosa；M)、粘膜下層(sub-mucosa；SM)、固有筋層(muscularis propria；MP)、漿膜下層(sub-serosa；SS)、漿膜(serosa；S)の5層に分類される。癌の深達度は次のように表現する。

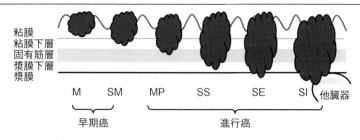

①漿膜を有する部位
　M ：癌が粘膜内にとどまり、粘膜下層に及んでいない。
　SM：癌が粘膜下層にとどまり、固有筋層に及んでいない。
　MP：癌が固有筋層にとどまり、これを越えていない。
　SS：癌が固有筋層を越えているが、漿膜表面に出ていない。
　SE：癌が漿膜表面に露出(expose；E)している。
　SI：癌が直接他臓器に浸潤(invade；I)している。
②漿膜を有しない部位
　MからMPは①と同じ。
　A1：癌が固有筋層を越えているが、さらに深くは浸潤していない。
　A2：癌が筋層を越えてさらに深く浸潤しているが、他臓器に浸潤していない。
　AI：癌が直接他臓器に浸潤している。
　　A：adventitia(外膜)の略

　肉眼的な所見から壁深達度を表現する場合は、上記のように大文字を用いる。顕微鏡による観察で病理学的(pathological)に診断された場合は、前にpを付けて、pM、pMP、pSEなどと記載する。以前の癌取扱い規約では、病理学的な深達度は小文字で記載していたので注意する。

●壁深達度の表記法●

肉眼的な壁深達度	病理学的な壁深達度（新分類）	（旧分類）
M	pM	m
SM	pSM	sm
MP	pMP	mp
SS	PSS	ss
SE	pSE	se
SI	pSI	si

2）上皮内がん

　前述のように上皮とは、人体の外表面、あるいは体腔や器官の内面を覆う組織をいう。皮膚の表皮、腹膜、胸膜、消化管の粘膜などである。これら上皮は臓器を保護する働きをするとともに、分泌腺を形成し粘液や酵素の分泌などの役割を果たす。上皮内がんとは、これらの上皮に限局した最も初期のがんを指す。UICC分類(189頁参照)では、上皮内が

んを Tis(tumor *in situ*)と表記する。上皮内に限局しており、血管やリンパ管への浸潤がないことから予後が良好で、良性腫瘍と同様の手術で根治すると考えられている。実際、「疾病及び関連保健問題の国際統計分類(International Statistical Classification of Diseases and Related Health Problems；ICD)」では、上皮内がんを上皮性新生物の一部に分類し、悪性新生物と区別している。

①悪性新生物(C00～)
②上皮内新生物(D00～D09)…上皮内がんはその中の一部として分類。
③良性新生物(D10～D36)

　乳腺の上皮内がんは非浸潤癌とも呼ばれる。子宮頸癌の上皮内がんとともに、早期発見されることが多く、生命保険会社では乳腺、子宮頸部の上皮内がんを保険給付の対象外としているところもある。粘膜に発生した上皮内がんの解釈はやや複雑である。粘膜は内側から粘膜上皮、粘膜固有層、粘膜筋板により構成されている。UICC 分類では、大腸癌を除く、食道や胃の上皮内がんは、粘膜上皮のみに限局する癌と定義している(190、191 頁参照)。一方、大腸では、粘膜筋板を越えない粘膜内にとどまる癌と定義している(192 頁参照)。すなわち、大腸においては粘膜内癌(M または m 癌)＝上皮内がんということになる。食道や胃では粘膜内癌のうち、粘膜上皮のみに限局するものが上皮内がんになる。この定義から、大腸の粘膜内癌(M または m 癌)は、乳腺や子宮頸部の上皮内がんとともに保険給付の対象とならない場合がある。

3）TNM 分類

　TNM 分類とは、癌の進行度を腫瘍の大きさ(tumor；T)、所属リンパ節への転移状況(node；N)、遠隔転移の有無(metastasis；M)によって分類したものである。国際的には国際対がん連合 UICC(Union Internationale Contre le Cancer)や、米国がん病期分類合同委員会 AJCC(American Joint Committee on Cancer)の TNM 分類が有名だが、日本では癌取扱い規約において、TNM 記号を使った病期分類が定められており広く用いられている。

●TNM 分類●

T：一般に原発巣の大きさと浸潤度を T1～4 までの 4 段階で表す。
　　(Tis：上皮内癌、T0：原発巣を認めない、を加え 6 段階に分類する場合もある)
N：リンパ節転移のないものを N0 とし、1 次リンパ節(N1)、2 次リンパ節への転移(N2)、周囲への浸潤(N3)の有無で 4 段階に分ける。
M：遠隔転移がなければ M0、あれば M1 とする。

　T、N、M の詳細な内容は、腫瘍ごとに定義されている。T2N1M0 のように記述する。T が 4 段階、N が 4 段階、M が 2 段階とすると、4×4×2 で 32 通りの組み合わせができることになる。以上を指標として、癌の進行度(病期)を stage Ⅰ～Ⅳまでの 4 期に分ける。

例 乳癌の病期分類（日本乳癌学会 TNM 分類）
T：原発巣
　　Tis　非浸潤癌あるいは腫瘤を認めないパジェット病。
　　T0　原発巣が視触診、画像診断（マンモグラフィや超音波）でも確認できないもの。
　　T1　しこりの大きさが 2 cm 以下のもの。
　　T2　しこりの大きさが 2.1 cm〜5 cm のもの。
　　T3　しこりの大きさが 5 cm を超えるもの。
　　T4　大きさに関係なく皮膚に顔を出したもの。
N：所属リンパ節
　　N0　転移を認めないもの。
　　N1　腋のリンパ節（腋窩リンパ節）に転移を疑うもの。
　　N2　腋のリンパ節に固定されたリンパ節転移を疑うもの。
　　N3　身体の正中に近いところにあるリンパ節（胸骨傍リンパ節、鎖骨上リンパ節）に転移
　　　　が疑われるもの。
M：遠隔転移（骨、肺、肝臓など乳房から離れたところ）
　　M0　転移を認めないもの。
　　M1　転移を認めるもの。

●TNM 分類による乳癌の Stage●

		T0	T1	T2	T3	T4
N0	M0	×				
N1						
N2						
N3						
M1						

区分	Tis						
Stage	0	I	ⅡA	ⅡB	ⅢA	ⅢB	ⅢC	Ⅳ

　　T2N1M0 は stage ⅡB ということになる。遠隔転移を伴うもの（M1）は、T、N にかかわらず、すべて stage Ⅳになる。

5　症　例

1．大腸癌症例

【患　者】　○野　○子、ID5○2○7○
　　　　　　昭和 15 年○月○日生（70 歳）
【主　訴】　便秘、腹部膨満感
【現病歴】　平成 12 年に胃潰瘍による消化管出血で、1ヵ月の入院歴がある。保存的治療にて軽快し、退院後は ADL も自立し近医にて骨粗鬆症、高脂血症などの管理を

受けていた。本年 5 月頃から便秘と腹部の膨満感が出現し、便検査にて潜血が陽性のため、精査・加療目的で 8/5 当院外科に紹介受診となった。

【既往歴】 胃潰瘍(平成 12 年)
骨粗鬆症(平成 17 年〜)
高脂血症(平成 19 年〜)
薬剤アレルギーなし。

【家族歴】 特になし。

【生活歴】 主婦、喫煙・飲酒歴なし。

【現　症】 148 cm、38 kg
血圧 126/62、脈拍 60/分整、SpO₂ 96%、意識清明、心肺：異常なし。
腹部：右季肋部に肝を 2 横指触知。下腹部膨満あり、圧痛なし。

【検査データ】
TP 6.9 g/dl、ALB 3.7 g/dl、T-B 0.45 mg/dl、AST 38 IU/l、ALT 22 IU/l、LD 479 IU/l、TC 164 mg/dl、TG 79 mg/dl
UN 20.3 mg/dl、CRE 0.61 mg/dl、血糖 106 mg/dl
WBC 5,600/μl、Hb 10.1 g/dl、PLT 28.2×10⁴/μl
血液型 A 型、Rh 式(＋)
尿 pH 7.5、蛋白定性(−)、糖定性(−)、ウロビリノーゲン NORMAL、尿潜血(−)
腹部超音波：肝右葉に 3〜5 cm 大の辺縁不整な腫瘤を複数認める。
腹部 CT：横行結腸の肝彎曲寄りに壁肥厚・内腔狭窄像を認め、結腸癌を疑う。肝右葉に八頭状の形態を呈する複数の腫瘤を認める。

【プロブレムリスト】
＃1　大腸癌　　＃2　多発肝腫瘍

【経　過】 大腸癌および多発肝転移の疑いにて 8/9 に入院となった。8/10 に行った大腸カメラで横行結腸に全周性に隆起する腫瘍を認め、ファイバーの通過は困難であった。生検の結果、高分化型腺癌(tub1)の診断であった(病理組織診断報告書の診断日：8/12)。また、造影 CT にて肝腫瘍は乏血性で、造影後に周辺が不規則に enhance されることから転移性腫瘍と判断された。脳転移、肺転移は認められなかった。全身状態が良好であることから、肝転移に対しては術後に化学療法を行うこととし、大腸癌は将来、腸閉塞をきたす危険が大きいことから、8/18 に横行結腸切除術を施行した(病理組織診断報告書の診断日：9/1)。術後経過は良好で、術後 7 日目から経口摂取を開始した。排ガス・排便も良好であった。術後化学療法は FOLFOX を計画し、9/13 に皮下埋め込み型リザーバーを鎖骨下に留置し、9/14〜15 に 1 回目の化学療法を行った。用量は 5-FU® 3,500 mg(持続点滴 3,000 mg、静注 500 mg)、レボホリナート® 250 mg、エルプラット® 100 mg とした。療法後に口内炎、食欲不振が出現したため中心静脈

栄養を併用した。骨髄抑制は、WBC 2,300/μl、Hb 8.4 g/dl まで低下したが自然回復がみられた。引き続き外来で化学療法を継続することにし、9/30 に退院となった。

【退院時処方】
グランダキシン®錠 50 mg…3 錠
サアミオン®錠 5 mg…3 錠、分 3、朝・昼・夕食後
エパデール®カプセル 300 mg…2cap、分 2、朝・夕食後
フォサマック®錠 35 mg…1 錠、毎週土曜日に服用、分 1、起床時
アルファロール®カプセル 0.5 μg…2cap、分 1、朝食後
ユベラ N®カプセル 100 mg…3cap、分 3、朝・昼・夕食後

【今後の治療方針】
外来にて化学療法を継続予定である。

病理組織診断報告書

【診断】
部位：大腸[横行結腸]
Carcinoma of the T-colon

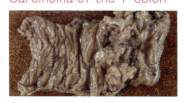

【大腸癌取扱い規約】
T, type 2, 5×3.5 cm (5/5.5 周),
tub1＞pap＞muc, pSE, int, INFa, ly1, v3
pN0 [221(0/1), 222(0/4), 223(0/1)], H2 (Grade B), P0, M0, stage IV
pPM0(2.5 cm), pDM0(7.5 cm), pRM0, R2, Cur C.
TNM 分類：pT4, pN0, M1(肝), stage IV
【コメント】
高分化型腺癌(tub1-pap)の成分と粘液癌の成分がみられます。筋層を越えて深く浸潤し、一部漿膜直下に達します(pSE と判断します)。粘液癌の部分で静脈侵襲が目立ちます。腫瘍の辺縁部には腺腫成分を伴います。口側の小 polyp は Tubular adenoma, low grade です。断端陰性です。
【診断日】 22/9/1
【診断医】 ○○

---

 2. 乳癌症例
【患　者】 ○原　○恵、ID3○7○4○
　　　　　昭和 31 年○月○日生(54 歳)
【主　訴】 右乳房腫瘤

【現病歴】　本年6月初旬、入浴時に右の乳腺に1 cm 程のしこりがあるのに気づき、6/29 に当院外科を受診した。

【既往歴】　虫垂切除術(17歳)

薬剤アレルギー：抗生剤(ペニシリン系)あり。

【家族歴】　父：胃癌

【生活歴】　主婦、喫煙・飲酒歴なし。

初潮13歳、閉経51歳、妊娠歴2回、出産歴2回、母乳歴：ミルクと半々。

【現　症】　158 cm、76 kg

血圧148/84、脈拍72/分整、SpO₂ 98%

意識清明、心肺：異常なし、腹部：異常なし。

(乳房触診)

右の乳房AC領域に1.5 cm 大の硬い腫瘤を触知。発赤など皮膚病変なし。同側の腋窩リンパ節は触知せず。

【検査データ】

TP 6.9 g/dl、ALB 4.3 g/dl、AST 22 IU/l、ALT 19 IU/l、LD 231 IU/l、γ-GTP 21 IU/l、TC 208 mg/dl、TG 95 mg/dl、LDL-C 130 mg/dl

UN 16.0 mg/dl、CRE 0.75 mg/dl、血糖 93 mg/dl、HbA₁c 5.4%

WBC 5,740/μl、Hb 14.3 g/dl、PLT 21.0×10⁴/μl

蛋白定性(-)、糖定性(-)、ウロビリノーゲン NORMAL、潜血(-)

乳腺超音波：右の乳腺A領域、1時方向に9×12 mm 大の辺縁不整で、halo を伴う腫瘤を認める。腋窩リンパ節の腫大なし。

マンモグラフィ：右の乳腺に大きさ1.5 cm、円形で辺縁が微細分葉状で、高濃度に描出される腫瘤を認める(カテゴリー5)。石灰化なし。

【プロブレムリスト】

＃1　乳腺腫瘍

【経　過】　6/29 外来初診時の触診、乳腺超音波、マンモグラフィ所見から乳癌が強く疑われ、7/1 に吸引細胞診を行った。結果はclass Vで硬癌が疑われた(病理細胞診断報告書の診断日：7/7)。7/20 精査および手術目的に入院となった。全身検索では、脳、肺、肝臓には転移は認めなかった。手術および術後の放射線、化学療法の治療方針のもと、7/21 に乳房温存術および腋窩リンパ節郭清(術中の迅速診断でセンチネルリンパ節に転移あり)を行った(病理組織診断報告書の診断日：8/4)。術後経過は良好で上肢リハビリを行い、6日目にドレーンを抜去した。術後化学療法はEC療法4クールを計画し、8/17 に第1クールを行った。用量はファルモルビシン®150 mg、エンドキサン®800 mg とした。化学療法後の嘔気・食欲不振は軽度であったが、療法後10日目に白血球が1,500/μl まで低下したためグラン®を4日間皮下注射した。引き続き外来で化学療法を継続す

病理組織診断報告書

【臨床診断】
右乳癌

【病理組織学的診断】
Carcinoma of the rt. Breast

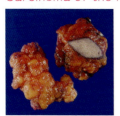

【乳癌取扱い規約】
右 AC, 2×2×1.8 cm, invasive ductal carcinoma, scirrhous carcinoma, f, ly1, v1, 断端(-), 腫瘤外乳管内進展(-),
N1, センチネルリンパ節(2/5)(P10-762), 腋窩リンパ節(0/12), stage IIA
TNM 分類：pT1, pN1, M0, stage IIA
核グレード：Grade 2, 核異型スコア：2点, 核分裂像スコア：2点
ER(3+)(90%), PgR(1+)(5%)

【コメント】
核が丸く腫大して N/C 比の上昇した異型細胞が、小胞巣状〜索状、小腺管状構造をとって浸潤性に増殖しています。間質には膠原線維増生を伴います。Scirrhous carcinoma の所見です。乳頭側に乳管内病変を認めますが、癌の広がりはほぼ肉眼所見と一致しています。また乳頭寄りの断端に一部癌が露出していますが、追加切除標本には明らかな癌細胞は確認されず、切除断端は陰性と判断します。
迅速標本(P10-762)で 2 個の macrometastasis を認めます。今回提出された腋窩リンパ節には明らかな転移を認めません。

【診断日】 22/8/4
【診断医】 ○○

ることにし、9/5 に退院となった。

【退院時処方(化学療法時)】
  ナゼア OD®錠 0.1 mg…1 錠、分 1、朝食後、4 日分
  デカドロン®錠 0.5 mg…12 錠
  ムコスタ®錠 100 mg…2 錠、分 2、朝・夕食後、4 日分
  イメンド®カプセルセット…1 セット、1 日 1 回、医師の指示どおり、1 日分

【今後の治療方針】
  外来にて化学療法 2〜4 クール目実施予定。放射線治療は○○大学に依頼する。

3. 前立腺癌症例

【患　者】 □村　□也、ID□3□1□9

昭和12年□月□日生(73歳)

【主　訴】腫瘍マーカー(PSA)上昇

【現病歴】3年前から「尿の切れが悪い」「時に失禁する」などの症状がみられ、近医にて腫瘍マーカー(PSA)を定期的に測定されていた。数値は上昇傾向にあり本年4月の検査で、4.67 ng/ml と高値(平成19年11月：1.92 ng/ml；正常値4.00以下)を認めたため、精査目的で4/23に泌尿器科を紹介受診となった。MRI検査で前立腺右葉に12 mm大の結節を認め前立腺癌が疑われたため、生検目的にて5/23〜/25第1回入院。5/24に行った前立腺生検の結果、腺癌を認めた(病理組織診断報告書の診断日：5/26)ため、手術目的に7/2入院となった。

【既往歴】高血圧(60歳〜)内服治療

胆嚢摘出術(47歳)

薬剤アレルギーなし。

【家族歴】特記事項なし。

【生活歴】農業、喫煙・飲酒歴なし。

【現　症】169 cm、86 kg

血圧152/88、脈拍62/分整、SpO₂ 98％

意識清明、心肺：異常なし、腹部：異常なし。

(前立腺触診)

大きさ：やや大きい。硬さ：弾性硬〜石様硬。表面：整、硬結なし、圧痛なし。

中心溝：正常

【検査データ】

TP 6.9 g/dl、ALB 3.9 g/dl、ALP 173 IU/l、AST 31 IU/l、ALT 29 IU/l、LD 157 IU/l、γ-GTP 36 IU/l、TC 158 mg/dl、UN 13.0 mg/dl、CRE 0.76 mg/dl、Fe 110 μg/dl、WBC 7,170/μl、Hb 15.0 g/dl、PLT 19.8×10⁴/μl

PA 5.97 ng/ml

尿：清、蛋白定性(＋)、糖定性(−)、ウロビリノーゲン NORMAL、潜血(2＋)

血液型A型、Rh(＋)

骨シンチグラフィ：全身の骨に異常集積像なし。

頭部MRI検査：動脈硬化に伴うラクナ梗塞あり。脳転移なし。

【プロブレムリスト】

＃1　前立腺癌

【経　過】高血圧は認めるものの、術前評価では心肺機能に異常はなく、7/5に全麻下にて前立腺全摘術を行った(病理組織診断報告書の診断日：7/14)。骨盤腔内は、血管が非常に発達かつ怒脹しており、術中出血が1,200 mlみられた。自己血2単位を輸血している。術後は1週間38℃台の発熱がみられたが、術創の軽度発赤のみで骨盤腔内に膿瘍も認めず、抗生剤の投与で改善をみた。また、脊椎管

狭窄症の悪化によると思われる腰痛と左下肢のしびれが出現し、整形外科併診とした。経過順調にて7/23退院となった。

【退院時処方】

ベシケア®錠5mg…1錠、分1、朝食後

レンドルミンD®錠0.25mg…1錠、分1、寝る前

【今後の治療方針】

全尿失禁がみられ、外来加療予定である。また、整形外科を継続受診の予定である。

病理組織診断報告書

【臨床診断】
前立腺癌

【病理組織学的診断】
中〜高分化型腺癌

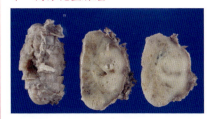

【所見】
検体は外科的に摘出された前立腺および両側精嚢で、切り出し図に示したように全割して検討しました。標本上では3病変認めます。

病巣A：主病巣
rt/pos(PZ)　　　　標本上での最大割面：10×7mm
mod＞well＞por　　Gleason：4+3=7, third pattern： grade5 あり
cap×
ew(−)：切除された前立腺においては遠位端の一部に癌が露出していますが、前立腺尿道側断端の追加切除断端組織には、癌組織を認めませんので、総合的に断端に癌組織の露出がないものと判定しました。
ly(−), v(+), pn(+), sv(−), ur(−), b(−), rx

病巣B：
lt/ant(PZ)　　　　標本上での最大割面：5×3mm　　　well　　Gleason：3+3=6
cap(−)　ew(−)　　ly(−), v(−), pn(−), sv(−), ur(−)

病巣C：
lt/post(PZ)　　　標本上での最大割面：4×4mm　　　well　　Gleason：3+3=6
cap(−)　ew(−)　　ly(−), v(−), pn(−), sv(−), ur(−)

LN：
右閉鎖リンパ節：0/2　　左閉鎖リンパ節：0/2

【診断日】　22/7/14
【診断医】　□□

がんの診断書

診断書兼入院証明書

様式例

ご記入にあたっては「ご担当の先生へ」をご覧ください。入院されていない場合、10欄はご記入いただかなくて結構です。

1. 氏名		カルテ番号（　）	男 女	生年月日	昭和　　年　　月　　日生
2. 病名	発生臓器別病名（68頁参照）	病理組織診断名（68頁参照）		大腸の場合：組織学的壁深達度（70頁参照）	
3. 併存疾患	31頁参照		4. 初診日	平成　　年　　月　　日	
5. 診断確定日	平成　　年　　月　　日		診断確認をした医療機関	当院　　他院	

6. 診断確定に至るまでに施行された検査および検査結果	検査名	結果判明日	検査結果の概要
	ア 病理組織学的検査	平成　年　月　日	
	イ 細胞学的検査	66頁参照	
	ウ 内視鏡検査		
	エ（　　　）検査	平成　年　月　日	

7. 悪性新生物、その他の既往症	有　無	病名	罹病期間または時期	医療機関名
		※新生物の場合→悪性新生物の診断… 有 無		医師名

8. 前医または紹介医	有　無	医療機関名	医師名	初診日 平成　年　月　日

9. 受診経緯・初診時における主訴	簡潔明瞭に記入する。

10. 入院期間
第1回目　平成　年　月　日～　平成　年　月　日
□入院中　□転医入院中　□退院　→　[退院後における在宅療養の必要性　有・無]　その他（　　）

第2回目　平成　年　月　日～　平成　年　月　日
□入院中　□転医入院中　□退院　→　[退院後における在宅療養の必要性　有・無]　その他（　　）

11. 通院・入院期間中の治療内容
1 開頭術　2 穿頭術　3 開胸術（開心術）　4 胸腔鏡下手術　5 開腹術　6 腹腔鏡下手術
7 経尿道的　8 経膣的　9 ファイバースコープまたはカテーテルによる治療　10 その他
✓上記1～10から選択

手術 ※ファイバースコープまたはカテーテルによる治療を含む	番号	K J　-	手術名（治療名）		手術日（実施日）平成　年　月　日
	番号	K J　-	手術名（治療名）	診療報酬点数表による。K：手術のコード　J：処置のコード（54頁参照）	手術日 平成　年　月　日
	番号	抗がん剤の名前確認	手術名（治療名）		手術日 平成　年　月　日
放射線治療	総線量　　　Gy	期間	開始 平成　年　月　日	先進医療を行った場合（52頁参照）	平成　年　月　日
その他治療	ア	抗悪性腫瘍剤使用 主な薬剤名（　　）	治療期間	開始 平成　年　月　日	
	イ	その他（　　）	治療期間	開始 平成　年　月　日	

12. 先進医療	種類		開始 平成　年　月　日 終了 平成　年　月　日	実施回数　　回
	技術料	受療者が支払った先進医療の「技術料」のみ記入してください。_____円	貴院における当該先進医療に係る届出受理年月日　　年　　月　　日	

13. 今後の治療予定	有無	1 悪性新生物の治療　ア 手術　イ 放射線　ウ 抗悪性腫瘍剤使用　エ 経過観察　オ その他（　　） 2 その他の治療　病名（　　）ア 手術　イ 経過観察　ウ その他（　　）

該当する項目を選択する。

上記のとおり証明します。　　　　　　　　　　　　　　証明日　平成　年　月　日

病院(診療所)所在地　〒
病院(診療所)名
所属診療科
医師名　　　　　　　　　　　　　　　　　　　　　　　　　　　　　印

※訂正箇所には証明印と同一印にて押印願います。

←退院の場合、在宅療養の必要性を必ずご記入願います。

中心静脈栄養・呼吸管理などがん対症療法もご記入願います。

診断書兼入院証明書

大腸癌
（73頁参照）

ご記入にあたっては「ご担当の先生へ」をご覧ください。入院されていない場合、10欄はご記入いただかなくて結構です。

1. 氏名	○野 ○子	カルテ番号 (5○2○7○)	男・**女**	生年月日	昭和 15 年 ○月 ○日生
2. 病名	大腸（横行結腸）癌	病理組織診断名 高分化型腺癌		大腸の場合：組織学的壁深達度 pSE（漿膜面に浸潤あり）	
3. 併存疾患	骨粗鬆症、高脂血症		4. 初診日	平成 22 年 8 月 5 日	
5. 診断確定日	平成 22 年 8 月 12 日		診断確認をした医療機関	**当院** ・ 他院	

6. 診断確定に至るまでに施行された検査および検査結果	検査名	結果判明日	検査結果の概要
	ア 病理組織学的検査	平成 22 年 8 月 12 日	内視鏡生検にて高分化型腺癌の診断
	イ 細胞学的検査	平成 年 月 日	
	ウ 内視鏡検査	平成 年 月 日	
	エ （ 腹部造影CT ）検査	平成 22 年 8 月 9 日	肝臓に転移あり

7. 悪性新生物、その他の既往症	**有**・無	病名 胃潰瘍	罹病期間または時期 平成12年	医療機関名 当院
		※新生物の場合→悪性新生物の診断… 有・無		医師名

8. 前医または紹介医	**有**・無	医療機関名 福○医院	医師名 福○ 敏○先生	初診日 平成22年6月中旬

9. 受診経緯・初診時における主訴	本年5月頃から便秘と腹部の膨満感が出現し、近医での検査で便潜血が陽性のため精査・加療目的で8/5当院外科に紹介受診となった。

10. 入院期間	第1回目 平成 22 年 8 月 9 日 ～ 平成 22 年 9 月 30 日
	□入院中 □転医入院中 ■退院 → [退院後における在宅療養の必要性 **有**・無] その他（ ）
	第2回目 平成 年 月 日～ 平成 年 月 日
	□入院中 □転医入院中 □退院 → [退院後における在宅療養の必要性 有・無] その他（ ）

11. 通院・入院期間中の治療内容
1 開頭術　2 穿頭術　3 開胸術（開心術）　4 胸腔鏡下手術　**5 開腹術**　6 腹腔鏡下手術
7 経尿道的　8 経膣的　9 ファイバースコープまたはカテーテルによる治療　10 その他
↙ 上記1～10から選択

手術 ※ファイバースコープまたはカテーテルによる治療を含む	番号 5	（K）J 719 - 3	手術名（治療名） 結腸悪性腫瘍手術	手術日（実施日） 平成22年8月18日
	番号	K J -	手術名（治療名）	平成 年 月 日
	番号	K J -	手術名（治療名）	平成 年 月 日
放射線治療	総線量 Gy	期間 開始 平成 年 月 日～ 終了 平成 年 月 日		
その他治療	ア 抗悪性腫瘍剤使用 主な薬剤名（ 5-FU ）	治療期間 開始 平成 22 年 9 月 14 日～ 終了 平成 22 年 9 月 15 日		
	イ その他（中心静脈栄養）	治療期間 開始 平成 22 年 9 月 17 日～ 終了 平成 22 年 9 月 27 日		

12. 先進医療	種類	開始 平成 年 月 日 終了 平成 年 月 日	実施回数 回
	技術料	受療者が支払った先進医療の「技術料」のみ記入してください。　　　円	貴院における当該先進医療に係る届出受理年月日 年 月 日

13. 今後の治療予定	**有**・無	1 悪性新生物の治療 ア 手術 イ 放射線 **ウ** 抗悪性腫瘍剤使用 エ 経過観察 オ その他（ ）
		2 その他の治療　病名（ ） ア 手術 イ 経過観察 ウ その他（ ）

上記のとおり証明します。　　　　　　　　　　　　　　　　証明日 平成 22 年 10 月 5 日

病院（診療所）所在地　〒△8△-7△5△　東京都○○区○○ 1-2-3
病院（診療所）名　　　　　　　　　日本○○総合病院
所属診療科　　　　　　　　　　　　　　　　外科
医師名　　　　　　　　　　　　　　　　　　日本 次郎　　印

※訂正箇所には証明印と同一印にて押印願います。

← 退院の場合、在宅療養の必要性を必ずご記入願います。

中心静脈栄養・呼吸管理などがん対症療法もご記入願います。

乳癌
（75頁参照）

診断書兼入院証明書

ご記入にあたっては「ご担当の先生へ」をご覧ください。入院されていない場合、10欄はご記入いただかなくて結構です。

1. 氏 名	○原 ○恵	カルテ番号（30740）	男・㊛	生年月日	昭和 31年 ○月 ○日生
2. 病 名	乳癌	病理組織診断名 浸潤性乳管癌（硬癌）		大腸の場合：組織学的壁深達度	
3. 併存疾患	なし		4. 初診日	平成 22年 6月 29日	
5. 診断確定日	平成 22年 7月 7日		診断確認をした医療機関	㊦院　他院	

6. 診断確定に至るまでに施行された検査および検査結果	検査名	結果判明日	検査結果の概要
	ア 病理組織学的検査	平成　年　月　日	
	イ 細胞学的検査	平成 22年 7月 7日	乳腺吸引細胞診にてclass V
	ウ 内視鏡検査	平成　年　月　日	
	エ （マンモグラフィー）検査	平成 22年 6月 29日	カテゴリー 5

7. 悪性新生物、その他の既往症	㊥・無	病名 急性虫垂炎	罹病期間または時期 17歳時	医療機関名 不明
		※新生物の場合→悪性新生物の診断… 有・無		医師名

8. 前医または紹介医	有・㊈	医療機関名	医師名	初診日

9. 受診経緯・初診時における主訴	本年6月初旬、入浴時に右の乳腺に1cm程のしこりがあるのに気づき、6/29に当院外科を受診した。

10. 入院期間	第1回目 平成 22年 7月 20日 ～ 平成 22年 9月 5日 □入院中　□転医入院中　■退院 → ［退院後における在宅療養の必要性 ㊥ ・ 無］ その他（　　）
	第2回目 平成　年　月　日～ 平成　年　月　日 □入院中　□転医入院中　□退院 → ［退院後における在宅療養の必要性 有 ・ 無］ その他（　　）

11. 通院・入院期間中の治療内容	1 開頭術　2 穿頭術　3 開胸術（開心術）　4 胸腔鏡下手術　5 開腹術　6 腹腔鏡下手術 7 経尿道的　8 経膣的　9 ファイバースコープまたはカテーテルによる治療　10 その他 ↓上記1～10から選択

手術 ※ファイバースコープまたはカテーテルによる治療を含む	番号 10	㊎ J 476-4	手術名（治療名） 乳腺悪性腫瘍手術	手術日（実施日） 平成22年7月21日
	番号	K J -	手術名（治療名）	手術日（実施日）平成　年　月　日
	番号	K J -	手術名（治療名）	手術日（実施日）平成　年　月　日

放射線治療	総線量　　Gy	期間	開始 平成　年　月　日～ 終了 平成　年　月　日
その他治療	㊐ 抗悪性腫瘍剤使用主な薬剤名（ファルモルビシン）	治療期間	開始 平成 22年 8月 17日～ 終了 平成 22年 8月 17日
	イ その他（　）	治療期間	開始 平成　年　月　日～ 終了 平成　年　月　日

12. 先進医療	種類	開始 平成　年　月　日 終了 平成　年　月　日	実施回数 回
	技術料	受療者が支払った先進医療の「技術料」のみ記入してください。＿＿＿円	貴院における当該先進医療に係る届出受理年月日　年　月　日

13. 今後の治療予定	㊥・無	1 悪性新生物の治療　ア 手術　㊥ 放射線　㊧ 抗悪性腫瘍剤使用　エ 経過観察　オ その他（　） 2 その他の治療　病名（　）ア 手術　イ 経過観察　ウ その他（　）

上記のとおり証明します。　　　　　　　　　　　　証明日　平成 22年 9月 17日

病院（診療所）所在地　〒△8△-7△5△　東京都○○区○○ 1-2-3
病院（診療所）名　　　　　　　　　日本○○総合病院
所属診療科　　　　　　　　　　　　外　科
医師名　　　　　　　　　　　　　　　　　　　日本 次郎　　㊞

※訂正箇所には証明印と同一印にて押印願います。

← 退院の場合、在宅療養の必要性を必ずご記入願います。

→ 中心静脈栄養・呼吸管理などがん対症療法もご記入願います。

入院・通院・手術証明書（診断書）

前立腺癌（77頁参照）

1 氏名	□村 □也	カルテ番号（□3□1□9）	男	生年月日	昭和12年□月□日

2 傷病名 / 傷病発生年月日

	傷病名	傷病発生年月日
ア 傷病名	前立腺癌	平成22年4月23日　医師推定
イ アの原因		
ウ 合併症		

3 治療期間

	期間	日数	内外治	
初診	平成22年4月23日〜	日間（診察実日数 日）		現在加療中
入院治療①	平成22年5月23日〜平成22年5月25日	3日間	0日	退院
入院治療②	平成22年7月2日〜平成22年7月23日	22日間	0日	退院
入院治療③	〜	日間	日	

4 退院理由・退院時の状況等

□(1) 治癒退院　□(2) 通院・療養とも不要　■(3) 要通院　□(4) 要療養　□(5) 入院中　(6) 転院・転科 □入院 □通院　□(7) その他

5 前医

有　初診年月日：平成19年11月　医療機関名：○田医院　医師氏名：○田○子先生

6 発病（受傷）から初診までの経過

3年前から「尿の切れが悪い」「時に失禁する」などの症状がみられ、近医にて腫瘍マーカー（PSA）の定期的な検査を受けていた。最近、上昇傾向にあり、本年4月の検査で、4.67ng/mlと高値を認めたため、精査目的で4/23に受診となった。MRI検査で前立腺右葉に12mm大の結節を認め、前立腺癌が疑われたため、生検目的に5/23〜/25第1回入院。5/24に行った前立腺針生検の結果、腺癌が認められたため手術目的で7/2入院（第2回）となった。

7 初診時の所見および経過

入院後、7/5に手術を行い、経過順調にて7/23退院となった。術後の尿失禁がみられ、引き続き外来にて加療予定である。

傷病名が悪性新生物の場合

最終病理診断名	中〜高分化型腺癌	診断確定日	平成22年5月26日	患者本人への告知の有無	有

本人には（平成22年6月3日）に病名を（前立腺癌）と告げた
家族には（平成22年6月3日）に病名を（前立腺癌）と告げた

上記の傷病は上皮内癌または非浸潤癌ですか？　いいえ　皮膚癌の場合：悪性黒色腫ですか？

該当するTNM分類を選択して下さい　T:2　N:0　M:0

急性心筋梗塞の場合

労働制限：初診日（他院を含む）から60日経過時点で引き続き労働を制限する必要がありましたか
□あり　□なし

脳卒中の場合

後遺症：初診日（他院を含む）から60日経過時点での言語障害、運動失調、麻痺等の他覚的な神経学的後遺症がありましたか
□なし　□あり→　後遺症の詳細

8 今回の傷病に関して実施した手術

手術の種類：□(1)開頭術　□(2)穿頭術　□(3)開胸術　■(4)開腹術　(5) □ア 経尿道的　□イ 経膣的　□ウ 内視鏡又はカテーテルによる手術　□(6)その他（　）

筋骨手術の場合（　）　骨移植術の場合（採骨部位　）
筋・腱・靭帯の場合（　）　植皮術の場合（　）
穿頭術の場合（　）　手足指手術の場合（　）

手術及び処置名(1)：前立腺悪性腫瘍手術　左右等の別がある場合の部位 □左 □右 □両側
区分　■K □J（843　-　）□先進療法　手術日：平成22年7月5日

手術及び処置名(2)：　　区分 □K □J（　-　）□先進療法　手術日：

9 放射線照射

部位　期間　〜　総線量　グレイ

10 既往歴

有　高血圧（60歳から内服治療　○田医院）、胆嚢摘出術（47歳　□□病院）

11 実通院治療日

月	1 2 3 4 5 6 7 8 9 10 11 12 13 14 15 16 17 18 19 20 21 22 23 24 25 26 27 28 29 30 31	計	日
月	1 2 3 4 5 6 7 8 9 10 11 12 13 14 15 16 17 18 19 20 21 22 23 24 25 26 27 28 29 30 31	計	
月	1 2 3 4 5 6 7 8 9 10 11 12 13 14 15 16 17 18 19 20 21 22 23 24 25 26 27 28 29 30 31	計	
月	1 2 3 4 5 6 7 8 9 10 11 12 13 14 15 16 17 18 19 20 21 22 23 24 25 26 27 28 29 30 31	計	
月	1 2 3 4 5 6 7 8 9 10 11 12 13 14 15 16 17 18 19 20 21 22 23 24 25 26 27 28 29 30 31	計	

12 就業不能期間

医学的に就業・通学・家事労働が不可能と判断される期間
①平成22年5月23日〜平成22年5月25日
②平成22年7月2日〜現在

13 支障期間

平常の生活に支障があると思われる期間
平成22年7月2日〜現在

14 後遺障害残存見込

無

15 固定具使用

ギプス〜　シーネ〜　ポリネック〜　コルセット〜　その他：使用器具（　）

上記のとおり証明します。　（郵便番号）△8△-7△5△　　平成22年8月12日

所在地：東京都○○区○○ 1-2-3
病院又は診療所名　名称：日本○○総合病院　泌尿器科
（介護老人保健施設は該当しません。）　医師氏名：日本 史郎　印
（電話番号）0□2□-4-5□7

保険会社御中：当院では、各社に共通の証明書を使用しております。ご不明の点は御連絡ください。　日本○○総合病院

Ⅲ．自動車損害賠償責任（自賠責）保険診断書

1 記載の意義

　自動車損害賠償責任（自賠責）保険は、すべての自動車やバイクの所有者に加入が義務づけられており、一般に「強制保険」と呼ばれている。自動車事故により負傷した被害者の保護救済を図ることを目的としている。基本的には被害者を救済するための最低限の保険なので、物損や加害者側には支払われない。

2 作成時の留意点

　自賠責保険を使用して診療を行った場合、医療機関は、診療内容を記入した診断書を担当保険会社に提出し、診療報酬を受け取る。請求は1ヵ月単位で行う。治療期間中は、毎月診断書を保険会社に提出することになるので、その月に行われた診療内容を簡潔にまとめて記入する。

3 記載事項および方法

[記載事項]　患者基本情報、傷病名、治療開始日、治癒または治癒見込日、症状の経過・治療の内容および今後の見通し、受傷日、主たる検査所見、初診時の意識障害、既往症および既存障害、後遺障害の有無、入院治療、通院治療、ギプス固定期間、付き添い看護を要した期間、医療機関情報、受傷部位（図示）

1）患者基本情報
患者ID、住所、氏名、性別、生年月日を記入する。

2）傷病名
傷病名を記入する。複数ある場合は主なものを、3つ程度記入する。

3）治療開始日
初診日を記入する。事故発生日と異なることもあるので注意する。

4）治癒または治癒見込日
既に治癒した傷病名については治癒日を、また現時点で治療継続中の傷病については治癒見込日を記入のうえ、「治癒」または「治癒見込み」を選択する。

5）症状の経過・治療の内容および今後の見通し
事故の状況および初診時の所見を記入する。また、その後の症状の経過、治療内容についても100～200文字程度で簡潔に記入する。退院時要約、診療情報提供書のような詳細な記述は必要ない。

6）受傷日
事故発生日を記入する。治療開始日と異なる場合もあるので確認する。受傷日と治療開始日が同一である場合は問題ないが、異なる場合は保険金給付にあたり、治療期間の算出

方法が保険会社により決められている。

7）主たる検査所見

主な血液検査、X線検査、CT検査などの結果を記入する。

8）初診時の意識障害

初診時の意識障害の有無を選択し、有の場合は、意識障害の程度をJCS（Japan Coma Scale）などを用いて記入する。また、持続期間を日、時間の単位で記入する。

●JCS（Japan Coma Scale）●

意識レベルの分類法で日本では広く用いられている。まず覚醒の程度により3段階（ローマ数字のⅠ、Ⅱ、Ⅲ）に分け、さらに、それぞれ刺激に対する反応により3段階（算用数字の1、2、3）に分ける。3×3＝9通りあることから、3-3-9度（さんさんくど）方式とも呼ばれる。

大分類		小分類		記載方法
Ⅰ桁	刺激しないでも覚醒（開眼）している。	1	だいたい清明だが、今ひとつはっきりしない。	Ⅰ-1
		2	見当識（時、場所、人）障害がある。	Ⅰ-2
		3	自分の名前、生年月日が言えない。	Ⅰ-3
Ⅱ桁	刺激を加えると覚醒する。	10	普通の呼びかけで容易に開眼する。	Ⅱ-10
		20	大きな声、または身体を揺さぶることにより開眼する。	Ⅱ-20
		30	痛み刺激を加えつつ呼びかけを繰り返すと開眼する。	Ⅱ-30
Ⅲ桁	刺激を加えても覚醒しない。	100	痛み刺激に対し、払いのけるような動作をする。	Ⅲ-100
		200	痛み刺激で少し手足を動かしたり、顔をしかめる。	Ⅲ-200
		300	痛み刺激にまったく反応しない。	Ⅲ-300

「開眼していないが、大きな声で呼びかけると開眼する」場合はⅡ-20（にのにじゅう）、「痛み刺激にまったく反応しない」場合はⅢ-300（さんのさんびゃく）になる。数字が大きいほど、意識障害が強いことになる。記載方法は大分類と小分類を併記してⅡ-20、Ⅲ-100などと表現するが、簡略化して単に小分類の20、100と記載することもある。

9）既往症および既存障害

当該交通事故による傷害の治療上、考慮しなければならない既往症や、既存障害がある場合は（　）内に記入する。

10）後遺障害の有無

後遺障害（53頁参照）の有無を選択し、有の場合は内容を記入する。

11）入院治療、通院治療

証明する期間内に入院治療があれば、その期間を記入する。外来治療の場合は通院期間を記入し、実際に医師の診察を受けた日数（実診療日数）を記入する。また、診断日（証明する月の最終診察日とする場合が多い）の状況を、「治癒」「継続」「転医」「中止」「死亡」から選択する。

12）固定具の使用期間および種類

　固定具を使用した場合は、開始日と除去日を記入する。また、固定具の種類（ギプス、シーネ、ポリネック、コルセットなど）を記入する。

13）付き添い看護を要した期間

　付き添い看護を要した場合は、期間とその理由を記入する。

14）医療機関情報

　医療機関の所在地、名称、医師名を記入する。

15）受傷部位

　受傷部位を矢印（→　←　↓　↑）などで図示する。

自賠責保険診断書 様式例

診 断 書

患者ID			
傷病者	住所		
	氏名	性別	生年月日 　　　　生

傷　病　名	治　療　開　始　日	治癒または治癒見込日（注1）	
	平成　年　月　日	平成　年　月　日	治癒 治癒見込み

> 治療開始日でなく受傷日を記入する。

症状の経過・治療の内容および今後の見通し
（手術のある場合は実施日をご記入下さい）

（受傷日　　　　　　　　　　）

> 簡潔明瞭に記入する。

主たる検査所見

初診時の意識障害	有　無	（程度　有の場合JCSなどを用いて記載する。　継続期間　　日　　時間）
既往症および既存障害	有　無	（注2）（　　　　　　　　　　）
後遺障害の有無	有　無	有の場合、具体的に記入する。

入院治療	日間　自　　　　　・至		（診断日）平成　年　月　日
通院治療	日間（実通院日数　　日）自　　　・至	実際に医師の診察を受けた日数を記入する。	（転帰区分）治癒　継続　転医　中止　死亡
ギプス固定期間	除去　　自　　　　・至	固定具の種類	
付添看護を要した期間	日間　自　　　　　・至	ギプス、シーネ　ポリネック　コルセット　その他（　　）	（理由）

上記のとおり診断致します。
（作成日）

所在地
名称
医師名　　　　　　印

（注1）既に治癒した傷病名については、治癒日を、また現時点で治療継続中の傷病については治癒見込日を記入の上、該当項目を選択する。

（注2）当該交通事故による傷害の治療上、考慮しなければならない既往症がある場合は（　　）内に記載する。また既存障害がある場合も記載する。

【受傷部位】

> 受傷部位を矢印（→ ← ↓ ↑）などで図示する。

保険会社御中：　当院では、各社に共通の入院証明書を使用しております。ご不明の点は御連絡ください。

診 断 書

脳挫傷

患者ID	1〇5〇2〇		

傷病者	住所	東京都〇〇区 1〇0-3	
	氏名	〇田 〇子　　　　女	昭和20年〇月〇日 生

傷病名	治療開始日	治癒または治癒見込日（注1）	
脳挫傷	平成22年7月2日	平成22年9月30日	治癒見込

症状の経過・治療の内容および今後の見通し　　　　　（受傷日　　平成22年7月2日　　）
（手術のある場合は実施日をご記入下さい）

バイク走行中に自動車と接触し転倒した。その際に頭部を打撲し、救急車にて来院した。受傷後の健忘があり、頭部CTにて右頭頂葉に薄い出血を認め入院となった。安静、点滴にて頭蓋内の出血も吸収され、経過良好で退院となった。慢性硬膜下血腫の出現に注意が必要で、引き続き外来にて経過観察予定である。

主たる検査所見

頭部CT：脳挫傷

初診時の意識障害	あり	（程度　JCS-3）	継続期間　3　日　　時間
既往症および既存障害	なし	（注2）（　　　　　　　　　　　）	
後遺障害の有無	なし		

入院治療	15日間 自　平成22年7月2日　・至　平成22年7月16日	（診断日） 平成22年7月30日
通院治療	2日間（内実日数　　　1日） 自　平成22年7月30日　・至　平成22年7月31日	（転帰区分） 継続
ギプス 固定期間	固定　　　　　除去 自　　　　・至	固定具 の種類
付添看護を 要した期間	日間 自　　　　・至	（理由）

上記のとおり診断致します。　　所在地　東京都〇〇区〇〇 1-2-3
（作成日）　　平成22年8月18日　　名　称　日本〇〇総合病院
　　　　　　　　　　　　　　　　　医師名　日本 五郎　　　　印

【受傷部位】

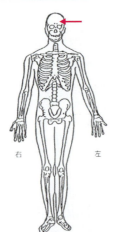
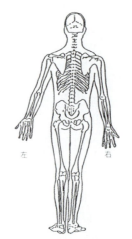

（注1）既に治癒した傷病名については治癒日を、また現時点で治療継続中の傷病については治癒見込日を記入の上、該当項目を選択する。

（注2）当該交通事故による傷害の治療上考慮しなければならない既往症がある場合は記載する。また既存障害がある場合も記載する。

保険会社御中：　当院では、各社に共通の入院証明書を使用しております。ご不明の点は御連絡ください。　日本〇〇総合病院

診 断 書　　　　　　　　　　　　　　　　　　【顔面外傷】

患者ID	1○2○5○			
傷病者	住　所	東京都○○区 1○5○		
	氏　名	○島 ○菜	女	昭和61年○月○日 生

傷　病　名	治療開始日	治癒または治癒見込日（注1）	
鼻骨骨折	平成20年7月15日	平成20年8月31日	治癒見込
顔面擦過症	同上	同上	同上

症状の経過・治療の内容および今後の見通し　　　（受傷日　　平成20年7月14日　　）
（手術のある場合は実施日をご記入下さい）

道路で停車中に後方から追突され○○病院へ搬送された。鼻骨骨折を認め、翌日、当院形成外科に紹介となった。鼻骨骨折は軽症のため保存的治療とし、頬部の擦過傷に対しては消毒、軟膏処置を行った。美容上の問題もあり、しばらく外来にて経過観察の予定である。

主たる検査所見

顔面Xp：鼻骨骨折あり

初診時の意識障害	なし　　（程度　　　　　　　　　　継続期間　　　　日　　　時間）	
既往症および既存障害	なし　　（注2）（　　　　　　　　　　　　　　　　　　）	
後遺障害の有無	不詳　　鼻変形、顔面の創の瘢痕化について経過観察が必要である。	

入院治療	自　　　日間　入院日　　・至　　　退院日	（診断日）平成20年7月30日
通院治療	17日間（内実日数　　5日）自　平成20年7月15日　・至　平成20年7月31日	（転帰区分）
ギプス固定期間	固定　　　除去　自　　　　　　・至　　　　固定具の種類	継続
付添看護を要した期間	自　　日間　　・至	（理由）

上記のとおり診断致します。　　　所在地　東京都○○区○○ 1-2-3
（作成日）　　平成20年8月16日　　名　称　日本○○総合病院
　　　　　　　　　　　　　　　　医師名　日本 六郎　　　　印

【受傷部位】

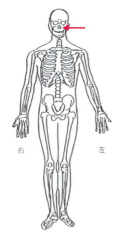
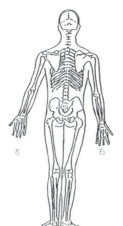

保険会社御中： 当院では、各社に共通の入院証明書を使用しております。ご不明の点は御連絡ください。　日本○○総合病院

Ⅳ. 病院診断書

　病院様式の診断書で、病名や治療の概要を証明したものである。次のような目的で依頼されることが多い。

①交通事故で人身事故の場合、病名と治療期間を記入した診断書を警察に提出する必要がある。治療は自賠責保険(84頁参照)が使われる。

　　例　診断名：頸椎捻挫
　　　「11月30日、交通事故にて受傷した。上記診断にて全治2週間を必要とする。」

②就労・就学時に、心身に障害がないことの証明書を会社・学校に提出する場合。

　　例　「心身に障害はなく、就労(就学)には支障がないと判断される。」

③傷病により、休職(休業)し一定期間の治療・静養を必要とする、または、必要としたことを証明する場合。

　　例　診断名：うつ状態
　　　「上記診断にて、1ヵ月程度の外来通院および自宅療養を必要とする。」

　記入は簡潔明瞭にする。文書料は医療機関ごとに自由裁量で決められている。

---

3. 医療事故と医療過誤

　医療事故(medical accident)とは、医療現場および医療の全過程において発生するすべての人身事故で、死亡、生命の危険、病状の悪化などの身体的被害および苦痛、不安などの精神的被害が生じた場合をいう。患者が廊下で転倒し負傷した事例のように、医療行為とは直接関係しない場合や、注射針の誤刺のように医療従事者に被害が生じた場合も含む。過失の有無は問わない。
　医療過誤(medical malpractice)とは、医療事故のうち医療従事者の過失を伴い、発生した被害と過失との間に、因果関係が認められるものをいう。医療ミスともいう。過失とは、行為の違法性すなわち注意義務違反をいい、注意義務には結果予見義務と結果回避義務が含まれる。
　結果予見義務とは、自分の行う行為によって患者に健康被害を与えてしまうであろうことを認識し、予見しなければならない義務をいう。一方、結果回避義務とは、結果の認識・予見に基づいて、その結果の発生を避けるようにしなければならない義務をいう。

外傷性頸部症例群

平成21年11月2日

診 断 書

住　所　　東京都〇〇区　1〇2〇-8
氏　名　　〇岡　〇江
生年月日　昭和54年〇月〇日

1 病　名

外傷性頸部症候群

1 備　考

本日、交通事故にて受傷。
上記診断にて全治2週間程度を必要とする。

上記の通り診断いたします。
　　　　〒　△8△-7△5△
　　　　　東京都〇〇区〇〇　1-2-3
　　　　　日本〇〇総合病院
　　　　　　　　　　　　Tel　0□2□-□4-□5□7
　　　　脳神経外科
　　　医師　　日本　五郎　　　　　印

Ⅴ. 健康診断書

　入学や就職時に学校、会社などからの求めに応じ、受診者の健康状態を診査し証明する書類である。診察項目は依頼者によって異なるので確認する。一般的な健康診断書の項目は、患者基本情報、既往歴、業務歴、身長、体重、血圧、視力、色覚、聴力(簡易)、血液一般、血液生化学、尿検査、胸部 X 線撮影、心電図、総合所見などである。

　検査料、診察料、文書料には医療保険は使えず、受診者の全額自己負担になる。もちろん診査で異常を指摘され、精密検査を受ける場合は保険適応になる。また、法的に健康診断書の有効期間はないが、診察日から長期間が経過していると受診者の健康状態にも変化があり、正確に証明しているとは言い難いため、一般的には 3 ヵ月以内が妥当である。

4. 聞き間違えやすい言葉

　2004 年に I 病院で、医師から口頭で出されたワソラン「半筒(ハントウ)」の指示を、看護師が「3筒(サントウ)」と聞き間違え、6 倍量が患者に投与される医療事故が発生した(筒＝アンプル)。口頭指示時に聞き間違えやすい言葉は使用を避け、使用する場合は詳細にわかりやすく伝え、聞き手は復唱して確認することを徹底する。

　　半筒(ハントウ)：3 筒(サントウ)との間違い　→　「1/2 筒」または「0.5 筒」と表現する。
　　半錠(ハンジョウ)：3 錠(サンジョウ)との間違い　→　「1/2 錠」または「0.5 錠」と表現する。
　　7 月(シチガツ)：1 月(イチガツ)、4(シガツ)との間違い　→　「7 月(ななガツ)」と言い換える。
　　7 時(シチジ)：1 時(イチジ)との間違い　→　「7 時(ななジ)」と言い換える。
　　8 日(ようか)：4 日(よっか)との間違い　→　「8 日(ハチニチ)」と言い換える。
　　そばアレルギー：さばアレルギーとの間違い　→　「日本そばアレルギー」と表現する。

就学・就職時診断書　　　　　　　　　　　　　　**様式例**

健康診断書

氏　名		生年月日	年　　月　　日生
住　所		年　齢	歳　性別　男・女

既往歴	
業務歴	

依頼者により内容が異なる。

身　長		cm	血液一般	白血球	×10²
体　重		kg		赤血球	×10⁴
血　圧	/	mmHg		血色素	g/dl
視　力	右			ヘマトクリット	%
	左		生化学	GOT(AST)	IU/l
色　覚				GPT(ALT)	IU/l
聴　力 (dB)	区分	1000Hz　4000Hz		γ-GTP	IU/l
	右			TC	mg/dl
	左			TG	mg/dl
尿検査	蛋白	(　　)		HDL-C	mg/dl
	糖	(　　)		血糖	mg/dl
	潜血	(　　)	心電図		
胸部X線撮影検査			その他検査		
	撮影日	平成　年　月　日	総合所見		

特に異常は認めない。心身ともに健康である。就学に支障はない。就労に支障はない。など。

上記のとおり診断します。

　　　　　　　　　　　　　　　　　　　　　平成　　年　　月　　日

　　　医療機関名・住所
　　　〒

　　　　　　　電話

　　　　　　　　　　医師　　　　　　　　　　　　　　印

Ⅵ. 死亡診断書（死体検案書）

　死亡診断書（死体検案書）の記載方法については、厚生労働省から『死亡診断書（死体検案書）記入マニュアル』（医政局政策統括官編）が発行されている。同マニュアルを参考に、記載方法についてまとめた。

1 記載の意義

　死亡診断書（死体検案書）作成の目的は次の2点である。
①人の死亡を医学的・法律的に証明する：死亡診断書（死体検案書）は、人の死亡に関する厳粛な医学的・法律的な証明であり、死亡に至るまでの過程を、可能な限り詳細かつ論理的に表したものである。
②死因統計作成の資料となる：死因統計は国民の医療、保健、福祉に関する行政の重要な基礎資料として役立つとともに、医学研究をはじめ各分野においても貴重な資料となる。

　死亡診断書（死体検案書）は、以上のような重要な意義をもっており、医師、歯科医師には、その作成交付の義務が法律により規定されている。

【医師法第19条の2】応招義務等

> 診察若しくは検案をし、又は出産に立ち会った医師は、診断書若しくは検案書又は出生証明書若しくは死産証書の交付の求めがあつた場合には、正当の事由がなければ、これを拒んではならない。

　疾病、傷害および死因の統計は、世界各国の国民の健康の保持・増進に役立てるため、国際的に比較可能なものであることが必要である。このため、世界保健機関（WHO）が定めた「疾病及び関連保健問題の国際統計分類：International Statistical Classification of Diseases and Related Health Problems（ICD）」が、国際的に了承された統一的な分類として使用されている。わが国でも死因統計などは、ICD-10を用いている。

2 死亡診断書と死体検案書の使い分け

　死亡診断書と死体検案書は次の点に留意して使い分ける。
①自らの診療管理下にある患者が、生前に診療していた傷病に関連して死亡したと認める場合には「死亡診断書」を作成する。
②①以外の場合には「死体検案書」を交付する。
③交付すべき書類が「死亡診断書」であるか「死体検案書」であるかを問わず、異状を認める場合には、所轄警察署に届け出る。その際は、捜査機関による検視などの結果も踏まえたうえで、死亡診断書もしくは死体検案書を交付する。異状とは、外因による死亡また

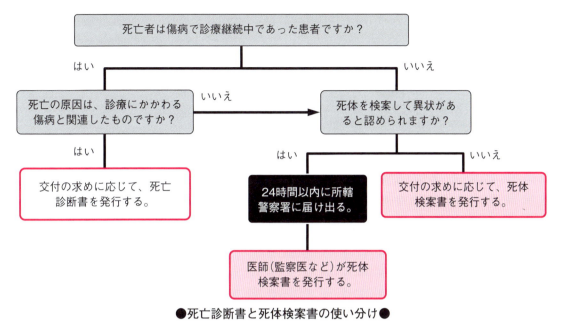

●死亡診断書と死体検案書の使い分け●

はその疑いのある場合をいう。

【医師法第 21 条】異状死体等の届出義務

> 医師は、死体又は妊娠四月以上の死産児を検案して異状があると認めたときは、二十四時間以内に所轄警察署に届け出なければならない。

3 医師が患者の死亡に立ち会えなかった場合

【医師法第 20 条】無診察診療等の禁止

> 医師は、自ら診察しないで治療をし、若しくは診断書若しくは処方せんを交付し、自ら出産に立ち会わないで出生証明書若しくは死産証書を交付し、又は自ら検案をしないで検案書を交付してはならない。但し、診療中の患者が受診後二十四時間以内に死亡した場合に交付する死亡診断書については、この限りでない。

　診療中の患者が死亡した場合、これまで診療を行ってきた医師は、たとえ死亡に立ち会えなくとも、死亡後改めて診察(死後診察)を行い、生前に診療していた傷病に関連する死亡であると判定できる場合には、死亡診断書を交付することができる。
　最終の診察後 24 時間以内に患者が死亡した場合は、これまで診療を行ってきた医師は、死亡後に改めて診察を行うことなく「生前に診療していた傷病に関連する死亡であること」が判定できる場合には、医師法第 20 条但し書の規定により、死亡後に改めて診察を行うことなく死亡診断書を交付できる。しかし、このような場合であっても、死亡診断書の内

容に正確を期するため、死亡後改めて診察するように努める。

4 記載にあたっての留意事項

1）一般的事項

①字は楷書ではっきりと書き、番号が付された選択肢を選ぶ場合は、該当する数字を○で囲む。
②標題は、「死亡診断書(死体検案書)」とあるうち、不要なものを二重の横線で消す。この場合は、選択の意味であり押印の必要はない。
③時、分の記入は、夜の12時は「午前0時」、昼の12時は「午後0時」と記入する。
④傷病名、手術における主要所見、外因死の追加事項中の手段および状況などの事項については、留意事項に沿ってできるだけ詳しく記入する。
⑤書式欄内に記入した内容の訂正は、医師の氏名欄に押印がある場合は訂正箇所に訂正印を押し、署名のみの場合は訂正の箇所に署名する。

2）氏名、性、生年月日

①生年月日が不詳の場合でも、年齢が推定できる場合は、推定年齢をカッコ付きで記入する。
　　例　（55歳）
②生まれてから30日以内に死亡したときは、出生の時刻も記入する。

3）死亡したとき

①死亡した年、月、日を記入し、午前か午後のいずれかを選択し、時、分を記入する。
②「死亡したとき」は、死亡確認時刻ではなく、死亡時刻を記入する。
③「死亡したとき」の一部が不明の場合でも、わかる範囲で記入する。死体検案によってできるだけ死亡時刻を推定し、その時刻を記入し「時分」の余白に「(推定)」と記入する。
　　例　平成18年5月21日　午後10時(推定)
④「死亡したとき」を一時点で明確に推定できない場合は、そのまま記入する。
　　例　平成20年8月15日午後11時　から　16日午前1時にかけて
⑤死亡年、月もまったくわからない場合は、「時分」の右余白に「(不詳)」と記入する。
　　注：「臓器の移植に関する法律」の規定に基づき脳死判定を行った場合、脳死した者の死亡時刻は、第2回目の検査終了時となる。

4）死亡したところおよびその種別

死亡したところの種別を選択し、その住所を記入する。さらに、死亡したところの種別が「病院」「診療所」「介護医療院・介護老人保健施設」「助産所」「老人ホーム」の場合は、施設の名称を記入する。「介護医療院・介護老人保健施設」の場合は、どちらで死亡したのかがわかるように、施設の名称に続けて括弧内に「介護医療院」または「介護老人保健施設」と記載する。「その他」は、山や川、路上など上記以外の場合に記入する。

5）死亡の原因

厚生労働省大臣官房統計情報部では、「死亡の原因」欄の記載内容をもとにWHOが示し

た原死因選択ルールに従って、「原死因」を確定し死因統計を作成している。WHOでは「原死因」とは、「直接に死亡を引き起こした一連の事象の起因となった疾病、もしくは損傷」、または「致命傷を負わせた事故、もしくは暴力の状況」と定義している。

a．一般的注意

①傷病名、部位、所見は判読が困難であったり、他の傷病名と誤読することのないよう日本語ではっきりと、楷書で正確に記入する。

②傷病名は、医学界で通常用いられているものを記入し、略語やあまり使用されていない医学用語は避ける。

③同一欄に複数の傷病名を記入する場合は、傷病名と傷病名との間に読点（,）を打つ（「①肝不全②腎不全」など記入せず、「肝不全, 腎不全」と記入する）。

④Ⅰ欄、Ⅱ欄共に疾患の終末期の状態としての心不全、呼吸不全などは書かないようにする。

注：すべての疾患の終末には心停止、呼吸停止状態を生じるものであり、死亡原因として心不全あるいは呼吸不全と記入することは、WHOが正しい死亡原因の記入方法ではないとしている。また、その記入によって、わが国の死因統計が不正確になる恐れがある。なお、疾患の終末期の状態としてではなく、明らかな病態としての心不全、呼吸不全を記入することはなんら問題ない。

⑤死因としての「老衰」は、高齢者で他に記入すべき死亡の原因がない、いわゆる自然死の場合のみ用いる。ただし、老衰から他の病態を併発して死亡した場合は、医学的因果関係に従って老衰も記入することになる。

b．Ⅰ欄

最も死亡に影響を与えた傷病名を、医学的因果関係の順番に記入する。

①直接の死亡の原因となった傷病名を（ア）欄に、（ア）欄の原因となる傷病名があれば（イ）欄に、（イ）欄の原因となる傷病名があれば（ウ）欄に記入する。「多臓器不全」や「出血性ショック」「薬物中毒ショック」「CO_2ナルコーシス」などについても原因となる傷病名があれば記入する。

②各欄には、1つの傷病名のみを記入する。ただし、独立した（原発性）多発部位の悪性新生物がいずれも直接の死亡原因となった場合には、同一欄に複数の悪性新生物を併記し、すべてに原発性と明記する。また、悪性新生物の転移で死亡した場合は、転移した悪性新生物を転移性と記入し、原発性の悪性新生物が最下欄になるように記入する。

③傷病名ではない「寝たきり」や「交通事故」「転倒」などの記入は避ける。

④各傷病名については、わかる範囲で発症の型、病因、部位、性状なども書くようにする。特に悪性新生物については、原発、転移の別、形態、部位をわかる範囲で記入する。

> 例　①急性や慢性の別、病因となるウイルスや細菌、もしくはアルコールなどの記入の有無で死因分類が変わるものがある。
> 　　　　　肝炎　→　慢性 C 型肝炎
> 　　　　　肝炎　→　アルコール性肝炎
> 　　　　　肺炎　→　インフルエンザ肺炎
> 　　　　　肺炎　→　MRSA 肺炎
> 　　②部位がわかるものは部位を記入する。
> 　　　　　くも膜下出血　→　前交通動脈からのくも膜下出血
> 　　　　　心筋梗塞　→　急性前壁中隔心筋梗塞
> 　　　　　肺腺癌　→　左肺上葉腺癌
> 　　　　　大腸癌　→　S 状結腸癌
> 　　③〜型や〜性など、傷病名を特定する用語があるときはそれも記入する。
> 　　　　　糖尿病　→　2 型糖尿病
> 　　　　　僧帽弁疾患　→　非リウマチ性僧帽弁疾患
> 　　④悪性新生物は原発、転移の別、形態をわかる範囲で記入する。
> 　　　　　肝癌　→　転移性肝癌
> 　　　　　肺癌　→　原発性右下葉小細胞肺癌

⑤心肺停止状態での来院など、具体的な傷病名がわからない場合には、家族または死亡者が普段診療を受けていた他の医療機関などから、わかる範囲で必要な情報を入手して死亡の原因欄に記入する。ただし、十分な情報が入手できない場合は、「死亡の原因」欄に「詳細不明」と書いて、死因に関係するわかる限りの状況を「その他特に付言すべきことがら」欄に記入する。状況がわからなければ空欄とする。

> 例　その他特に付言すべきことがら：
> 　　心肺停止状態にて救命救急センターに来院し、蘇生術を施行したが不成功。原因を特定できなかった。家族の話では心臓に持病あり。

c．Ⅱ欄

直接には死因に関係していないが、Ⅰ欄の傷病の経過に影響を及ぼした傷病名があれば記入する。

①妊産婦が死亡した場合：妊娠週数は満○○週で計算する。

②出産後の死亡の場合：出産後の日数は満○○日で計算する（出産当日は満ゼロ日として取り扱う）。

③低出生体重児（2,500 g 未満）の場合：低出生体重児と記入する。

d．発病（発症）または受傷から死亡までの期間

①Ⅰ欄のア、イ、ウ、エ欄およびⅡ欄に記入された傷病名について、それぞれ発病（発症）または受傷から死亡までの期間を記入する。

②年、月、日の単位で記入する。ただし、その期間が1日未満の場合は、時間、分の単位で記入する。即死の場合や、少なくとも数分以内に死亡したと判断される場合は、「短時

間」という表現も使われる。
③死亡の原因となる傷病について、一時的に治癒したものであっても死亡の原因に関係があれば、治癒前の発病(発症)または受傷から死亡までの期間を記入する。
④期間が不明の場合は、「不明」または「不詳」と記入する。

e．手術
①Ⅰ欄およびⅡ欄の傷病名に関係のある手術についてのみ記入する。
②手術を実施した場合は、2を選択し、術式または診断名と関連のある所見(病変の部位、性状、拡がりなど)をわかる範囲で記入する。
③該当する手術が複数行われた場合は、それぞれ記入する。
④手術中(後)に明らかになった診断名や部位などについても、Ⅰ欄、Ⅱ欄の記入内容に反映させる。
⑤紹介状や伝聞などによる情報についても必要に応じて記入する。

f．手術年月日
①手術した年月日を記入する。
②該当する手術が複数行われた場合は、それぞれ記入する。

g．解剖
　解剖を実施した場合は、2を選択し、Ⅰ欄、Ⅱ欄の傷病名に関連のある解剖の主要所見(病変の部位、性状、拡がりなど)を記入する。

6) 死因の種類

死因の種類として該当するものを1つ選択する。自殺の場合は、手段のいかんによらず「自殺」を選択する。例えば、首つりによる自殺は、「窒息」ではなく「自殺」、ガス中毒による自殺も、「中毒」ではなく「自殺」になる。なお、死因の種類が「外因死」の場合は、「外因死の追加事項」欄にその状況を必ず記入する。

a．死因の種類の決め方
①病死および自然死：疾病による死亡、および老齢・老化による自然死をいう。
②交通事故：運転者、同乗者、歩行者のいずれかを問わず、交通機関(自動車、自転車、鉄道、船、航空機など)の関与による死亡をいう。
③転倒・転落：同一平面上での転倒、または階段、ステップ、建物などからの転落による死亡をいう。
④溺水：溺水による死亡をいい、海洋、河川、池、プール、浴槽などの場所は問わない。ただし、水上交通機関の事故によるものは「交通事故」に分類する。
⑤煙、火災および火焔による傷害：火災による死亡(火傷、熱傷、一酸化炭素中毒、窒息などすべて)、および火焔による火傷での死亡をいう。
⑥窒息：頸部や胸部の圧迫、気道閉塞、気道内異物などによる窒息死をいう。
⑦中毒：薬物、またはその他の有害物質への接触、吸入、服用、注射などによる死亡をいう。
⑧その他：異常な温度環境への曝露(熱射病、凍死)、潜函病、感電、機械による事故、落下

物による事故、落雷、地震などによる死亡をいう。
⑨自殺：死亡者自身の故意の行為に基づく死亡で、手段・方法を問わない。
⑩他殺：他人の加害による死亡で、手段・方法を問わない。
⑪その他及び不詳の外因：刑の執行、戦争行為による死亡、および外因死であることは明確であるが、不慮の外因死か否かの判別がつかない場合をいう。
⑫不詳の死：病死および自然死か、外因死か不詳の場合をいう。

b．疾病と外因が重複している場合の取り扱い

最も死亡に近い原因から、医学的因果関係のある限り遡って、疾病か外因かで判断する。

例　腹部刺創による化膿性腹膜炎で死亡した場合は、外因死として取り扱う。

7）外因死の追加事項

「死因の種類」欄で、外因死の項目（「交通事故」から「その他および不詳の外因」まで）が選択されている場合に記入する。記入にあたっては、伝聞、推定情報の場合でも記入する。

①傷害が発生したとき：発生時期が明確でない場合は、推定時刻を記入する。
②傷害が発生したところの種別：「住居」「工場および建築現場」「道路」の場合は、該当するものを選択し、それ以外の場合は、「その他」を選択し（　）内に具体的に記入する。
③傷害が発生したところ：都道府県名および市区町村名を記入する。
④手段および状況：その傷害がどのような状況で起こったかを、必要な情報を参考に可能な限り具体的に記入する。

> [傷害が発生したところの区分]
> ①住居（自宅か否かにはかかわらない）：住宅、アパートなどの居住地、および私有地としての中庭、車庫などをいう。なお、老人福祉施設、寄宿舎、病院、母子生活支援施設などの居住施設は、「その他」として（　）にその種類を記入する。
> ②工場および建築現場：工場、建築現場、発電所、鉱山などをいい、その敷地内も含まれる。
> ③道路：道路（公道・私道を問わない）、歩道、ハイウェイをいう。
> ④その他：①〜③以外の場所をいい、（　）内には、学校、映画館、体育館、デパート、ホテル、駅、農地、海、川などの具体的な場所を記入する。

8）生後1年未満で病死した場合の追加事項

「母子健康手帳」などを参考にして記入する。

①出生時体重：死亡した子の出生時体重を記入する。なお、体重が不明な場合は、不明と記入する。
②単胎・多胎の別：死亡した子の出生時の状況を記入する。単胎、多胎を選択し、多胎の場合は何子中、第何子であったかを（　）内に記入する。
③妊娠週数：死亡した子が妊娠満何週で産まれたかを記入する。
④妊娠・分娩時における母体の病態または異状：死亡原因が、母の妊娠中や分娩時の病態または異状（外因など）にある場合には、「有」を選択し〔　〕内にその病態または異状を記

入する。
⑤前回までの妊娠の結果：死亡した子の母の、前回までの妊娠の結果について、出生した子の数と死産した児の数を記入する。いずれにも該当しない場合は「0」と記入する。なお、死産児については、妊娠満22週以後の場合のみ対象となる。

9）その他特に付言すべきことがら
各事項に補足すべき内容がある場合のみ記入する。

> 例　①心肺停止状態で救急搬送され、蘇生術を施行したが再開しなかった。画像診断でも原因を特定できなかった。
> ②生後6ヵ月と推定され病死であるが、母親が行方不明のため、生後1年未満の追加事項については記入できない。
> ③山中で腐乱死体として発見され、病死、外因死の特定が不可能であった。

10）診断（検案）年月日等
①標題と同様に診断、検案のいずれか不要なものを二重線で消す。押印の必要はない。
②診断（検案）年月日と発行年月日をそれぞれ記入する。
③医師本人の署名がある場合は、押印の必要はない。

死亡診断書（死体検案書）

慢性C型肝炎

氏名	○下 ○美	女	生年月日	昭和28年○月○日

死亡したとき	平成22年11月18日	☑午前 □午後	11時32分

死亡したところ及びその種別	死亡したところの種別	☑病院 □診療所 □介護医療院・介護老人保健施設 □助産所 □老人ホーム □自宅 □その他
	死亡したところ	東京都○○区○○　1-2-3
	施設の名称	日本○○総合病院

死亡の原因

◆Ⅰ欄，Ⅱ欄ともに疾患の終末期の状態としての心不全、呼吸不全等は書かないでください
◆Ⅰ欄では、最も死亡に影響を与えた傷病名を医学的因果関係の順番で書いてください
◆Ⅰ欄の傷病名の記載は各欄一つにしてください

ただし、欄が不足する場合は（エ）欄に残りを医学的因果関係の順で書いてください

Ⅰ	（ア）直接死因	食道静脈瘤破裂	発病（発症）又は受傷から死亡までの期間	2週間
	（イ）（ア）の原因	肝硬変		6年
	（ウ）（イ）の原因	慢性C型肝炎	◆年，月，日等の単位で書いてください。ただし、1日未満の場合は、時，分等の単位で書いてください。（例：1年3月，5時間20分）	25年
	（エ）（ウ）の原因			
Ⅱ	直接には死因に関係しないがⅠ欄の傷病経過に影響を及ぼした傷病名等			

手術	□1 無 ☑2 有	部位及び主要所見 下部食道の腫瘤状の静脈瘤が破裂し、噴出性の出血を認めた。	手術年月日	□昭和 ☑平成 22年11月4日

解剖	☑1 無 □2 有			

死因の種類

☑病死及び自然死
□外因死 {□不慮の外因死 {□交通事故 □転倒・転落 □溺水 □煙、火災、火焔による傷害 □窒息 □中毒 □その他}
□その他及び不詳の外因死 {□自殺 □他殺 □その他及び不詳の外因}}
□不詳の死

外因死の追加事項

◆伝聞又は推定情報の場合でも書いてください

傷害が発生したとき	□午前 □午後 時 分	傷害が発生したところ	都道府県 市 区 郡 町村
傷害が発生したところの種別	□住居 □工場及び建築現場 □道路 □その他（　）		
手段及び状況			

生後1年未満で病死した場合の追加事項

出生体重 グラム	単胎・多胎の別 □単胎 □多胎（ 子中第 子）	妊娠週数 満 週
妊娠・分娩時における母体の病態又は異状 □無 □有 [ ] □不詳	母の生年月日	前回までの妊娠の結果 出生児 人 死産児 胎 （妊娠満22週以降に限る）

その他特に付言すべきことがら

上記のとおり診断（検案）する　　　診断（検案）年月日 平成22年11月18日
　　　　　　　　　　　　　　　　本診断書（検案書）発行年月日 平成22年11月18日

病院、診療所、介護医療院若しくは介護老人保健施設等の名称及び所在地又は医師の住所
東京都○○区○○　1-2-3
日本○○総合病院

医師　日本　五郎　　印

~~死亡診断書~~（死体検案書）

縊頸

氏名	□木 □郎	男	生年月日	昭和23年□月□日

死亡したとき	平成20年5月21日 ☑午前 □午後 5時頃（推定）

死亡したところ及びその種別	死亡したところの種別	□病院 □診療所 □介護医療院 介護老人保健施設 □助産所 □老人ホーム ☑自宅 □その他
	死亡したところ	東京都□□区 □-3-□
	施設の名称	

死亡の原因	I	（ア）直接死因	低酸素性脳症	発病（発症）又は受傷から死亡までの期間	短時間
◆I欄、II欄ともに疾患の終末期の状態としての心不全、呼吸不全等は書かないでください		（イ）（ア）の原因	縊頸		同上
◆I欄では、最も死亡に影響を与えた傷病名を医学的因果関係の順番で書いてください		（ウ）（イ）の原因		◆年、月、日等の単位で書いてください。ただし、1日未満の場合は、時、分等の単位で書いてください。（例：1年3月、5時間20分）	
◆I欄の傷病名の記載は各欄一つにしてください		（エ）（ウ）の原因			
	II	直接には死因に関係しないがI欄の傷病経過に影響を及ぼした傷病名等			
ただし、欄が不足する場合は（エ）欄に残りを医学的因果関係の順で書いてください	手術	☑1 無 □2 有	部位及び主要所見	手術年月日	□昭和 □平成
	解剖	☑1 無 □2 有			

死因の種類	□病死及び自然死
	□外因死 □不慮の外因死 □交通事故 □転倒・転落 □溺水 □煙、火災、火焔による傷害
	□窒息 □中毒 □その他
	□その他及び不詳の外因死 ☑自殺 □他殺 □その他及び不詳の外因
	□不詳の死

外因死の追加事項	傷害が発生したとき	平成20年5月21日 ☑午前 □午後 5時頃	傷害が発生したところ	東京 ⓢ都道府県 市郡 □□ ⓒ区町村
◆伝聞又は推定情報の場合でも書いてください	傷害が発生したところの種別	☑住居 □工場及び建築現場 □道路 □その他（　）		
	手段及び状況	自宅の倉庫でロープを用いて首をつった。		

生後1年未満で病死した場合の追加事項	出生体重 グラム	単胎・多胎の別 □単胎 □多胎（ 子中第 子）	妊娠週数 満 週
	妊娠・分娩時における母体の病態又は異状 □無 □有 [ ] □不詳	母の生年月日	前回までの妊娠の結果 出生児 人 死産児 胎 （妊娠満22週以降に限る）

その他特に付言すべきことがら

上記のとおり~~診断~~（検案）する　　　　診断（検案）年月日　平成20年5月21日
　　　　　　　　　　　　　　　　　　本診断書（検案書）発行年月日　平成20年5月21日

病院、診療所、介護医療院若しくは介護老人保健施設等の名称及び所在地又は医師の住所
東京都○○区○○ 1-2-3
日本○○総合病院

医師　日本 次郎　　印

Ⅶ. 施設入所診断書

1 記載の意義

　患者が介護老人保健施設(老健)、介護老人福祉施設(特養)や有料老人ホームなどの施設に入所する際に、施設から患者の病状を記した診断書の記入を求められる。診断書の書式は、施設によって少しずつ異なるが、共通している項目も多い。高齢で複数の疾病を患い、認知症をもつ患者も多いことから、施設では介護をするにあたっての問題点、留意すべき点について医師からの意見を必要としている。高齢者の日常生活自立度、認知症の程度、麻痺・運動障害の程度など介護保険の主治医意見書(131頁参照)と共通する項目が多い。貧血の有無、肝機能、腎機能、栄養状態の評価には具体的な検査データが必要である。また、入居者および介護職員の二次感染予防の観点から、肝炎ウイルス、梅毒、MRSA感染の有無についての記入も求められる。診療情報提供書の一種とも考えられるが、診療情報提供料(B009：250点)の算定が可能な書式とは異なるため、診断書の扱いとし各医療機関で独自に文書料を設定し、患者に請求する場合が多い。血液・尿検査のほか、心電図、胸部X線写真撮影も行うが、診断書のため検査の費用は患者の自己負担(自費)になる。

2 記載事項および方法

[記載事項]　患者基本情報、病名、合併症、現症(意識状態、精神症状、日常生活自立度、認知症、麻痺、運動障害など)、医療処置、血液検査(血算、生化学、感染症など)、尿検査、心電図、胸部X線写真、皮膚疾患、経過および問題点、現在の処方、診断書記入日、医療機関情報

1) 患者基本情報
　氏名、性別、生年月日、年齢を記入する。

2) 病名・合併症
　介護上問題となる主な疾患を記入する。他科で治療を受けている疾患があれば、わかる範囲で病状のコントロールの状態を含め記入する。

3) 現症
　意識障害の有無、精神症状(妄想、幻覚、夜間不隠、抑うつなど)の有無、高齢者の自立(寝たきり)度(133頁参照)、認知症の程度(134頁参照)、麻痺の程度、運動障害(運動失調、疼痛、しびれ、パーキンソン症状、失語、構音障害、嚥下障害、視力障害、聴力障害など)の有無について記入する。

4) 医療処置
　褥瘡(部位)、経管栄養(鼻腔、胃瘻)、尿道カテーテル、人工肛門、酸素投与、痰の吸引など現在受けている処置について記入する。

5）血液・尿検査

血液検査では、血算（白血球数、赤血球数、血色素量、血小板数など）、肝機能、腎機能、栄養状態（総蛋白、アルブミン値）などを記入する。尿検査では、尿蛋白、尿糖、潜血、ウロビリノーゲンなどについて記入する。感染症として、肝炎ウイルス（B型、C型）、梅毒、MRSA感染の有無について記入する。血液・尿所見は古いデータではなく、直近（少なくとも3ヵ月以内）の検査値を記入する。

6）心電図

不整脈、心肥大、心筋虚血の有無について記入する。

7）胸部X線写真

肺野に異常な陰影があるか記入する。二次感染防止の観点から結核や肺炎の所見については特に注意する。心電図と同様に、なるべく直近の所見を記入する。一般的には3ヵ月以内が望ましいが、有効期間を指定している施設もある。

8）皮膚疾患

処置が必要な皮膚病変の有無や、人に感染する危険のある病変について記入する。

9）経過および問題点

病状の経過、および入所後に介護を受けるにあたっての問題点や留意点があれば記入する。

10）現在の処方

現在使用している薬剤名、用量、用法について記入する。

11）診断書記入日

診断書を作成した日を記入する。

12）医療機関情報

診断書を発行した医療機関の所在地、名称、診療科、医師名を記入する。

老人保健施設　○○の里

脳出血

施設入所診断書

氏　名	○橋 ○子	性別	男 (女)	生年月日	明治 大正 (昭和) 平成　12年 ○月 ○日(73歳)

病　名		発症年月日	他科での管理の合併症 (有)　無 (有の場合の病名)
脳出血	明・大・(昭)・平	19年 11月 30日	神経因性膀胱 （コントロール良好）
うつ病	明・大・(昭)・平	62年 5月 12日	
	明・大・昭・平	年 月 日	

現　症	該当する項目に○を付けてください。必要な事項があれば、（　）内に記入して下さい。
意識障害	(無)　有（　　　　　　　　　　　）
精神症状	妄想　幻覚　夜間不隠　(抑うつ)　その他（　　　）
自立(寝たきり)度	A1　A2　(B1)　B2　C1　C2　｜　徘徊　(無)　有
認知症	無　Ⅰ　Ⅱa　Ⅱb　(Ⅲa)　Ⅲb　Ⅳ　M　｜　問題行動　(無)　有（　　　）

麻痺	部位	右	左
	上肢	無　軽度　中等度　(重度)	(無)　軽度　中等度　重度
	下肢	無　軽度　中等度　(重度)	(無)　軽度　中等度　重度

運動障害	運動失調　(疼痛)　しびれ　パーキンソン症状　(失語)　構音障害 嚥下障害　視力障害　聴力障害
医療処置	褥瘡　部位（　　）　経管栄養（鼻腔　胃瘻） 尿道カテーテル　人工肛門　酸素吸入　痰吸引

血液検査 (平成22年12月13日)	白血球数 (4,540) /μl　赤血球数 (392×10⁴)/μl 血色素量 (12.1) /dl　ヘマトクリット値 (36.3)%　血小板数 (25.3×10⁴)/μl
生化学検査 (平成22年12月13日)	AST (21) IU/l　ALT (13) IU/l　LDH (192) IU/l　γ-GTP (41) IU/l BUN (14.4) mg/dl　クレアチニン (0.63) mg/dl　TP (6.8) mg/dl　ALB (3.9) mg/dl
尿検査	尿蛋白 (+　(−))　尿糖 (+　(−))　潜血 (+　(−))　ウロビリノーゲン (normal)
感染症 (平成22年12月13日)	HBS抗原 (+　(−))　HCV抗体 (+　(−))　MRSA (+　(−))　部位（鼻腔） RPR (+　(−))　+の場合 TPHA (+　−)　　　　　　(平成22年12月13日)
心電図異常	(無)　有（　　　）(平成22年12月13日)　｜　皮膚疾患　(無)　有（　　　）
胸部Xp所見	正常範囲　(平成22年12月13日)	

経過および問題点	現在の処方
脳出血の後遺症による右半身麻痺は高度で、屋内は装具を使用し伝い歩きが可能であるが、屋外は車いす移動をしている。短期記憶障害、記銘力障害などがみられ、長谷川スケールは19点である。徘徊、妄想などの精神症状はみられない。認知・判断能力の低下がみられ、日常生活全般に介護を必要としている。	①アリセプトD(5)　1錠、分1、朝食後 ②パキシル(10)　2錠、分2、朝、夕食後 ③ガスターD(10)　2錠、分2、朝、夕食後 ④大建中湯　3包、分3、毎食間 ⑤酸化マグネシウム　1.5g、分3、毎食後 ⑥エブランチル(15)　2cap、分2、朝、夕食後

診断書記入日　　平成 22年 12月 17日

所在地　〒△8△-7△5△
　　　　東京都○○区○○ 1-2-3
医療機関名　日本○○総合病院
　　　　Tel 0□2□-□4-□5□7　Fax 0□2□-□4-□5□8
　　　　脳神経外科
医師名　　日本 五郎　　　　（印）

VIII. 鉄砲申請者診断書

　銃砲刀剣類所持等取締法(銃刀法)に基づき鉄砲の所持を申請する際に、指定された医師の診断書が必要になる。平成21年の銃刀法改正により、①精神保健指定医、または、②精神科、心療内科、神経内科などを標榜し、2年以上精神障害の診断または治療に従事した経験を有する医師の、いずれかの診断が必要になった。鉄砲の所持にあたっては、①統合失調症、②躁うつ病、③てんかん、④その他自己の行為の是非を判別しその判別に従って行動する能力を失わせ、もしくは著しく低下させる病気、⑤認知症、⑥アルコール、麻薬、大麻、あへん、もしくは覚せい剤の中毒者、に該当しないことの証明が必要である。

---

5. 類似名称の医薬品

　医療クラークがかかわる誤薬のケースとしては、処方せんへの写し間違い、医師からの口頭指示時の聞き間違いが挙げられる。医師の文字が判読不能なほど悪筆の場合は、ためらわずに疑義照会する。また、電話など医師不在時の口頭指示は禁止し、診療録や指示せんに医師が記載した内容を処方せんに書き写す、あるいは電子カルテに代行入力することを原則とする。その際、名称が似た薬剤があることに注意する。

　　例　アスベリン®（鎮咳薬）　—　アスペノン®（抗不整脈薬）
　　　　アテレック®（降圧薬）　—　アレロック®（アレルギー治療薬）
　　　　アマリール®（糖尿病治療薬）　—　アルマール®（抗不整脈薬）
　　　　ウテメリン®（切迫流・早産治療薬）　—　メテナリン®（子宮収縮止血薬）*
　　　　グリミクロン®（糖尿病治療薬）　—　グリチロン®（肝疾患治療薬）
　　　　サクシン®（筋弛緩薬）　—　サクシゾン®（副腎皮質ステロイド剤）*
　　　　セロクラール®（めまい治療薬）　—　セロクエル®（統合失調症治療薬）
　　　　ソラナックス®（抗不安薬）　—　ソランタール®（消炎鎮痛薬）
　　　　タキソール®　—　タキソテール®（共に抗がん剤）
　　　　チウラジール®（抗甲状腺薬）　—　チラーヂンS®（甲状腺ホルモン剤）
　　　　ノルバスク®（降圧薬）　—　ノルバデックス®（乳癌治療薬）
　　　　マイスリー®（入眠導入薬）　—　マイスタン®（抗てんかん薬）

*メテナリン®は2010年にメチルエルゴメトリン®に、サクシン®は2009年にスキサメトニウム®に、アルマール®は2012年にアロチノロール塩酸塩「DSP」®に名称が変更された。

（様式例）

（鉄砲申請者用）

> ①精神保健指定医
> ②精神科、心療内科、神経内科などを標榜し、2年以上精神障害の診断または治療に従事した経験を有する医師
> ①、②のいずれかの診断が必要である。

診　断　書

住　所
氏　名
生年月日

上記の者は、

1. 統合失調症

2. 躁うつ病（躁病及びうつ病を含む）

3. てんかん
   （発作が再発するおそれがないもの、発作が再発しても意識障害がもたらされないもの及び発作が睡眠中に限り再発するものを除く）

4. その他の自己の行為の是非を判別し、若しくはその判別に従って行動する能力を失わせ若しくは著しく低下させる症状を呈する病気

5. 認知症

6. アルコール、麻薬、大麻、あへん若しくは覚せい剤の中毒者

　　に該当しないことを診断しました。

平成　　年　　月　　日

〒

T_EL

科
医　師　　　　　　　　　　　　　印

Ⅸ. おむつ使用証明書

　傷病により概ね6ヵ月以上寝たきり状態で医師の治療を受けており、おむつを使う必要があると認められるときは、おむつ代が医療費控除の対象となる。控除の申請にあたり、医師が発行した「おむつ使用証明書」が必要になる。

　証明書には、患者基本情報、傷病名、治療状況、必要期間、証明年月日、医療機関情報を記入する。証明書は、対象となる傷病により継続して治療を行っている医師が記入する。

　「必要期間」が年をまたがる場合は、その年末までに、また「必要期間」経過後にさらに治療のため、おむつが必要と認められることになった場合は、その期間経過前に改めて証明書を発行する必要がある。

---

6. 複数の規格がある医薬品

　同一名称でも、規格の異なる薬剤がある。キシロカインには静注用の2%製剤と、以前には点滴用の10%製剤（現在は製造中止）があり、10%製剤を誤って静注し不整脈や心停止をきたす事故が相次いだ。重大な副作用が懸念される注射薬などについては、製薬会社が規格を統一し、医療機関では施設内に一規格しか採用しないなどの対策を講じているが、内服薬では多種に及ぶため、処方せんの作成時には注意する。

　　例　内服薬：
　　　　　ブロプレス®錠（降圧薬）　1錠＝4 mg、8 mg、12 mg
　　　　　ダオニール®錠（糖尿病治療薬）　1錠＝1.25 mg、2.5 mg
　　　　　リピトール®（高脂血症治療薬）　1錠＝5 mg、10 mg　　　　など多数。
　　　　注射薬（濃度が異なるもの）：
　　　　　キシロカイン注（局所麻酔用）＝0.5%、1%、2%
　　　　　モルヒネ塩酸塩注射液＝10 mg/ml、40 mg/ml
　　　　　スミフェロン®注（インターフェロン製剤）＝300万単位/瓶、600万単位/瓶

おむつ使用証明書

脳出血後遺症

患者ID	6□6□2□

患者	住所	東京都□□区 1□6□-5			
	氏名	□本 □彦 殿	性別	男
	生年月日	昭和15年□月□日			

傷病名	**脳出血後遺症** によりおおむね **6ヵ月以上** にわたり寝たきり状態にある又はあると認められる。
治療状況	在宅で治療中
必要期間	平成19年1月1日 から 同年末まで

上記の者は、頭書の傷病により、現に治療を継続中であり、この為おむつの使用が必要であることを証明する。

平成19年12月10日

医療機関名　日本○○総合病院

所在地　東京都○○区○○ 1-2-3

医師氏名　日本 太郎　㊞

---

1. 証明書は、当該患者に対して頭書の傷病名により、継続して治療を行っている医師が記載すること。
2. 「必要期間」が年をまたがる場合は、その年末までに、また、「必要期間」経過後においてさらに治療のため、おむつが必要と認められることになった場合は、その期間経過前に、改めて証明書を発行すること。

---

① この証明書は、おむつ代（紙おむつの購入料及び貸おむつの貸借料）について医療費控除を受けるために必要である。

② 医療費控除を受けるには、この証明書とおむつ代の領収書を確定申告書に添付するか、確定申告の際に提示する。

③ おむつ代の領収書は、患者の氏名及び成人用のおむつ代であることが明記されたものであること。

5　指示書類

Ⅰ. 訪問看護指示書

１　記載の意義

　訪問看護ステーションや病院から看護師、理学療法士などが、医師の指示に基づいて在宅の要介護者を訪問し、必要な医療サービスを提供することを訪問看護という。訪問にあたり主治医は、訪問看護ステーションに対し、要介護者の状態に応じて必要事項を記入した訪問看護指示書を交付する必要がある。指示書を作成した医師に対しては、訪問看護指示料（C007：利用者1人につき1回300点）が診療報酬として支払われる。訪問看護ステーションは、指示書に従い訪問看護計画書を作成し、実施後は内容を報告書として主治医に提出しなければならない。

２　作成時の留意点

　訪問看護指示書を作成する際は次の点に留意する。
①指示書の有効期間は、1ヵ月から最長で6ヵ月である。患者の病状により、指示期間を決める。
②主治医が交代した場合は、その都度、指示書を記入する。
③訪問看護には介護保険が優先されるが、難病患者、末期がん、急性増悪時などで、一時的に頻回な訪問を行う必要があると主治医が判断した場合は、特別訪問看護指示書を交付する。この場合は、介護保険ではなく医療保険が使用される。

３　記載事項および方法

[記載事項]　訪問看護指示期間、患者基本情報、傷病名、病状・治療の状態、投与中の薬剤、日常生活の自立度、介護認定の状況、褥瘡の深さ、装着・使用医療機器、療養生活上の留意事項、緊急時の連絡先、不在時の対処法、医療機関情報、指定訪問看護ステーション名

1）訪問看護指示期間

　指示期間は1ヵ月を単位とし、最長6ヵ月まで可能である。患者の症状が不安定で変化が予測される場合は、短期間で指示内容の見直しをする。

2）患者基本情報

　患者氏名、生年月日、年齢を記入する。また、患者が現在居住する住所、電話番号を記入する。

3）主たる傷病名

在宅療養を受けるに至った主な傷病名を記入する。複数ある場合は、重要な順に3つ程度選択する。

4）現在の状況

a．病状・治療状態

主たる傷病名について、主な症状と現在までの治療内容について簡潔に記入する。

b．投与中の薬剤の用量・用法

投与中の全薬剤について、用量、用法を含め記入する。

c．日常生活自立度

日常生活自立度分類(133頁参照)に基づき、寝たきり度(J1、J2、A1、A2、B1、B2、C1、C2)、および認知症の程度(Ⅰ、Ⅱa、Ⅱb、Ⅲa、Ⅲb、Ⅳ、M)を記入する。

d．介護認定の状況

介護認定の有無、さらに認定を受けている場合は、要支援または介護度(1～5)(140頁参照)を記入する。

e．褥瘡の深さ

NPUAP分類、DESIGN分類(114頁参照)による褥瘡の深さを記入する。

f．装着・使用医療機器等

在宅で使用する医療機器について該当するものがあれば○をする。

1. 自動腹膜灌流装置
2. 透析液供給装置
3. 酸素療法(　　　l/min)
4. 吸引器
5. 中心静脈栄養
6. 輸液ポンプ
7. 経管栄養(経鼻・胃瘻：チューブサイズ　　　、　　　日に1回交換)
8. 尿道留置カテーテル(サイズ　　　、　　　日に1回交換)
9. 人工呼吸器(陽圧式・陰圧式：設定　　　　　　　　　)
10. 気管カニューレ(サイズ　　　　　)
11. ドレーン(部位　　　　　)
12. 人工肛門
13. 人工膀胱
14. その他(　　　　　)

5）留意事項および指示事項

療養生活指導上の全般的な留意事項を記入する。リハビリテーションの必要な患者、褥瘡の処置が必要な患者について、実施に際しての留意事項を記入する。上記4)の医療機器を使用している患者については、操作・管理上の留意点を記入する。

> 1. リハビリテーション
>   例　・日常生活動作の改善のためリハビリを継続すること。
>   　　・四肢・関節の拘縮予防のためリハビリを継続すること。
>   　　・デイサービスセンター、施設にてもリハビリの継続が必要である。
> 2. 褥瘡の処置
>   例　・定期的な体位の交換をすること。
>   　　・病変部の圧迫を避けること。
>   　　・入浴後、汚染時に消毒、処置を行うこと。
> 3. 装着・使用医療機器等の操作援助・管理
>   例　・尿道留置カテーテルの交換(1回/2週)
>   　　・胃瘻カテーテルの交換(1回/月)
>   　　・必要時に痰の吸引をすること。

6) 緊急時の連絡方法、不在時の対処方法

主治医への連絡方法を記入する。主治医が不在や連絡が取れない場合の代替医師や、当直医師への連絡方法などを記入する。在宅療養の患者については、休日や夜間の急変時などに迅速に対応できるよう、患者および医療機関の連絡先はしっかり確認しておく必要がある。

7) 特記すべき留意事項

その他、在宅療養を行ううえで補足すべき事項があれば記入する。

4 褥瘡の深達度分類

褥瘡の分類は、原型とされる1975年のSheaの分類以来、いくつかが発表されている。現在、日本では主にNPUAP分類とDESIGN分類が使われている。

1) NPUAP分類

米国褥瘡諮問委員会(National Pressure Ulcer Advisory Panel；NPUAP)による褥瘡の深達度による分類で、国際的に広く用いられている。DTI(Deep Tissue Injury)疑い、ステージⅠ～Ⅳ、およびU(Unstageable：判定不能)の6段階に分類される。

2) DESIGN分類

日本褥瘡学会により、2002年に提唱された褥瘡の重症度分類である。褥瘡の重症度を、D(Depth)：深さ、E(Exudate)：浸出液の多寡、S(Size)：大きさ、I(Inflammation/Infection)：炎症/感染の有無、G(Granulation tissue)：肉芽組織の性状、N(Necrotic tissue)：壊死組織の有無、に加えて、P(Pocket)：ポケットの有無、の7項目で評価し、さらに点数化することで治癒経過を数量的に表そうとするものである。

● NPUAP分類とDESIGN分類の比較 ●

分類	正常	DTI疑い	ステージⅠ	ステージⅡ	ステージⅢ	ステージⅣ	判定不能
NPUAP分類（2007年改訂版）		圧力または剪断力によって生じる皮下軟部組織の損傷に伴う限局性の紫色の皮膚変色。	骨突出部位に限局する消退しない発赤を伴う、損傷のない皮膚の病変。	スラフ（黄色壊死）を伴わない、赤色の浅い開放潰瘍。真皮の部分欠損。	全層組織欠損。皮下脂肪の露出。スラフやポケット、瘻孔が存在することがある。	骨、腱、筋肉の露出を伴う全層組織欠損。黄色または黒色壊死。ポケットや瘻孔を伴う。	潰瘍の底面がスラフまたはエスカー（黒色壊死）で覆われている全層組織欠損。
DESIGN分類 深さ（2008年）	d0		d1	d2	D3	D4	D5	U
	皮膚損傷・発赤なし。		表皮の持続する発赤。	真皮までの損傷。	皮下組織までの損傷。	皮下組織を越える損傷。	関節腔・体腔に至る損傷。	深さの判定が不能な場合。

（日本褥瘡学会（編）：褥瘡の深達度分類．褥瘡予防・管理ガイドライン，医療情報サービスMindsより一部改変）

訪問看護指示書
在宅患者訪問点滴注射指示書

様式例

※該当する指示書を〇で囲むこと

訪問看護指示期間（平成　年　月　日～平成　年　月　日）
点滴注射指示期間（平成　年　月　日～平成　年　月　日）

患者氏名		生年月日	明・大・昭・平　年　月　日　（　　歳）
患者住所			電話（　　）　－

主たる傷病名	(1)　　　　　(2)　　　　　(3)

現在の状況（該当項目に〇等）	病状・治療状態	
	投与中の薬剤の用量・用法	1.　　　　　　　　　　2. 3.　　　　　　　　　　4. 5.　　　　　　　　　　6.
	日常生活自立度	寝たきり度：J1　J2　A1　A2　B1　B2　C1　C2 認知症の状況：Ⅰ　Ⅱa　Ⅱb　Ⅲa　Ⅲb　Ⅳ　M
	要介護認定の状況	要支援　要介護（ 1　2　3　4　5 ）　（140頁参照）
	褥瘡の深さ	NPUAP分類(★)：ステージⅢ　ステージⅣ　　DESIGN分類(☆)：D3　D4　D5　（114頁参照）
	装着・使用医療機器等	1. 自動腹膜灌流装置　　2. 透析液供給装置　　3. 酸素療法（　ℓ/min） 4. 吸引器　　　　　　　5. 中心静脈栄養　　　　6. 輸液ポンプ 7. 経管栄養（経鼻・胃瘻：サイズ　　　、　　　日に1回交換） 8. 留置カテーテル（サイズ　　　　、　　　日に1回交換） 9. 人工呼吸器（陽圧式・陰圧式：設定　　　　　　　　　　　　　） 10. 気管カニューレ(サイズ　　　　　)　11. ドレーン(部位　　　　　　　) 12. 人工肛門　　13. 人工膀胱　　14. その他(　　　　　　　　　)

日常生活の自立度（133頁参照）

留意事項及び指示事項
Ⅰ　療養生活指導上の留意事項

Ⅱ　1. リハビリテーション

　　2. 褥瘡の処置等

　　3. 装着・使用医療機器等の操作援助・管理

　　4. その他

在宅患者訪問点滴注射に関する指示（投与薬剤・投与量・投与方法等）

緊急時の連絡先
不在時の対応法
特記すべき留意事項　（注：薬の相互作用・副作用についての留意点、薬物アレルギーの既往等があれば記載して下さい。）

他の訪問看護ステーションへの指示
　（無　有：指定訪問看護ステーション名　　　　　　　　　　　　　　　　　　　）

上記のとおり、指示いたします。

　　　　　　　　　　　　　　　　　　　　　　　　　　　　　　　　平成　年　月　日

　　　　　　　　　　　　　　　医療機関名
　　　　　　　　　　　　　　　住　　所
　　　　　　　　　　　　　　　電　　話
　　　　　　　　　　　　　　　（FAX）
　　　　　　　　　　　　　　　医師氏名　　　　　　　　　印

指定訪問看護ステーション　　　　　　　　　　　　　　　　　殿

★褥瘡の深さの分類　ステージⅢ：全層組織欠損。皮下脂肪は確認できるが、骨、腱、筋肉は露出していない。
　　　　　　　　　ステージⅣ：骨、腱、筋肉の露出を伴う全層組織欠損。
☆褥瘡の深さの分類　D3：皮下組織までの損傷。　D4：皮下組織を超える損傷。　D5：関節腔、体腔に至る損傷。

○	訪問看護指示書
	在宅患者訪問点滴注射指示書

＊該当する指示書に○をする

脳梗塞

訪問看護指示期間　　平成22年3月1日　　～　　平成22年8月31日
点滴注射指示期間　　　　　　　　　　　～

患者氏名	1□3□8□　□橋　□治　様	生年月日	昭和15年□月□日
		年齢	70歳

患者住所	東京都□□区　5□7□-□	TEL	0□2□-3□-6□8

主たる傷病名	脳（延髄）梗塞

現在の状況（該当項目に○等）

病状・治療状態	平成15年に四肢麻痺、呼吸障害、嚥下障害にて発症した。嚥下障害があり、誤嚥性肺炎を繰り返すため、気管切開および胃瘻による経管栄養としている。
投与中の薬剤の用量・用法	プロプレス錠8mg・・・1錠　　乳酸カルシウム・・・2g　　エンシュア・H 250mL/缶・・・1日に3缶 ラニラピッド錠0.1mg・・・1錠　塩化ナトリウム・・・4g ルブラック錠4mg・・・1錠　　　　　分2、朝・夕食後 　粉砕（薬品単位）　　分1、朝食後

日常生活自立度	寝たきり度	C-1	要介護認定の状況	要介護5
	認知症の状況	Ⅳ		

褥瘡の深さ	NPUAP分類　ステージⅢ　Ⅳ　　　DESIGN分類　D3　D4　D5

装着・使用医療機器等
- 1. 自動腹膜灌流装置　　2. 透析液供給装置　　3. 酸素療法（　/min）
- ○ 4. 吸引器　　5. 中心静脈栄養　　6. 輸液ポンプ
- ○ 7. 経管栄養（胃瘻：チューブサイズ　バルーンカテーテル14Fr　、30日に1回交換）
- 8. 留置カテーテル　（サイズ　　　　、　　日に1回交換）
- 9. 人工呼吸器　（陽圧式・陰圧式：設定　LTV　　）
- ○ 10. 気管カニューレ（サイズ　高研 11mm）　　11. ドレーン（部位　　）
- 12. 人工肛門　　13. 人工膀胱　　14. その他（　　）

留意事項及び指示事項
Ⅰ　療養生活指導上の留意事項

Ⅱ 1. リハビリテーション	日常生活動作改善のためリハビリを継続すること。
2. 褥瘡の処置等	
3. 装着・使用医療機器等の操作援助・管理	胃瘻カテーテル、気管カニューレの管理。
4. その他	

在宅患者訪問点滴注射に関する指示（投与薬剤・投与量・投与方法等）

緊急時の連絡先	日本○○総合病院（TEL 0□2□-4-5□7）
不在時の対応法	主治医に連絡がつかない場合は、当直医に相談すること。

特記すべき留意事項（注：薬の相互作用・副作用についての留意点、薬物アレルギーの既往等あれば記載）

他の訪問看護ステーションへの指示
　　（指定訪問看護ステーション名　　　　　　　　　　　　　　　　　　　　）

上記のとおり、指定訪問看護の実施を指示いたします。

平成22年2月26日

医療機関名　日本○○総合病院
〒△8△-7△5△
住　　所　東京都○○区○○ 1-2-3
TEL　0□2□-4-5□7
fax　0□2□-4-5□8

医師氏名　日本　太郎　　　　印

指定訪問看護ステーション　　日本○○総合病院　訪問看護ステーション
東京都○○区○○ 1-1-5
電話　0□2□-4-6□1

管理者　　○藤　○江　　殿

特別訪問看護指示書
在宅患者訪問点滴注射指示書

様式例

＊該当する指示書に〇をする

特別看護指示書 _____ ～ _____
点滴注射指示書 _____ ～ _____

患者氏名	様	生年月日 年　齢	歳

病状・主訴

難病患者、末期がん、急性増悪時などで、一時的に頻回な訪問を行う必要があると主治医が判断した場合は、特別訪問看護指示書を交付する。

留意事項及び指示事項

点滴注射指示内容（投与薬剤・投与量・投与方法等）

緊急時の連絡先等

上記のとおり、特別訪問看護の実施を指示いたします。

平成　年　月　日

医療機関名
〒
住　所
（電話）
（FAX）

医 師 名　　　　　　　　　　　　　印

指定訪問看護ステーション　　住　所
（電話）
（FAX）
管 理 者　　　　　　　　　　　　　殿

Ⅱ. リハビリテーション実施計画書

1 記載の意義

　リハビリテーションの実施にあたっては、医師は定期的な機能検査に基づき、その効果判定を行い、リハビリテーション実施計画書を作成する必要がある。また、リハビリテーションの開始時、およびその後3ヵ月に1回以上、患者に対してリハビリテーション実施計画の内容を説明し、診療録にその要点を記載することが求められている。

　リハビリテーションは心身の機能回復を目指すものであるが、精神的なサポートのほか、就労や経済的な問題など患者の抱える不安も大きく、治療にあたっては職種間の連携が不可欠である。リハビリテーション実施計画書の作成には、医師、リハビリテーション技師のみならず、看護師、栄養士、医療ソーシャルワーカーなどが共同してかかわることになる。

2 作成時の留意点

　リハビリテーション実施計画書を作成する際は次の点に留意する。
①リハビリテーション実施計画書、総合実施計画書などは、記入内容が決まっているので所定のものを用いる。
②計画書は医師、リハビリテーション技師、看護師、医療ソーシャルワーカーなどが共同して作成するが、あらかじめ記入箇所を分担しておく。
③作成後はその内容を患者に説明のうえ交付し、写しを診療録に添付する。

3 記載事項および方法

[記載事項]　患者基本情報、診断名、合併症、リハビリテーション歴、評価項目（心身機能・構造、活動、参加、心理、環境、第三者の不利）、1ヵ月後の目標、リハビリテーションの治療方針、退院の目標と見込み時期、退院後のリハビリテーション計画、退院後の社会参加の見込み、説明者の署名、患者家族への説明年月日、説明を受けた患者・家族の署名

　身体機能の評価はリハビリテーション技師が行うが、病名、合併症、リハビリテーション歴、1ヵ月後の目標、リハビリテーションの治療方針、退院時の目標と見込み時期については医師が記入する。また、身体機能のうちADL評価は病棟看護師が日常の観察を通じて記入し、患者の心理・環境面については、医療ソーシャルワーカーが患者・家族と面談のうえ記入するなど、あらかじめ担当を決めておく。さらに、定期的なカンファランスを行い、これらの項目について互いに再評価をし、チームとしての診療方針を決定する。

リハビリテーション総合実施計画書

様式例

(ID　　　)　　　　　　　　　　　　　　　　　　　　　計画評価実施日：

患者氏名：	性別	生年月日(西暦)	（　　歳）	利き手
主治医	リハ担当医	PT　　OT　　ST	看護	SW等

診断名、障害名（発症日、手術日、診断日）：	合併症（コントロール状態）： 医師記載欄	リハビリテーション歴：

日常生活自立度：　　　　　　　　　　　　　　　認知症である老人の日常生活自立度判定基準：

	評価項目・内容（コロン(:)の後に具体的内容を記入）	短期目標（　　ヵ月後）	具体的アプローチ
心身機能・構造	☐ 意識障害(JCS、GCS)： ☐ 見当識障害： ☐ 記銘力障害： ☐ 運動障害： ☐ 感覚障害： ☐ 摂食障害： ☐ 排泄障害： ☐ 呼吸、循環障害： ☐ 音声、発話障害（構音、失語）： ☐ 関節可動域制限： ☐ 筋力低下： ☐ 褥瘡： ☐ 疼痛： ☐ 半側空間無視： ☐ 注意力障害： ☐ 構成障害： ☐ その他：		
基本動作	寝返り　（☐自立 ☐一部介助 ☐全介助）： 起き上がり（☐自立 ☐一部介助 ☐全介助）： 座位　　（☐自立 ☐一部介助 ☐全介助）： 立ち上がり（☐自立 ☐一部介助 ☐全介助）： 立位　　（☐自立 ☐一部介助 ☐全介助）：		

活動度（活動制限とその理由、活動時のリスクについて）

	ADL(B.I)	自立	一部介助	全介助	使用用具（杖、装具）、介助内容	短期目標	具体的アプローチ
活動	食事	☐10	☐5	☐0			
	移乗	☐15	☐10	←監視下			
	座れるが移れない→		☐5	☐0			
	整容	☐5	☐0	☐0			
	トイレ動作	☐10	☐5	☐0			
	入浴	☐5	☐0	☐0			
	平地歩行	☐15	☐10	←歩行器等	歩行：		
	車椅子操作が可能→		☐5	☐0	車椅子：		
	階段	☐10	☐5	☐0			
	更衣	☐10	☐5	☐0			
	排便管理	☐10	☐5	☐0			
	排尿管理	☐10	☐5	☐0			
	合計（0～100点）		0 点				
	コミュニケーション	理解					
		表出					

		評価	短期目標	具体的アプローチ
参加		職業（☐無職、☐病欠中、☐休職中、☐発症後退職、☐退職予定） 職種・業種・仕事内容： 経済状況： 社会参加（内容、頻度等）： 余暇活動（内容、頻度等）：	退院先（☐自宅、☐親族宅、☐医療機関、☐その他　　　） 復職（☐現職復帰、☐転職、☐配置転換、☐復職不可、☐その他　　　） 復職時期： 仕事内容： 通勤方法： 家庭内役割： 社会活動： 趣味：	
心理		抑鬱： 障害の否認： その他：		
環境		同居家族： 親族関係： 家屋： 家屋周囲： 交通手段：	自宅改造 ☐不要、☐要： 福祉機器 ☐不要、☐要： 社会保障サービス ☐不要、☐身障手帳、☐障害年金 ☐その他： 介護保険サービス ☐不要、☐要：	
第三者の不利		発病による家族の変化 社会生活： 健康上の問題の発生： 心理的問題の発生：	退院後の主介護者 ☐不要、☐要： 家族構成の変化 ☐不要、☐要： 家族内役割の変化 ☐不要、☐要： 家族の社会活動変化 ☐不要、☐要：	

1ヵ月後の目標：

医師記載欄

本人の希望：

家族の希望：

リハビリテーションの治療方針：

医師記載欄

外泊訓練計画：

退院時の目標と見込み時期：

医師記載欄

退院後のリハビリテーション計画（種類、頻度、期間）：

退院後の社会参加の見込み：

説明者署名：

本人・家族への説明：　　年　月　日　　説明を受けた人：本人、家族（　　）署名：

日本○○総合病院

Ⅲ. 栄養指導指示書

　医療機関における栄養管理体制の整備は、入院料の算定に必須であり、常勤の管理栄養士が1名以上配置されていることが求められている。さらに、屋内において喫煙が禁止されている医療機関において、厚生労働大臣が定める特別食を必要とする患者、がん患者、摂食機能もしくは嚥下機能が低下した患者、低栄養状態にある患者に対して、医師の指示に基づき管理栄養士が具体的な献立などによって指導を行った場合に、入院栄養食事指導料(B001-1：初回260点、2回目200点)を算定できる。その際、管理栄養士は医師の指示に基づき、患者ごとにその生活条件、嗜好を勘案し食品構成に基づく食事計画案、または少なくとも数日間の具体的な献立を示した栄養食事指導箋を交付し、概ね15分以上、療養のため必要な栄養の指導を行う必要がある。栄養食事指導料は、1週間に1回を限度とし入院中2回まで算定可能である。

　特別食とは疾病の治療の直接手段として、必要な栄養量と内容について医師の発行する食事箋に基づき提供される次の食事をいう。

> ①腎臓食、②肝臓食、③糖尿食、④胃潰瘍食、⑤貧血食、⑥膵臓食、⑦脂質異常症食、⑧痛風食、⑨フェニールケトン尿症食、⑩楓糖尿症食、⑪ホモシスチン尿症食、⑫ガラクトース血症食、⑬治療乳、⑭無菌食、⑮小児食物アレルギー食、⑯特別な場合の検査食(単なる流動食および軟食を除く)

　医師から依頼された栄養指導指示書に基づいて管理栄養士は、患者・家族に栄養指導を行う。指示書には、患者基本情報、病名、身体測定値(身長、体重、血圧)、特別食の種類、指導栄養量(総エネルギー、塩分、蛋白質)、指導希望事項、栄養状態を評価するための検査値などを記入する。管理栄養士への指示には、少なくとも熱量・熱量構成、蛋白質量、脂質量・脂質構成比(不飽和脂肪酸/飽和脂肪酸)について具体的な内容を含めるように規定されている。外来患者においては、初回の指導を行った月は2回を限度として、その他の月にあっては月に1回を限度として、外来栄養食事指導料(B001-1-9：初回260点、2回目以降200点)の算定が可能である。

　近年、入院患者の栄養状態の評価や、低栄養状態にある患者への適正な栄養管理を目的としたNST(Nutrition Support Team：栄養サポートチーム)の活動が注目されている。チームは医師、看護師、薬剤師、管理栄養士、臨床検査技師、リハビリテーション技師など専門性の高い多職種によって構成される。NSTは定期的に回診を行い、個々の患者に対して栄養状態の評価を行い、最適な栄養補給法について主治医に提言を行う。患者の生活の質の向上、原疾患の治癒促進、さらに感染症などの合併症の予防効果が期待されている。チームが栄養管理にかかわる所定の研修を修了した専任の職員から構成されるなど、厚生労働大臣が定める施設基準を満たす場合は、栄養サポートチーム加算(A233-2)として、栄養管理を要した患者に対し、週1回200点の算定が可能である。

栄養指導指示書

様式例

医師から管理栄養士への指示

依頼日 平成　年　月　日
主治医

患者氏名		ID（　　　　　）	
生年月日	明治・大正 昭和・平成　年　月　日生		（　　歳）

体格	身長	cm	体重	kg
	血圧	／　　mmHg	BMI	

病名 （主なものに○印を付ける）	1.糖尿病	2.高血圧症	3.心筋梗塞
	4.狭心症	5.心不全	6.高脂血症
	7.高コレステロール血症	8.高中性脂肪血症	9.腎炎
	10.ネフローゼ	11.糖尿病性腎症	12.その他（　　）

指示事項	指導食種 （○印を付ける）	1.腎臓食	2.肝臓食	3.糖尿食
		4.胃潰瘍食	5.貧血食	6.膵臓食
		7.脂質異常症食	8.痛風食	9.フェニールケトン尿症食
		10.楓糖尿症食	11.ホモシスチン尿症食	12.ガラクトース血症食
		13.治療乳	14.無菌食	15.小児食物アレルギー食
	指導栄養量	総エネルギー量　　　　　kcal		
		蛋白質　　　g	脂質　　　g	塩分　　　g
		脂質構成比（S:M:P）（　：　：　）		標準S:M:P＝3:4:3

（依頼する栄養量を記入する。）

	指導内容 （○印を付ける）	1.エネルギー制限	2.塩分制限	3.蛋白制限
		4.カルシウム制限	5.リン制限	6.水分制限
		7.ヨード制限	8.栄養のバランスについての指導	
		9.補助食品の摂り方の指導	10.嗜好品の摂り方の指導	11.間食の摂り方の指導
		12.外食の摂り方の指導	13.野菜などの食物繊維の摂り方の指導	
		14.献立の立て方の指導	15.糖尿病交換表の使い方の指導	
		16.グレープフルーツジュース禁止		17.納豆禁止
		18.乳製品禁止	19.アレルギーのため（　　）禁止	
		20.その他（　　　　　　　　　）		

検査値	TP	g／dl	アルブミン	g／dl
	AST	IU／l	ALT	IU／l
	UN	mg／dl	CRE	mg／dl
	TC	mg／dl	TG	mg／dl
	HDL-C	mg／dl	UA	mg／dl
	Fe	μg／dl	Hb	g／dl
	血糖（空腹時）	mg／dl	HbA1c	％

その他	（栄養評価に関する検査値のうち必要な項目を記入する。）

日本〇〇総合病院

Ⅳ. 重症者等療養環境特別加算指示書

　重症者等療養環境特別加算とは、重症患者を基準を満たす個室または2人部屋に入院させ、集中治療を行った場合に、入院料として診療報酬の加算ができるものである。治療を行う病室（一般に重症室、集中治療室などと呼ばれる）には、患者の容態が常時監視できるような構造上の配慮が求められる。さらに、生体監視モニターの設置、映像による患者観察システムを有するなど、厚生労働大臣が定める施設基準に適合しているものとして、事前の届け出が必要である。重症者等療養環境特別加算（A221）は、1日につき個室の場合300点、2人部屋の場合150点の算定ができる。小児療養環境特別加算、または無菌治療室管理加算を既に算定している場合は加算できない。

　加算の対象となる患者は、次のいずれかに該当する場合である。

①病状が重篤であって、絶対安静を必要とする患者。

②必ずしも病状は重篤ではないが、手術または知的障害のため常時監視を要し、適時適切な看護および介助を必要とする患者。

　また届出の対象となる病床数は、一般病棟の平均入院患者数の8％未満とし、特別の診療機能を有している場合であっても10％を超えないこととされている。

　重症者等療養環境特別加算を算定するにあたっては、医師は「重症室に入室した日およびその理由」「重症室を退室した日およびその理由」を診療録に記載しておく必要がある。また、対象となった患者の氏名および入院日数を記録し、3年間保存しておくことが求められている。重症者等療養環境特別加算指示書として、患者情報、病室、病名、重症者とされた理由、症状、入室および退室日などを記入した書類を作成し医事課などで保存する。

　特に、指定された病室への入室、および退室の判断は医師によってなされるものであることから、入室日・退室日には医師の署名が必要である。

重症者等療養環境特別加算　指示書　　様式例

ID		患者氏名		性別　男女	年齢　　歳
主治医				診療科	科

室　名	1. 310(1人部屋)	2. 311(1人部屋)	3. 321(2人部屋)	4. 322(2人部屋)
	5. 410(1人部屋)	6. 420(2人部屋)	7. 510(1人部屋)	8. 520(2人部屋)

主たる病名	

入院年月日	平成　　　年　　　月　　　日

重症者とされた直接原因	1. 吐血、喀血又は重篤な脱水で全身状態不良の状態 2. 意識障害又は昏睡 3. 呼吸不全又は心不全で重篤な状態 4. 急性薬物中毒 5. ショック 6. 重篤な代謝障害(肝不全、腎不全、重症糖尿病等) 7. 広範囲熱傷 8. 外傷、破傷風等で重篤な状態 9. 手術を必要とする状態 10. その他(　　　　　　　　　　)

手　術	平成　　年　　月　　日　術式(　　　　　　　　　　　　)

重症者の病状監視介助状況	1. 呼吸管理(O₂吸入、人工呼吸器使用) 2. 輸液管理(点滴、精密輸液ポンプ使用) 3. ドレーン管理 4. 人工透析 5. 生体監視モニター管理(心拍、血圧、呼吸、酸素飽和度)

医師指示欄 必須事項	平成　　年　　月　　日 上記の病状により、重症者等療養環境特別加算病床への入室を指示する。 　　　　　　　　　　　　　主治医　　　　　　　　　　　印
	平成　　年　　月　　日 上記の病状改善し、重症者等療養環境特別加算病床からの退室を許可する。 　　　　　　　　　　　　　主治医　　　　　　　　　　　印

日本〇〇総合病院

Ⅴ．「はり、きゅう及びあん摩・マッサージ・指圧」同意書

1 記載の意義

　一般に、「はり、きゅう及びあん摩・マッサージ・指圧」の施術は、技師会などが定めた料金（自費）で行われるが、医療保険を使っての施術（療養費の支給）が可能な場合がある。既に保険医療機関で診療を受けている患者で、保険医が施術を必要と認め同意書を交付した場合である。保険医は交付時に文書料として、療養費同意書交付料（B013）の100点を請求できる。「はり師、きゅう師及びあん摩・マッサージ・指圧師の施術に係る療養費の支給の留意事項等について」（平成16年発）が一部変更され、平成30年10月1日以降の施術分から適用されることになった。

2 作成時の留意点

①新しい様式の同意書を使用する。同意書の項目をすべて満たしている必要がある。
②療養費の支給が可能な期間は6ヵ月で、再交付することで更新が可能である。ただし、あん摩・マッサージ・指圧の変形徒手矯正術については、従来どおり1ヵ月である。
③同意書の発行の依頼があった場合、保険医は患者を診察し、患者に同意書を交付する。
④再交付の場合でも、施術の同意には保険医の診察と同意書の交付が必要である。
⑤保険医は再同意に際し、施術者に施術報告書の交付を求め、内容を確認する。

3 対象疾病

1）はり、きゅうの場合

①対象となる疾病は、慢性病（慢性的な疼痛を主訴とする疾病）であって、保険医による適当な治療手段のないもの。具体的には、神経痛、リウマチ、頸腕症候群、五十肩、腰痛症、頸椎捻挫後遺症の6疾患である。
②同意する疾病に対して医療機関で処置や投薬などの治療を行う場合には、治療が優先されるため、患者は、はり、きゅうの療養費の支給を受けることはできない（併用禁止：医科とはり、きゅうで医療保険の併用が禁止されている）。

2）あん摩・マッサージ・指圧の場合

①対象となる適応症は、一律にその診断名によることなく、筋麻痺・筋萎縮・関節拘縮など、医療上マッサージを必要とする症例である。
②単に疲労回復や慰安を目的としたもの、疾病予防のマッサージなどは対象外である。
③医療機関で治療を行う場合であっても、患者に同一疾病の同意書を交付することは可能である。ただし、同一疾病の場合は治療が優先されるため、医療機関にて医療上のマッサージを行った日と同一の日に、患者があん摩・マッサージ・指圧の療養費の支給を受けることはできない。

あん摩マッサージ指圧同意書　　　　　　　　　　　　　**脳梗塞後遺症**

同意書　(あん摩マッサージ指圧療養費用)

患者	住　所	東京都□□区 3-□-1
	氏　名	□岡　□次
	生年月日	明・大・昭・平　25年　□月　□日
傷病名		脳梗塞後遺症
発病年月日		昭・㊗平　29年　10月　11日
同意区分		㊀初回の同意㊁・再同意　（○をつけて下さい）
診察日		平成　30年　11月　20日

症状

筋麻痺・筋萎縮　(筋麻痺又は筋萎縮のある部位について、○をつけて下さい)
㊀躯幹㊁・右上肢・左上肢・㊀右下肢㊁・左下肢

関節拘縮　(関節拘縮のある部位について、○をつけて下さい)
㊀右肩㊁・㊀右肘㊁・㊀右手首㊁・右股関節・㊀右膝㊁・㊀右足首㊁　その他
左肩・左肘・左手首・左股関節・左膝・左足首　（　　　　　　）

その他　(筋麻痺、筋萎縮又は関節拘縮のある部位以外に施術を必要とする場合には記載下さい)

施術の種類・施術部位

マッサージ　（㊀躯幹㊁ ㊀右上肢㊁ 左上肢 ㊀右下肢㊁ 左下肢）
変形徒手矯正術（　右上肢　左上肢　右下肢　左下肢　）

往療

㊀1.㊁必要とする　　2. 必要としない

往療を必要とする理由　介護保険の要介護度　（　　　　）分かれば記載下さい
1. 独歩による公共交通機関を使っての外出が困難
㊀2.㊁認知症や視覚、内部、精神障害などにより単独での外出が困難
3. その他
（　　　　　　　　　　　　　　　　　　　　　　　　）

注意事項等

施術に当たって注意すべき事項等があれば記載して下さい（任意）
脳梗塞の後遺症で、言語障害（失語）があるため、意思の疎通にやや困難があります。

　上記の者については、頭書の疾病により療養のための医療上のマッサージが必要と認め、マッサージの施術に同意する。

平成　30年　11月　20日

保険医療機関名　　日本○○総合病院

所　在　地　　〒△8△-7△5△　東京都○○区○○　1-2-3

保険医氏名　　日本　太郎　　　　　　　　　　　　　　㊞

※　保険医が、当該疾病について診察の上で同意する必要があります。
　　保険医氏名は、診察した医師の氏名を記載して下さい。

Ⅵ. 在宅酸素療法指示書

　チアノーゼを呈するような先天性心疾患や、慢性の呼吸不全・心不全の患者が在宅療養をするにあたり、酸素吸入が必要と医師が判断した場合に在宅酸素療法(Home Oxygen Therapy；HOT)が行われる。在宅酸素療法には医療保険が適用され、下記の条件を満たした場合に開始される。

① ファロー四徴症、大血管転位症、三尖弁閉鎖症、総動脈幹症、単心室症などのチアノーゼ型先天性心疾患のうち、発作的に低酸素または無酸素状態になる患者について、発作時に行う救命処置。

② 高度慢性呼吸不全のうち、在宅酸素療法導入時に動脈血酸素分圧が 55 mmHg 以下の患者、および、同 60 mmHg 以下で睡眠時または運動負荷時に著しい低酸素血症をきたす患者。

③ 慢性心不全のうち、医師の診断により、NYHA Ⅲ度以上であると認められ、睡眠時のチェーンストークス呼吸がみられ、無呼吸低呼吸指数(1 時間あたりの無呼吸数および低呼吸数をいう)が 20 以上であることが睡眠ポリグラフィー上確認されている症例。

④ 肺高血圧症の患者。

　在宅酸素療法を行う医療機関は、在宅酸素療法のための酸素投与方法(使用機器、ガス流量、吸入時間など)、緊急時連絡方法を装置に掲示するとともに、夜間も含めた緊急時の対処法について患者に説明を行う必要がある。在宅酸素療法指示書には、医療機関情報、患者基本情報、基礎疾患名、設置場所(住所)、メーカー名、使用機器、使用流量および時間(安静時、労作時、就寝時ごと)、携帯用酸素ボンベ使用の有無、検診日程、緊急時連絡先などを記入し、担当医師からメーカーおよび患者に指示書として交付する。

● 心不全の重症度(NYHA[※]分類) ●

重症度	身体活動の制限	症　状
Ⅰ度	なし	心疾患はあるが、症状はない。
Ⅱ度	軽度から中等度	安静時には無症状だが、日常的な身体活動で疲労・動悸・呼吸困難・狭心痛を生じる。
Ⅲ度	高度	安静時には無症状だが、日常的な身体活動以下の労作で疲労・動悸・呼吸困難・狭心痛を生じる。
Ⅳ度	あらゆる活動が制限される。	安静時においても心不全症状や狭心痛がある。わずかな労作で、これらの症状が増悪する。

[※]NYHA(New York Heart Association：ニューヨーク心臓協会)

医療機関からメーカー・患者への指示　　　　　　　　　　　　　　　　　様式例

在宅酸素療法指示書

申請年月日

指示内容	□新規　□継続　□中止 □再開　□変更（　　　）	医師	印
病院名		事務担当	印
診療科（病棟）	科　　　　病棟		

フリガナ 患者氏名	様	ID番号	
生年月日	歳	性別	
基礎疾患			
設置場所（住所）		電話番号	
メーカー名	○○株式会社		

（使用機種および酸素流量の指示）

酸素濃縮器	機種	ハイサンソ（酸素濃度90%） □2Lタイプ　□3Lタイプ　□5Lタイプ　□7Lタイプ	マイルドサンソ（酸素濃度40%） □6Lタイプ
	使用流量 × 時間	1日につき　安静時　　　　L／分×　　　　時間 　　　　　　労作時・後　L／分×　　　　時間 　　　　　　就寝時　　　L／分×　　　　時間	
	TOMS モニタリングシステム		

携帯用酸素ボンベ	要 不要	酸素吸入量 L／分	ボンベタイプ	ウルトレッサ　□L　□M　□その他（　　　） その他　ボンベ〔　　　　　　　　　　　　〕
	サンソセーバー　　要　不要		緊急用酸素ボンベ　　要　不要	

機器設置希望日		退院予定日	

検診（　　　）毎に検診、ただし退院後初回に限り　　　月　　　日に検診

注意事項	◆使用方法他 ①本装置が酸素吸入療法のための装置であって、生命維持装置でないことを十分に承知のうえ本装置を借受けます。 ②医師の処方及び指示に従って使用します。 ③本装置の取扱い説明書に従って使用します。 ④本装置の設置場所の変更及び使用を中断する場合はその旨を報告します。 ⑤在宅酸素療法を適正に実施していくため医師の診察を受けます。 ⑥以上のほか、本装置等は善良な管理者の注意義務を持って管理いたします。 （使用者の責に帰する事由で装置等に故障が生じた場合は、修理費等を負担いたします）
緊急連絡時	不快な症状や装置に異常を感じた場合は、速やかに病院に連絡し担当医師の指示に従うこと。

（患者・家族への説明、確認事項）

VII. 弾性着衣等装着指示書

　入院中の患者で、子宮悪性腫瘍、子宮附属器悪性腫瘍、前立腺悪性腫瘍または腋窩部郭清を伴う乳腺悪性腫瘍に対する手術を行った患者に対して、医師または医師の指示に基づき看護師または理学療法士が、リンパ浮腫の重症化を抑制するための指導を実施した場合に、リンパ浮腫指導管理料（B001-7：入院中1回100点）が算定できる。リンパドレナージを促す方法として、弾性着衣または弾性包帯の着用が推奨されており、着用にあたり医師が指示書を記入する。指示書には、「弾性着衣等の種類」、「着圧」などの記載事項がある。

---

7. 医学用語の読み方

　医学用語の知識（語彙力）は、診療録を読み、医療書類を作成するために必要な読解力と表現力の基礎となるものである。医学用語の読み方は一般用語と異なり難解で、検索時に苦労することも多い。

①「音読み」が基本である。
　頬骨（キョウコツ）、肩峰（ケンポウ）、豆状骨（トウジョウコツ）、トルコ鞍（アン）、ランゲルハンス島（トウ）、会陰（エイン）、嚥下（エンゲ）、寛解（カンカイ）、悪阻（オソ）、耳垢（ジコウ）、跛行（ハコウ）、疾病（シッペイ）、肘内障（チュウナイショウ）、薬疹（ヤクシン）、黄色腫（オウショクシュ）、蜂窩織炎（ホウカシキエン）、苔癬（タイセン）など、身体部位名称、症状、所見、病名などを表す医学用語は、ほとんどが音読みである。

②「訓読み」のものが例外的にある。
　鷲手（わしで）、鳩胸（はとむね）、鼻茸（はなたけ）、苺舌（いちごじた）など訓読みの医学用語は少ない。兎唇（トシン）、鶏眼（ケイガン）、漏斗胸（ロウトキョウ）、鼻出血（ビシュッケツ）などは音読みである。

③重箱読み、湯桶読みは稀である。
　重箱読みの例としては、五十肩（ゴジュウかた）、湯桶読みとしては、肩関節（かたカンセツ）、肩手症候群（かたてショウコウグン）、手足口病（てあしくちビョウ）、鳥飼病（とりかいビョウ）などが挙げられるがやはり少数である。

④熟字訓、その他。
　欠伸（あくび）、黒子（ほくろ）、鳩尾（みぞおち）などの熟字訓がある。胸腔（キョウクウ）、腹腔（フククウ）などで使われる「腔」は、一般用語の音読は「コウ」である。医学界では慣例的に「クウ」を使用している。

リンパ浮腫対策

弾性着衣等装着指示書

様式例

住　　所	
氏　　名	（ID　　　）　性別
生年月日	（　　　歳）
診断名	
手術年月日	
患肢	上肢(右、左)　　下肢(右、左)
弾性着衣等種類	ストッキング　スリーブ　グローブ　包帯など
着圧指示	mmHg
特記事項	

　　本患者は、上記疾患のため患肢を常時圧迫する必要があり、弾性着衣等の装着を指示しました。

　　　　　　　　　　　　平成　　　年　　月　　日

　　　医療機関名
　　　所　在　地
　　　電話番号
　　　医　師　名　　　　　　　　　　　　　　　㊞

記載上の注意
1. 各欄に記載すること。
2. 「手術年月日」は、他院で手術を行った等の理由により、詳細な日付が判らない場合は「何年何月頃」との記載でも可。
3. 「患肢」及び「弾性着衣等の種類」が複数ある場合は、その内訳を「特記事項」欄に記載すること。
4. 「弾性着衣等の種類」が包帯の場合は、装着する理由を「特記事項」欄に記載すること。
5. 「着圧指示」が30mmHg未満の場合は、装着が必要な理由を「特記事項」欄に記載すること。

6 意見書類

Ⅰ. 介護保険主治医意見書

1 記載の意義

　介護保険は、65歳以上の高齢者(第1号被保険者)と、政令で定められた特定疾病を有する40歳以上65歳未満の者(第2号被保険者)に対し所定の要介護状態に至った際に、介護サービスを給付する制度である。被保険者が保険によるサービスを利用するためには、介護の必要性の有無や、その程度についての認定(要介護認定)を保険者である市町村から受ける必要がある。この要介護認定は、市町村職員などによる調査によって得られた情報および主治医の意見に基づき、市町村などにおかれる保健、医療、福祉の学識経験者から構成される介護認定審査会において行われる。

2 作成時の留意点

　要介護認定の結果いかんによって、申請者は介護保険によるサービスを利用できるかどうか、また利用できる場合には在宅サービスの上限や施設に支払われる報酬が決定されることになり、主治医意見書は審査判定に用いられる重要な資料である。様式は全国で統一したものが用いられている。

3 記載事項および方法

　介護保険主治医意見書の記載方法については、日本医師会から『主治医意見書記入の手引き』が発行されている。同手引きを参考に、記載事項および方法をまとめた。

[基本情報]
・申請者の氏名：申請者の氏名を記入し、ふりがなを併記する。
・性別、生年月日：生年月日は和暦で記入する。
・年齢：満年齢を記入する。
・住所および連絡先：自宅の住所、および電話番号も記入する。施設に入所している場合は、施設名、住所および電話番号を記入する。
・主治医として主治医意見書が介護サービス計画作成の際に利用されることについて、同意する場合は「□同意する」に、同意しない場合には「□同意しない」にレ印を付ける。
・医師氏名：意見書を記入する主治医の所属する医療機関の所在地、および名称、電話番号、主治医の氏名を記入する。氏名は自署の場合は、押印の必要はない。

　　1) 最終診察日
　申請者を最後に診察した日を記入する。

2）主治医意見書作成回数

申請者について主治医意見書を初めて作成する場合は「□初回」に、2回目以降の場合は「□2回目以上」にレ印を付ける。

3）他科受診の有無

申請者が他科を受診しているかについて、わかる範囲で該当する□にレ印を付ける。

4）傷病に関する意見

a．診断名

現在、罹患している傷病の診断名と、その発症年月日（和暦）を記入する。発症年月日がはっきりわからない場合は、おおよその発症年月を記入する。例えば、脳血管障害を繰り返している場合には、直近の発作（発症）が起きた年月日を記入する。

診断名は、65歳以上の第1号被保険者については、生活機能低下の直接の原因となっている傷病名を、40歳以上65歳未満の第2号被保険者については、介護を必要とさせている生活機能低下の直接の原因となっている特定疾病名を記入する。傷病が複数ある場合は、より重要であると考えられる傷病を優先して記入する。4種類以上の傷病に罹患している場合は、主な傷病名の記入にとどめ、必要であれば「5．特記すべき事項」の欄に記入する。「生活機能低下の直接の原因となっている傷病名」としては、脳血管障害、骨折・変形性関節症などの運動器疾患、認知症、廃用症候群などが挙げられることが多い。

特定疾病とは次の16疾患である。

①がん
②関節リウマチ
③筋萎縮性側索硬化症
④後縦靱帯骨化症
⑤骨折を伴う骨粗鬆症
⑥初老期における認知症（アルツハイマー病、血管性認知症、レビー小体病など）
⑦進行性核上性麻痺、大脳皮質基底核変性症およびパーキンソン病
⑧脊髄小脳変性症
⑨脊柱管狭窄症、腰部脊柱管狭窄症
⑩早老症（ウェルナー症候群など）
⑪多系統萎縮症
⑫糖尿病性神経障害、糖尿病性腎症および糖尿病性網膜症
⑬脳血管疾患（脳出血、脳梗塞など）
⑭閉塞性動脈硬化症
⑮慢性閉塞性肺疾患（肺気腫、慢性気管支炎、気管支喘息、びまん性汎細気管支炎）
⑯両側の膝関節または股関節の著しい変形を伴う変形性関節症

b．症状としての安定性

上記の「診断名」で記入した「生活機能低下の直接の原因となっている傷病」による症状の安定性について、該当する□にレ印を付ける。脳卒中や心疾患、外傷などの急性期や慢性

疾患の急性増悪期で、積極的な医学的管理を必要とすることが予想される場合は「不安定」を選択し、具体的な内容を自由記載欄に記入する。記入欄が不足する場合は「1.(3)生活機能低下の直接の原因となっている傷病または特定疾病の経過及び投薬内容を含む治療内容」の欄に記入する。現在の全身状態から、急激な変化が見込まれない場合は「安定」を選択する。不明の場合は「不明」を選択する。

c．生活機能低下の直接の原因となっている傷病または特定疾病の経過及び投薬内容を含む治療内容

　生活機能低下の直接の原因となっている傷病、または特定疾病の経過および投薬内容を含む治療内容について要点を簡潔に記入する。投薬内容については、傷病に関連し定期的に内服している薬剤を記入する。介護上特に留意すべき薬剤や、相互作用の可能性がある薬剤は優先して記入する。また、意識障害がある場合には、その状況についても具体的に記入する(意識レベルの判定:85頁参照)。

5) 特別な医療

　申請者が過去14日間に受けた12項目の医療のうち、看護職員などが行った診療補助行為(医師が同様の行為を診療行為として行った場合も含む)について、該当する□にレ印を付ける。

6) 心身の状態に関する意見

a．日常生活の自立度について

　現状から考えられる障害高齢者の日常生活自立度(表1)、および認知症高齢者の日常生活自立度(表2)について、判定基準を参考にして該当する□にレ印を付ける。遷延性の意識障害などで、認知症高齢者の日常生活自立度が判断不能である場合は、□Mにレ印を付け、「1.(3)生活機能低下の直接の原因となっている傷病または特定疾病の経過及び投薬内容を含む治療内容」の欄に具体的な内容を記入する。

●表1．障害高齢者の日常生活自立度(寝たきり度)判定基準●

生活自立	ランクJ	なんらかの障害などを有するが、日常生活はほぼ自立しており独力で外出する。 ①交通機関などを利用して外出する。 ②隣近所へなら外出する。
準寝たきり	ランクA	屋内での生活は概ね自立しているが、介助なしには外出しない。 ①介助により外出し、日中はほとんどベッドから離れて生活する。 ②外出の頻度が少なく、日中も寝たり起きたりの生活をしている。
寝たきり	ランクB	屋内での生活はなんらかの介助を要し、日中もベッド上での生活が主体であるが、坐位を保つ。 ①車いすに移乗し、食事、排泄はベッドから離れて行う。 ②介助により車いすに移乗する。
	ランクC	1日中ベッド上で過ごし、排泄、食事、着替えにおいて介助を要する。 ①自力で寝返りをうつ。 ②自力では寝返りもうたない。

b．認知症の中核症状

申請者に認められる認知症の中核症状の有無について、以下に記載されている判定基準に基づき、該当する□にレ印を付ける。

- 短期記憶：身近にある3つの物を見せた後にそれを隠し、5分後に聞いてみるなどの方法を用いて、一時的に記憶に残るような直前のことについて、覚えているか否かを評価する。
- 日常の意思決定を行うための認知能力(表3)

●表2．認知症高齢者の日常生活自立度判定基準●

ランク		判断基準	みられる症状・行動の例
Ⅰ		なんらかの認知症を有するが、日常生活は家庭内および社会的にほぼ自立している。	
Ⅱ		日常生活に支障をきたすような症状・行動や意思疎通の困難さが多少みられても、誰かが注意していれば自立できる。	
	a	家庭外で上記Ⅱの状態がみられる。	たびたび道に迷うとか、買物や事務、金銭管理など、それまでできたことにミスが目立つ。
	b	家庭内でも上記Ⅱの状態がみられる。	服薬管理ができない。電話の応対や訪問者との対応など、1人で留守番ができない。
Ⅲ		日常生活に支障をきたすような症状・行動や意思疎通の困難さがみられ、介護を必要とする。	
	a	日中を中心として上記Ⅲの状態がみられる。	着替え、食事、排便、排尿が上手にできない、時間がかかる。やたらに物を口に入れる。物を拾い集める。徘徊、失禁、大声・奇声をあげる。火の不始末、不潔行為、性的異常行為など。
	b	夜間を中心として上記Ⅲの状態がみられる。	ランクⅢaに同じ。
Ⅳ		日常生活に支障をきたすような症状・行動や意思疎通の困難さが頻繁にみられ、常に介護を必要とする。	ランクⅢに同じ。
M		著しい精神症状や周辺症状、あるいは重篤な身体疾患がみられ、専門医療を必要とする。	せん妄、妄想、興奮、自傷・他害などの精神症状や、精神症状に起因する周辺症状が継続する。

●表3．日常の意思決定を行うための認知能力●

自立	日常生活において、首尾一貫した判断ができる。毎日するべきことに対して、予定を立てたり、状況を判断できる。
いくらか困難	日々繰り返される日課については判断できるが、新しい課題や状況に直面したときに、判断に多少の困難がある。
見守りが必要	判断力が低下し、毎日の日課をこなすためにも合図や見守りが必要になる。
判断できない	ほとんど、またはまったく判断しないか、判断する能力が著しく低い。

●表4．自分の意思の伝達能力●

伝えられる	自分の考えを容易に表現し、相手に理解させることができる。
いくらか困難	適当な言葉を選んだり、考えをまとめるのに多少の困難があるため、応対に時間がかかる。自分の意思を理解させるのに、多少、相手の促しを要することもある。
具体的要求に限られる	時々は自分の意思を伝えることができるが、基本的な要求（飲食、睡眠、トイレなど）に限られる。
伝えられない	ほとんど伝えられない、または、限られた者にのみ理解できるサイン（本人固有の音声あるいはジェスチャー）でしか自分の要求を伝えることができない。

・自分の意思の伝達能力（**表4**）

c．認知症の周辺症状

　申請者に認められる認知症の周辺症状の有無について、該当する□にレ印を付ける。複数の状態が認められる場合は、該当する□のすべてにレ印を付ける。

・幻視・幻聴：幻視とは、視覚に関する幻覚のこと。外界に実在しないのに、物体、動物、人の顔や姿などが見えること。幻聴とは、聴覚領域の幻覚の一種。実際には何も聞こえないのに、音や声が聞こえると感じるもの。
・妄想：病的状態から生じた判断の誤りで、実際にはあり得ない不合理な内容を、正常を超えた訂正不能な主観的確信をもって信じていること。これに対し、訂正可能である場合は錯覚という。
・昼夜逆転：夜間不眠の状態が何日間か続いたり、明らかに昼夜が逆転し、日常生活に支障が生じている状態。
・暴言：発語的暴力をいう。
・暴行：物理的暴力をいう。
・介護への抵抗：介護者の助言や介護に抵抗し、介護に支障がある状態。
・徘徊：客観的に目的も当てもなく歩き回る状態。認知症だけでなく、心因性の葛藤からの逃避的行為やその他、急性精神病などでもみられる。
・火の不始末：タバコの火、ガスコンロなど火の始末や火元の管理ができない状態。
・不潔行為：排泄物を弄んだり撒き散らす場合をいう。身体が清潔でないことは含まれない。
・異食行動：食欲異常の一種。正常では忌避するような物体、味に対して特に異常な食欲や嗜好を示すこと。
・性的問題行動：周囲が迷惑していると判断される、性的な問題行動。

d．その他の精神・神経症状

　認知症以外の精神・神経症状があれば、「□有」にレ印を付け、その症状名を記入する。専門医を受診している場合は「□有」にレ印を付け、（　）内に受診の科名を記入する。また、以下に挙げる定義の中から当てはまるものがあれば症状名に記入する。

- 失語：正常な言語機能をいったん獲得した後、多くは大脳半球の限定された器質的病変により、言語（口頭言語と文字言語の両方）の理解・表出に障害をきたした状態。
- 構音障害：一般に"ろれつが回らない"という状態。構音器官（咽頭、軟口蓋、舌、口唇など）の麻痺による麻痺性構音障害と、筋相互の協調運動障害による協調運動障害性構音障害とがある。
- せん妄：意識変容の1つ。軽度ないし中等度の意識混濁に妄想、錯覚、偽幻覚、幻覚、不安、恐怖、精神運動性の興奮を伴う。夜間に起こりやすい（夜間せん妄）。
- 傾眠傾向：意識混濁は軽度で、反復して強い刺激を与えれば覚醒状態に回復するが、放置すれば直ちに入眠してしまうような状態。
- 見当識障害（失見当識）：時、場所、人などの見当識の機能が失われた状態。多くの場合、意識障害がある際にみられるため、意識障害の有無をみる必要がある。その他、認知症で記銘力障害のある場合（健忘性）、妄想によって周囲を無視している場合（妄想性）などにも認められる。
- 失認：感覚器には異常はないが局在性の大脳病変により、ある感覚を介する対象認知が障害されている状態。他の感覚を介すれば対象を正しく認知できる。視覚失認および視空間失認、聴覚失認、触覚失認、身体失認などがある。
- 失行：随意的、合目的、象徴的な熟練を要する運動行為を行うことができない状態で、麻痺、運動失調などの要素的運動障害、また失語、失認、精神症状などで説明できないもの。局在性の大脳病変で起こる後天性の行為障害。

e．身体の状態
- 利き腕：利き腕について、該当する方の□にレ印を付ける。
- 身長・体重：身長および体重について、おおよその数値を記入する。また、過去6ヵ月程度における体重の変化について、3％程度の増減を目途に、該当する□にレ印を付ける。
- 四肢欠損：腕、肢、指などについて、欠損が生じている状態。
- 麻痺：主に神経（錐体路）系の異常によって起こる筋力の低下、あるいは随意運動の障害。
- 筋力の低下：麻痺以外の原因で、随意運動に支障を生じる筋力の低下。
- 関節の拘縮：関節、および皮膚・筋肉など軟部組織の変化によって生じる関節の可動域制限。
- 関節の痛み：日常生活に支障をきたすほどの関節の痛みがある状態。
- 失調：運動の円滑な遂行には多くの筋肉の協調が必要であるが、その協調が失われた状態。個々の筋肉の力は正常でありながら、運動が稚拙であることが特徴である。
- 不随意運動：意志によらずに出現する目的に添わない運動。多くは錐体外路系の病変によって生じる。
- 褥瘡：廃用症候群の代表的な症状。持続的な圧迫およびずれ応力が原因で、局所の循環障害によって生じる皮膚の阻血性壊死（113頁参照）。
- その他皮膚疾患：褥瘡以外で身体介助、入浴などに支障のある皮膚疾患。

7）生活機能とサービスに関する意見

a．移動

①屋外歩行

　日常生活での屋外歩行の状態について、以下の各選択項目の例に当てはめ、該当する□にレ印を付ける。

- 自立：自分だけで屋外を歩いている状態。歩行補助具や装具・義足を用いている場合も含む。外出するように促しが必要でも、屋外は1人で歩いている場合も含む。
- 介護があればしている：介護者と一緒に屋外を歩いている状態。直接介助されている場合だけでなく、そばで見守っている場合も含む。
- していない：屋外歩行をしていない状態。歩こうとすれば歩けるが、実際は歩いていない場合や、訓練のときだけ屋外歩行をしている場合を含む。また、車いすで屋外を移動している場合も含む。

②車いすの使用

　車いす(電動車いすも含む)を用いている場合に、主に誰が操作(駆動)しているかについて、以下の各選択項目の状態例に当てはめ、該当する□にレ印を付ける。車いすを常時使っている場合だけでなく、例えば外出時だけの使用や、病院や通所施設などで使用している場合も含む。

- 用いていない：まったく使用していない状態。
- 主に自分で操作：車いすを用いることがあり、その場合は主に自分だけで操作(駆動)している状態。主に室内での状態で判断し、例えば室内は自分だけでこいでいるが、屋外は後ろから押してもらっている場合なども含む。
- 主に他人が操作：車いすを用いていることがあり、その場合は主に他人に操作してもらっている状態。操作時に見守りを必要とする場合を含む。

③歩行補助具・装具の使用

　日常生活での室内歩行や屋外歩行で、歩行補助具(杖など)や装具を用いている状態について、以下の各選択項目の例に当てはめ、該当する□にレ印を付ける。屋内、屋外両方で使用している場合は両方の□にレ印を付ける。歩行補助具や装具のどちらか一方だけの使用の場合も含むが、義足(切断のときに用いる)の使用は含めない。

- 使用していない：日常生活では、歩行補助具も装具もまったく使用していない状態。訓練歩行のときだけは使っている場合も含む。
- 屋外で使用：日頃の屋外歩行のときに使用している状態。例えば遠出のときだけの使用のように、時々使用している場合も含む。
- 屋内で使用：日頃の室内歩行のときに使用している状態。例えば家事のときだけの使用のように、特定の生活行為を行うときのみ使用している場合も含む。

b．栄養・食生活

　高齢者の「低栄養」は、身体機能および生活機能の低下をはじめ、感染症、褥瘡などの誘

発にかかわる。そこで、要介護状態の改善および重度化の予防の点から、「低栄養」に関連する要因として考えられる食事行為、総合的な栄養状態を評価する。医学的観点から栄養・食生活上の留意点を認める場合には、具体的な内容を記入する。

①食事行為

　日常生活行為のうち食事について、どの程度、どのように自分で行っているかを評価する。以下の各選択項目の状態例に当てはめ、該当する□にレ印を付ける。

・自立ないしなんとか自分で食べられる：自分1人で、ないし見守り・励まし、身体的援助によって自分で食べることができる。
・全面介助：ほかの者の全面的な介助が必要である。

②現在の栄養状態

　現在の栄養状態を評価する。以下の各選択項目の状態に当てはめ、該当する□にレ印を付ける。また、医学的観点から改善に向けた留意点について（　）内に記入する。

・良好：①過去6ヵ月程度の体重の維持（概ね3％未満）、②BMI 18.5以上、③血清アルブミン値が3.5 g/dlを上回る、の3項目すべてが該当する状態。上記指標が入手できない場合には、食事行為、食事摂取量（概ね3/4以上）、食欲、顔色や全身状態（浮腫、脱水、褥瘡などがない）から総合的に栄養状態がよいと判断される状態。
・不良：①過去6ヵ月程度の体重の減少（概ね3％以上）、②BMI 18.5未満、③血清アルブミン値が3.5 g/dl以下、の3項目のうち1つでも該当する状態。上記指標が入手できない場合には、食事行為、食事摂取量（概ね3/4以下）、食欲、顔色や全身状態（浮腫、脱水、褥瘡などがある）から総合的に栄養が不良または不良となる可能性が高いと判断される状態。

c．現在あるかまたは今後発生の可能性の高い状態とその対処方針

　日常の申請者の状態を勘案して、現在あるかまたは今後、概ね6ヵ月以内に発生する可能性の高い状態があれば、該当する□にレ印を付ける。また、具体的な状態とその際の対処方針（緊急時の対応を含む）について要点を記入する。

d．サービス利用による生活機能の維持・改善の見通し

　現在の状態から概ね3～6ヵ月間、申請者が介護保険によるサービス（予防給付によるサービスを含む）やその他の高齢者に対するサービスを利用した場合の、生活機能の維持・改善の見通しについて、該当する□にレ印を付ける。

e．医学的管理の必要性

　医学的観点から、申請者が利用する必要があると考えられる医療系サービスについて、以下の各サービスの内容を参考に、該当するサービスの□にレ印を付ける。訪問歯科診療および訪問歯科衛生指導については、口腔内の状態（例えば、歯の崩壊や喪失状態、歯の動揺や歯肉からの出血の有無、義歯の不適合など）をもとに、口腔ケアの必要性に応じて該当する□にレ印を付ける。また、特に必要性が高いと判断されるサービスについては項目に下線を引く。

- 訪問診療：通院することが困難な患者に対して、医師が計画的に訪問して行う診療や居宅療養指導などをいう。
- 訪問看護：訪問看護ステーションおよび医療機関からの訪問看護など、保健師、看護師が訪問して看護を行うことをいう。
- 看護職員の訪問による相談・支援：医療機関および訪問看護ステーションの看護職員が訪問して、療養上のさまざまな課題・悩みに対する相談・支援を行うものをいう。
- 訪問リハビリテーション：病院、診療所および訪問看護ステーションの理学療法士などが訪問して行うリハビリテーションをいう。
- 通所リハビリテーション：病院、診療所、老人保健施設が提供するリハビリテーションをいう。
- 短期入所療養介護：病院、診療所および介護老人保健施設に短期間入所させ、当該施設において看護、医学的管理下における介護、機能訓練、その他必要な医療および日常生活上の世話を行うものをいう。
- 訪問歯科診療：居宅において療養を行っている患者であって、通院が困難なものに対して、患者の求めに応じ訪問して歯科診療を行った場合、または継続的な歯科治療が必要な患者に対して、その同意を得て訪問して歯科診療を行うものをいう。
- 訪問歯科衛生指導：訪問歯科診療を行った歯科医師の指示に基づき、歯科衛生士、保健師、看護師などが訪問して療養上必要な指導として、患者の口腔内での清掃などにかかわる指導を行うものをいう。
- 訪問薬剤管理指導：医師の診療に基づき計画的な医学的管理を継続して行い、かつ、薬剤師が訪問して薬学的管理指導を行うものをいう。
- 訪問栄養食事指導：医師の診療に基づき計画的な医学的管理を継続して行い、かつ、管理栄養士が訪問して具体的な献立などによって実技指導を行うものをいう。
- その他の医療系サービス：上記以外の医学的管理をいう。地域支援事業の訪問型介護予防、機能訓練、保健所が実施する保健指導、入院などが必要とされる場合にその種類を記入する。

f．サービス提供時における医学的観点からの留意事項

　申請者がサービスを利用するにあたって、医学的観点から特に留意する点があれば、「□あり」にレ印を付け、サービスを提供するうえで不安感を助長させないよう（　）内に具体的な留意事項を記入する。また、血圧・嚥下などの項目以外に、医学的観点からの留意事項があれば、「その他」の（　）内に具体的な内容を記入する。

- 血圧：血圧管理について、サービス提供時の留意事項があれば、具体的に記入する。また、どの程度の運動負荷なら可能なのかという点などについても記入する。
- 嚥下：嚥下運動機能（舌によって食塊を咽頭に移動する随意運動、食塊を咽頭から食道へ送るまでの反射運動、蠕動運動により食塊を胃に輸送する食道の反射運動）の障害について、サービス提供時の留意事項があれば、具体的に記入する。

- 摂食：摂食について、サービス提供時の留意事項があれば、具体的に記入する。
- 移動：移動(歩行に限らず、居室とトイレの移動や、ベッドと車いす、車いすと便座などへの移乗なども含む)について、サービス提供時の留意事項があれば、具体的に記入する。
- 運動：運動負荷を伴うサービスの提供時の留意事項があれば、具体的に記入する。特に運動負荷を伴うサービス提供について、医学的観点からリスクが高いと判断される場合には、その内容を具体的に記入する。
- その他：その他、医学的観点からの留意事項があれば、（　）内に具体的に記入する。

g．感染症の有無

　サービスの提供時に、二次感染を防ぐ観点から留意すべき感染症の有無について、該当する□にレ印を付ける。有の場合には、具体的な傷病名・症状などを（　）内に記入する。

8）特記すべき事項

　申請者の主治医として、要介護認定の審査判定上および介護保険によるサービスを受けるうえで、重要と考えられる事項があれば要点を記入する。

　高齢者は年齢による生活機能低下に、傷病、入院などをきっかけとして日常生活に対する意欲や発動性の低下をきたしやすい。さらに転居や配偶者との死別、家庭内での役割の喪失などさまざまな要因が加わることで社会参加の機会が減少し、一層生活機能が低下することが考えられる。これら生活機能低下を引き起こしている要因があれば、具体的に記載する。また、専門医に意見を求めた場合には、その結果を簡潔に記入する。

9）要介護度

　標準的な要介護区分における心身の状態(目安)を示した(表5)。右半身麻痺のある患者で、「食事は左手を使って可能だが、食事以外の入浴、排泄、着替えなどに介助が必要である。立ち上がりや歩行時には杖や短下肢装具を使用し、見守り・介助を必要とする」状態は、要介護3に相当する。

●表5．要介護度の区分●

区分		心身の状態の例(目安)
要支援	1	日常生活のための基本的動作は、ほぼ自分で行うことが可能だが、家事や買い物など、日常生活を送るための能力になんらかの支援が必要な状態。
	2	要支援1の状態から、わずかに能力が低下し、なんらかの支援が必要な状態。
要介護	1	日常生活を送るために必要な能力がさらに低下し、「入浴」など、生活の一部に介護が必要な状態。立ち上がりや歩行は可能だが不安定である。
	2	「入浴」「排泄」など、日常生活の部分的な介護が必要な状態。立ち上がりや歩行は、自力では困難である。
	3	「入浴」「排泄」「衣服の着脱」など、日常生活の全般にわたり介護が必要な状態。立ち上がりや歩行は自力ではできない。
	4	「食事」を含め、日常生活の全般にわたり、全面的な介護が必要な状態。立ち上がりや歩行はできず、「移動」も全介助が必要な状態。
	5	「食事」を含め、日常生活の全般にわたり、全面的な介護が必要な状態。1日中ベッドの上で過ごす寝たきり状態。

脳梗塞・認知症

主治医意見書

年　月　日　　　　　記入日　平成22年9月22日

| 申請者 | (ふりがな)　☐まつ　☐ろう　　7 5 1
☐松　☐朗
昭和8年☐月☐日　生（77歳） | 男 | 東京都☐☐区 3-☐-6
連絡先　0☐2☐-4☐6-☐7☐9 |

上記の申請者に関する意見は以下の通りです。
主治医として、本意見書が介護サービス計画作成に利用されることに　☑同意する。　☐同意しない。

医師氏名	日本 五郎		
医療機関名	日本○○総合病院	電話	0☐2☐-4-☐5☐7
医療機関所在地	東京都○○区○○ 1-2-3	FAX	0☐2☐-4-☐5☐8

(1)最終診察日	平成22年8月3日
(2)意見書作成回数	☐初回　☑2回目以上
(3)他科受診の有無	☑有　☐無 (有の場合)→　☑内科　☐精神科　☐外科　☑整形外科　☐脳神経外科　☐皮膚科　☐泌尿器科 ☐婦人科　☐眼科　☐耳鼻咽喉科　☐リハビリテーション科　☐歯科　☐その他（　　　）

1.傷病に関する意見

(1) 診断名（特定疾病または生活機能低下の直接の原因となっている傷病名については1.に記入）及び発症年月日
1. 脳梗塞（右・大脳）　　　　　　　　　発症年月日（平成22年1月25日　頃）
2. 認知症　　　　　　　　　　　　　　　発症年月日（平成20年5月16日　頃）
3. 高血圧　　　　　　　　　　　　　　　発症年月日（平成17年12月31日　頃）

(2)症状としての安定性　　☑安定　☐不安定　☐不明
(「不安定」とした場合、具体的な状況を記入)

(3)生活機能低下の直接の原因となっている傷病または特定疾病の経過及び投薬内容を含む治療内容
〔最近（概ね6ヶ月以内）介護に影響のあったもの　及び　特定疾病についてはその診断の根拠等について記入〕

平成17年に小脳梗塞の既往があるが、独歩可能でADLも自立していた。本年、1/25に突然、構音障害、左半身麻痺が出現し当院を緊急受診した。受診時意識：JCS-10、頭部MRIにて右の側頭葉から後頭葉にかけて梗塞の再発を認めた。入院加療とし、血圧の管理とともにリハビリを行った。構音障害は会話可能なレベルにまで回復したが、左半身麻痺は残存した。3/18退院し、5/3まで□□病院にて回復期のリハビリを行った。以後、当院外来にて加療中である。2年前から徐々に認知症が進んでいる。
(処方)ノルバスクOD錠(5)・・1錠、分1、朝食後　アリセプト錠(5)・・1錠、分1、朝食後　プラビックス錠(75)・・・1錠、分1、朝食後

2.特別な医療 （過去14日間以内に受けた医療のすべてにチェック）

処置内容	☐点滴の管理　☐中心静脈栄養　☐透析　☐ストーマの処置　☐酸素療法 ☐レスピレーター　☐気管切開の処置　☐疼痛の看護　☐経管栄養
特別な対応	☐モニター管理(血圧、心拍、酸素飽和度等)　☐褥瘡の処置
失禁への対応	☐カテーテル（コンドームカテーテル、留置カテーテル　等）

3.心身の状態に関する意見

(1)日常生活の自立度等について
・障害老人の日常生活自立度(寝たきり度)　☐自立　☐J1　☐J2　☐A1　☑A2　☐B1　☐B2　☐C1　☐C2
・認知症高齢者の日常生活自立度　　☐自立　☐I　☐IIa　☐IIb　☑IIIa　☐IIIb　☐IV　☐M

(2)認知症の中核症状(認知症以外の疾患で同様の症状を認める場合を含む)
・短期記憶　　　　　　　　　　　　　☐問題なし　☑問題あり
・日常の意志決定を行うための認知能力　☐自立　☐いくらか困難　☑見守りが必要　☐判断できない
・自分の意志の伝達能力　　　　　　　　☐伝えられる　☑いくらか困難　☐具体的要求に限られる　☐伝えられない

(3)認知症の周辺症状（該当する項目全てチェック：認知症以外の疾患で同様の症状を認める場合を含む）
☑無　☐有 → ☐幻視・幻聴　☐妄想　☐昼夜逆転　☐暴言　☐暴行　☐介護への抵抗　☐徘徊
　　　　　　　☐火の不始末　☐不潔行為　☐異食行動　☐性的問題行動　☐その他（　　　　　）

(4)その他の精神・神経症状
☐無　☑有　〔症状名：着衣失行　　　　　専門医受診の有無 ☐有（　　　）☑無〕

| 申請者 | ☐松 ☐朗 | 男 | 77歳 |

(5) 身体の状態

利き腕（ ☑右 ☐左 ） 身長= 163.0 cm 体重= 65.0 kg （過去6ヶ月の体重の変化 ☐増加 ☑維持 ☐減少 ）

- ☐ 四肢欠損 （部位： ）
- ☑ 麻痺
  - ☐ 右上肢 （程度：☐軽 ☐中 ☐重） ☑ 左上肢 （程度：☐軽 ☑中 ☐重）
  - ☐ 右下肢 （程度：☐軽 ☐中 ☐重） ☑ 左下肢 （程度：☐軽 ☑中 ☐重）
  - ☐ その他 （部位： 程度：☐軽 ☐中 ☐重）
- ☑ 筋力の低下 （部位： 左半身 ） （程度：☐軽 ☑中 ☐重）
- ☑ 関節の拘縮 （部位： 左肘、手関節 ） （程度：☐軽 ☑中 ☐重）
- ☐ 関節の痛み （部位： ） （程度：☐軽 ☐中 ☐重）
- ☑ 失調・不随意運動 ・上肢 ☐右 ☐左 ・下肢 ☐右 ☐左 ・体幹 ☑右 ☑左
- ☐ 褥瘡 （部位： ）
- ☐ その他の皮膚疾患 （部位： ） （程度：☐軽 ☐中 ☐重）

4. 生活機能とサービスに関する意見

(1) 移動
- 屋外歩行 ☐自立 ☑介助があればしている ☐していない
- 車いすの使用 ☐用いていない ☐主に自分で操作している ☑主に他人が操作している
- 歩行補助具・装具の使用（複数選択可） ☐用いていない ☑屋外で使用 ☐屋内で使用

(2) 栄養・食生活
- 食事行為 ☑自立ないし何とか自分で食べられる ☐全面介助
- 現在の栄養状態 ☑良好 ☐不良
- → 栄養・食生活上の留意点（ ）

(3) 現在あるかまたは今後発生の可能性の高い状態とその対処方針
- ☐尿失禁 ☑転倒・骨折 ☑移動能力の低下 ☐褥瘡 ☑心肺機能の低下 ☐閉じこもり ☑意欲低下 ☐徘徊
- ☐低栄養 ☐摂食・嚥下機能低下 ☐脱水 ☐易感染症 ☐がん等による疼痛 ☐その他（ ）
- → 対処方針（ 定期的な診察。デイサービスセンターなどの積極的な利用。 ）

(4) サービス利用による生活機能の維持・改善の見通し
☑期待できる ☐期待できない ☐不明

(5) 医学的管理の必要性（特に必要性の高いものには下線を引いて下さい。予防給付により提供されるサービスを含みます。）
- ☐訪問診療 ☑訪問看護 ☐看護職員の訪問による相談・支援 ☐訪問歯科診療
- ☐訪問薬剤管理指導 ☐訪問リハビリテーション ☑短期入所療養介護 ☐訪問歯科衛生指導
- ☐訪問栄養食事指導 ☑通所リハビリテーション ☐その他の医療系サービス（ ）

(6) サービス提供時における医学的観点からの留意事項
- ・血圧 ☐特になし ☑あり（ 最高血圧が180以上の時は入浴を避ける ） ・移動 ☐特になし ☑あり（ 移動時見守り、歩行補助具必要 ）
- ・摂食 ☑特になし ☐あり（ ） ・運動 ☐特になし ☑あり（ 動悸、血圧上昇に注意 ）
- ・嚥下 ☐特になし ☑あり（ 水分はとろみをつける ） ・その他（ ）

(7) 感染症の有無（有の場合は具体的に記入してください）
☑無 ☐有（ ） ☐不明

5. 特記すべき事項
要介護認定及び介護サービス計画作成時に必要な医学的なご意見等をご記載してください。なお、専門医等に別途意見を求めた場合はその内容、結果も記載して下さい。（情報提供書や身体障害者申請診断書の写し等を添付して頂いても結構です。）

　二度の脳梗塞により、体幹失調と左半身麻痺が認められる。屋内は手すりなど利用して伝い歩きが可能であるが、屋外は短下肢装具・杖を使用し、長距離の移動には車いすが必要である。食事は右手を使い自立しているが、洗面、排泄には介助が必要である。
　動脈硬化性の認知症が徐々に進行している。日時・場所などの見当識障害や、短期記憶障害、計算力の低下があり、長谷川スケールは14点（平成22年6月）である。夜間せん妄、徘徊などの周辺症状は認めないが、意欲・発動性の低下が著しく、外出の頻度も少なく自宅に籠りがちである。日常生活全般に介護が必要である。
　老妻と独身の長男との3人暮らしで、日中の介護力にも不安がある。デイサービスやホームヘルプサービスなどの積極的な利用が望まれる。

（ ☐松 ☐朗 ）

Ⅱ. 労働者災害補償(労災)保険意見書

1 労働者災害補償保険とは

　労働者災害補償(労災)保険は、労働者災害補償保険法に基づく政府管掌の保険制度である。業務上の事由、または通勤による労働者の負傷、疾病、障害、死亡などに対して必要な保険給付を行い、疾病にかかった労働者の社会復帰の促進、労働者およびその遺族の援護、さらに労働者の安全および衛生の確保を図ることを目的としている。労災保険は事業所単位で適用され、原則として労働者を1人でも使用する事業は強制適用とされる。雇用保険や厚生年金の対象とならない小規模な個人事業所に雇われている労働者や、パートやアルバイトなども適用労働者となる。業務災害には労災保険が適応され、医療保険は使用できない。

2 給付の種類

　労災保険による保険給付は、大きく次の3つに分けられる。
①労働者の業務上の負傷、疾病、障害または死亡(業務災害)に関する保険給付。
②労働者の通勤による負傷、疾病、障害または死亡(通勤災害)に関する保険給付。
③2次健康診断給付(労働安全衛生法に基づく健康診断の結果、過労死などの原因となる脳血管疾患および心臓疾患などを有する労働者に対し、2次健康診断および特定保健指導の費用を支給する)。

　業務災害に関する保険給付として、①療養補償給付、②休業補償給付、③障害補償給付、④遺族補償給付、⑤葬祭料、⑥傷病補償年金、⑦介護補償給付、がある。通勤災害には、業務災害の各給付名から補償という文字を外した名称をそれぞれ用いる。

3 記載が必要な診断書および意見書

　医療機関で労災保険に関連し、医師の診断書・意見書が必要とされる主なものは次のとおりである。

1) 療養(補償)給付

　労働者が指定医療機関において、業務災害・通勤災害により療養を受けた場合、医療機関は、診療費請求内訳書を作成し診療費を労災保険に請求する。医師は、傷病の部位および傷病名、傷病の経過を記入する。

2) 休業(補償)給付

　労働者が業務上、または通勤中の傷病による療養のため休業し、そのために賃金が受けられない場合に休業補償給付が支給される。労働者から出された休業(補償)給付支給申請書の、「診療担当者の証明欄」に医師は必要事項を記入する。

3）障害（補償）給付

　業務災害または通勤災害による傷病が治った後（症状が固定化したとき）に、身体に一定の障害が残った場合に、年金または一時金が支給される。症状固定とは、傷病の症状が安定し、医学上一般的に認められた医療を行っても効果が期待できなくなった状態をいう。失明、じん肺などの呼吸器障害、脊髄損傷による神経障害など、障害等級表（1〜14級）が定められている。労働者は、医師の診断書および必要に応じて、X線写真などの資料を添付のうえ労働基準監督署に提出する。

4）傷病（補償）年金

　業務災害または通勤災害による傷病が、療養開始後1年6ヵ月を経過しても治らない（固定化しない）場合に、傷病等級に応じ支給される。労働者は、傷病の状態などに関する届を医師の診断書を添えて、労働基準監督署に提出する。

療養（補償）給付に伴う診療費請求内訳書

労災保険

診機様式第5号

「診療担当者の記載」欄
1. 労働者の氏名：氏名、年齢、生年月日
2. 傷病の部位及び傷病名
3. 傷病の経過

休業(補償)給付金の支給申請書

労災保険

通勤災害用

休業給付支給請求書 第 回
休業特別支給金支給申請書 (同一傷病分)

帳票種別 ※ 34310　修正項目番号(1)　修正項目番号(2)　①管轄局署

② 労働保険番号 (府県／所掌／管轄／基幹番号／枝番号)
③ 新継再別　※　受付年月日
⑤ 労働者の性別　⑥ 労働者の生年月日　⑦ 負傷又は発病年月日
⑧ 業通別 ※ 3　⑨ 三者コード　⑩ 日雇コード　⑪ 特別加入者
⑫ シメイ(カタカナ)：姓と名の間は1字あけて記入して下さい。
　労働者の氏名／住所　(　歳)
　日数查定　特支給コード　委任未支給　特別コード　補助キー
⑬ 平均賃金
⑲ 特別給与の額

⑳ 療養のため労働できなかった期間　　から　　まで　　賃金を受けなかった日数　　日
㉒ 預金の種類 1普通 3当座　㉓ 口座番号　㉔ 金融機関／店舗
振込を希望する金融機関の名称／店名所
㉕ メイギニン(カタカナ)：姓と名の間は1字あけて記入して下さい。
口座名義人 ㉖ (つづき) メイギニン(カタカナ)

修正欄(1)　修正欄(2)

⑫の者については、⑦、⑳、㉑、㉚から㉜まで、㉟、㊱、㊳、㊴(通常の通勤の経路及び方法に限る。)、㊹、㊺(㊺のホを除く。)及び別紙③に記載したとおりであることを証明します。
　年　月　日
　事業の名称　　　　　　　　　　電話　　　局　番
　事業場の所在地　　　　　　　　郵便番号
　事業主の氏名
　(法人その他の団体であるときはその名称及び代表者の氏名)
　労働者の直接所属　　　　　　　電話　　　局　番
　事業場名称所在地

(注意)
1. ㊺の④及び㊻については、⑫の者が厚生年金保険の被保険者である場合に限り証明してください。
2. 労働者の直接所属事業場名称所在地については、当該事業場が一括適用の取扱いをしている支店、工場、工事現場等の場合に限り記入してください。

診療担当者の証明
㉗ 傷病の部位及び傷病名
㉘ 療養の期間　年　月　日から　年　月　日まで　日間　診療実日数　日
傷病の経過　㉙ 療養の現況　年　月　日　治ゆ・死亡・転医・中止・継続中
㉚ 療養のため労働することができなかったと認められる期間
　　年　月　日から　年　月　日まで　日間のうち　日
⑫の者については、㉗から㉚までに記載したとおりであることを証明します。
　年　月　日　病院又は診療所の　所在地／名称　　電話　　局　番
　　　　　　　　　　　　　　　　診療担当者氏名　㊞

上記により休業給付の支給を
　　　　休業特別支給金の支給を申請します。
　　年　月　日　　　　　　　郵便番号　　電話　　局　番

「診療担当者の証明」欄
1. 傷病の部位及び傷病名
2. 療養の期間：療養期間および診療実日数
3. 傷病の経過：療養の現況　治癒・死亡・転医・中止・継続中
　　　　　　　療養のため労働することができなかったと認められる期間
4. 医療機関名：記入日、所在地、名称、診療担当者氏名

署長	課長	給付調査官	係長	担当者

労働基準監督署に提出する「症状、経過等の診断書」　**労災保険**

○○　労働基準監督署　殿

（医療機関名）＿＿＿＿＿＿＿＿＿＿＿＿＿

（担当医師氏名）＿＿＿＿＿＿＿＿＿＿　印

症 状 の 経 過 に つ い て

平成　　年　　月　　日付で照会のありました下記傷病労働者にかかわる症状等について下表のとおり回答します。

傷病労働者名	事 業 場 名	負傷（発病）年月日	療養開始年月日

① 傷　病　名	
② 現在までの治療経過	
③ 現在の症状及び治療内容	
④ 今後の治療方針と医療効果の見込等	傷病が療養開始後1年6ヵ月を経過しても治らない（固定化しない）場合に、傷病等級に応じ傷病（補償）年金が支給される。
⑤ 治ゆ（症状固定）見込の時期	平成　　年　　月　　日　（治ゆ　治ゆ見込み）
⑥ 治ゆ時に残存すると見込まれる障害の程度	傷病が治った後（症状が固定化したとき）に、身体に一定の障害が残った場合、障害（補償）給付として年金または一時金が支給される。障害の内容により、1～14等級が定められている。
⑦ 就労の可否判断等その他参考事項	

（注）
1. 各欄について、できるだけ具体的かつ詳細に記入して下さい。
2. ⑤欄について、既に治ゆしたもの、又は治療を中止したものについても記入して下さい。
3. 提出用一部を監督署長に提出して下さい。

Ⅲ. 身体障害者診断書・意見書

　身体障害者福祉法は、「身体障害者の自立と社会経済活動への参加を促進するため、身体障害者を援助し、及び必要に応じて保護し、もって身体障害者の福祉の増進を図ること(第1条)」を目的としている。身体に一定の障害を生じた場合、障害者が健常者と同等の生活を送るために最低限必要な援助を受けることを目的に、申請により身体障害者手帳が交付される。手帳の交付には、身体障害者福祉法第15条の規定による指定医の診断書が必要である。診断書は市町村(障害福祉課など)に提出する。

　対象となるのは、次の12の障害である。

①視覚障害
②聴覚障害
③音声・言語機能障害
④そしゃく機能障害
⑤肢体不自由
⑥内部障害である心臓機能障害
⑦呼吸器機能障害
⑧じん臓機能障害
⑨ぼうこう又は直腸機能障害
⑩小腸機能障害
⑪免疫機能障害
⑫肝臓機能障害(平成22年4月追加)

　また、身体障害者手帳は障害の程度により、1〜6級に分類される。障害により診断書の様式が異なるため注意する。身体障害者手帳を提示することで各種の福祉サービスを受けることができる。主なサービスの内容は次のとおりである。

①福祉機器(車いす、義肢、装具、盲人安全杖、その他)の交付
②医療費(健康保険の自己負担分)助成
③所得税、相続税への障害者控除の適用
④JRなど鉄道利用時の割引
⑤公共施設(都道府県立施設、博物館、動物園など)の入場料の割引
⑥自動車税、取得税の減免
⑦特殊仕様車(福祉改造車両)の改造費用の助成

様式例

身体障害者診断書・意見書（肢体不自由用）

氏 名		生年月日	明・大・昭・平　　年　月　日生	男・女

住 所	〒　　　　　　　　　　　　　　　　　　　電話

①	障害名（部位を明記）	障害の状況及び所見 別紙のとおり
②	原因となった 疾病・外傷名	交通、労災、その他の事故、戦傷、戦災 疾病、先天性、その他（　　　　）
③	疾病・外傷発生年月日　　年　月　日　　場所	
④	参考となる経過・現症（エックス線及び検査所見を含む。） 　　　　　　　　　　　　　　　障害固定又は障害確定（推定）　年　月　日	
⑤	総合所見 　　　　　　　　　　　　　　　　［将来再認定　要・不要　］ 　　　　　　　　　　　　　　　　［再認定の時期　年　月　］	
⑥	その他参考となる合併症状	

上記のとおり診断する。併せて下記の意見を付す。

　　　　平成　年　月　日

　　　　　　病院又は診療所の名称
　　　　　　所在地
　　　　　　電話番号
　　　　　　診療担当科名　　　　科　　　　医師　氏名　　　　　印

身体障害者福祉法第15条第3項の意見［障害程度等級についても参考意見を記入すること。］

障害の程度は、身体障害者福祉法別表に掲げる障害に
　　　　　該当する　（　　　級相当）
　　　　　該当しない

等級内訳

	右	左
上肢	級	級
下肢	級	級
体幹	級	

注1. 障害名の欄には現在起こっている障害、例えば両眼失明、両耳ろう、右上下肢麻痺、心臓機能障害などを記入し、原因となった疾病の欄には角膜混濁、先天性難聴、脳卒中、僧帽弁膜狭窄など原因となった疾患名を具体的に記入する。
　2. 障害区分や等級決定のため、地方社会福祉審議会から改めて障害の状況および所見について、問い合わせる場合がある。
　3. 下欄には記入しない。

障害名		重複障害	障害・不自由　級　項 障害・不自由　級　項 障害・不自由　級　項 障害・不自由　級　項

肢体不自由の状況及び所見

1 神経学的所見その他の機能障害(形態異常)の所見 (該当するものを○で囲み、下記空欄に追加所見を記入する)

 (1)感覚障害(下記図示)　　　　　　有(感覚脱失、感覚鈍麻、異常感覚)　　無

 (2)運動障害(下記図示)　　　　　　有(弛緩性麻痺、痙性麻痺、固縮、不随意運動、振戦、運動失調、その他)

  　　　　　　　　　　　　　　　無

 (3)起因部位　　　　　　　　　　　　脳、脊髄性、末梢神経、筋肉、骨関節、その他

 (4)排尿・排便機能障害　　　　　　有　　無

 (5)形態異常　　　　　　　　　　　　有　　無

参 考 図 示

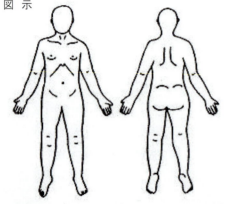

x 変形　　■ 切離断　　▨ 感覚障害　　≡ 運動障害　　(注)関係ない部分は記入不要。

右		左
	上 肢 長 cm	
	下 肢 長 cm	
	上腕周径 cm	
	前腕周径 cm	
	大腿周径 cm	
	下腿周径 cm	
	握　力 kg	

計測法：
上 肢 長：肩峰 → 橈骨茎状突起
下 肢 長：上前腸骨棘 →(脛骨)内果
上腕周径：最大周径
前腕周径：最大周径
大腿周径：膝蓋骨上縁上 10 cmの周径
　　　　(小児等の場合は、計測位置を欄外に併記すること)
下腿周径：最大周径

2 歩行能力及び起立位及び座位保持の状況(該当するものを○で囲む)

 (1)歩行能力(補装具なし)：正常に可能　・(2 km・1 km・100m・ベッド周囲)以上歩行不能　・不能

 (2)起立位保持(補装具なし)：正常に可能　・(1時間・30 分・10 分)以上困難　・不能

 (3)座位保持(補装具なし)：正常に可能　・10 分以上困難　・不能

3 動作・活動　自立-○　半介助-△　全介助又は不能-×

寝返りする		排泄のあと始末をする		顔を洗いタオルで拭く	
足をなげ出して座る		(箸で)食事をする 　　　(スプーン、自助具)		タオルを絞る	
椅子に腰かける		コップで水を飲む		背中を洗う	
立つ(手すり、壁、杖、松葉杖、義肢、装具)		シャツを着て脱ぐ		二階まで階段を上って下りる 　　　(手すり、杖、松葉杖)	
家の中の移動(壁、杖、松葉杖、義肢、装具、車椅子)		ズボンをはいて脱ぐ(自助具)		屋外を移動する(家の周辺程度) 　　　(杖、松葉杖、車椅子)	
洋式便器にすわる		ブラシで歯をみがく(自助具)		公共の乗り物を利用する	

注 1.(　)に掲げる補助具などを用いて評価するときは、該当する字句を○で囲むこと。
 2.身体障害者福祉法の等級は機能障害(impairment)のレベルで認定されるので、(　)内の字句が○で囲まれている場合は、原則として自立していないという解釈になる。

4 関節可動域(ROM)と筋力テスト(MMT)

筋力テスト( )　　関節可動域　　　　筋力テスト( )　　　　　関節可動域　　筋力テスト( )

右			左
( )前屈	後屈( )	頸	( )左屈 ... 右屈( )
( )前屈	後屈( )	体幹	( )左屈 ... 右屈( )
( )屈曲	伸展( )	肩	( )伸展 ... 屈曲( )
( )外転	内転( )		( )内転 ... 外転( )
( )外旋	内旋( )		( )内旋 ... 外旋( )
( )屈曲	伸展( )	肘	( )伸展 ... 屈曲( )
( )回外	回内( )	前腕	( )回内 ... 回外( )
( )掌屈	背屈( )	手	( )背屈 ... 掌屈( )
( )屈曲 母	伸展( )	中手指節(MP)	( )伸展 母 ... 屈曲( )
( )屈曲 示	伸展( )		( )伸展 示 ... 屈曲( )
( )屈曲 中	伸展( )		( )伸展 中 ... 屈曲( )
( )屈曲 環	伸展( )		( )伸展 環 ... 屈曲( )
( )屈曲 小	伸展( )		( )伸展 小 ... 屈曲( )
( )屈曲 母	伸展( )	近位指節(PIP)	( )伸展 母 ... 屈曲( )
( )屈曲 示	伸展( )		( )伸展 示 ... 屈曲( )
( )屈曲 中	伸展( )		( )伸展 中 ... 屈曲( )
( )屈曲 環	伸展( )		( )伸展 環 ... 屈曲( )
( )屈曲 小	伸展( )		( )伸展 小 ... 屈曲( )
( )屈曲	伸展( )	股	( )伸展 ... 屈曲( )
( )外転	内転( )		( )内転 ... 外転( )
( )外旋	内旋( )		( )内旋 ... 外旋( )
( )屈曲	伸展( )	膝	( )伸展 ... 屈曲( )
( )底屈	背屈( )	足	( )背屈 ... 底屈( )

参考意見

注：
1. 関節可動域は、他動的可動域を原則とする。
2. 関節可動域は、基本肢位を0度とする日本整形外科学会、日本リハビリテーション医学会の指定する表示法とする。
3. 関節可動域の図示は、|◀———▶|のように両端に太線を引き、その間を矢印で結ぶ。強直の場合は、強直肢位に波線($)を引く。
4. 筋力については、表( )内に×△○印を記入する。
    ×印は、筋力が消失または著減(筋力0、1、2該当)
    △印は、筋力半減(筋力3該当)
    ○印は、筋力正常またはやや減(筋力4、5該当)
5. PIPの頃、母指はIP関節を指す。
6. DIPその他、手指の対立内外転などの表示は、必要に応じ備考欄を用いる。
7. 図中塗り潰した部分は、参考的な正常範囲外の部分で、反張膝などの異常可動はこの部分にはみ出し記入となる。

例示　(×)伸展 ... 屈曲(△)

Ⅳ. 傷病手当金意見書

　健康保険に加入している組合員(被保険者)が、業務外の病気やけがのために4日間以上仕事を休み、事業主から給料の支払いを受けられなかったとき、傷病手当金が保険組合から支給される。病気休業中に、被保険者とその家族の生活を保障するために設けられた制度である。傷病手当金を受けるためには、次の3つの条件がすべて満たされていることが必要とされる。
①病気やけがで療養のために仕事を休んでいること(医師の指示による自宅療養も含む)。
②労務不能であること。
③3日間連続して仕事を休んでいること(4日目以降が支給の対象になる)。

　支給額は、1日につき標準報酬日額の2/3に相当する額で、支給期間は同一の病気やけがについて最長1年6ヵ月である。病気やけがのため労務不能であったことを医師から証明を受ける必要がある。医師は、傷病手当金支給申請書の「療養を担当した医師が意見を記入するところ」を記入する。申請書は、原則として同月間内単位で作成する。

　文書料は、傷病手当金意見書交付料(B012)として、労務不能と認め証明した期間ごとにそれぞれ算定(100点)できる。

---

　　　　　　　　　8. 紛らわしい略語(A、B)

　略語は避け、使用する場合は、医学辞典などに収載され普遍的に認められているものに限定する。特に、前後の文脈からも推測が困難な場合は使用しない。「45歳時にDMを指摘され、定期的に外来通院し、内服治療により症状は安定している」の文章だけでは、DMが糖尿病(diabetes mellitus)なのか、皮膚筋炎(dermatomyositis)を指すのか判断できない。

AA：aortic atresia(大動脈弁閉鎖症)、aplastic anemia(再生不良性貧血)、artificial abortion(人工流産)
AD：Alzheimer disease(アルツハイマー病)、atopic dermatitis(アトピー性皮膚炎)
AF：atrial fibrillation(af)(心房細動)、atrial flutter (aF)(心房粗動)
AI：aortic insufficiency(大動脈弁閉鎖不全)、autopsy imaging(Ai)(画像診断による検死)
AP：angina pectoris(狭心症)、appendicitis(虫垂炎)
ARF：acute renal failure(急性腎不全)、acute respiratory failure(急性呼吸不全)、acute rheumatic fever(急性リウマチ熱)
AS：ankylosing spondylitis(強直性脊椎炎)、aortic stenosis(大動脈弁狭窄症)
BM：basal metabolism(基礎代謝)、bowel movement(排便)
BS：blood sugar(血糖)、bowel sound(腸雑音)
BT：bladder tumor(膀胱腫瘍)、body temperature(体温)、brain tumor(脳腫瘍)

前腕骨折

傷病手当金　医師意見書

療養を担当した医師が記入するところ	患者氏名	□保　□郎					
	傷病名	左・前腕骨折					
	発病又は負傷の原因	転落					
	発病又は負傷の年月日	平成21年4月2日		療養の給付を開始した年月日		平成21年4月2日	
	労働不能と認めた期間	平成21年4月3日	から	日数	左期間中の診療実日数	16 日間	
		平成21年4月30日	まで	28日間			
	上の期間中に入院したときはその期間	平成21年4月2日	から	日数	入院の費用の別	■健保　□自費	
		平成21年4月16日	まで	15日間		□公費　□その他	
	傷病の主症状と経過概要及び労務不能と認めた理由	4/2脚立から転落して受傷。前腕骨折を認め、同日手術目的に入院となった。術後の経過は良好で退院となったが、ギプス固定をしており、安静のため自宅療養を必要とする。					
	その他の参考意見	人工透析又は人工臓器等を装着したときの	人工透析を実施又は人工臓器を装着した日				
			人工臓器等の種類	□人工肛門　□人工膀胱　□人工関節			
				□人工骨頭　□心臓ペースメーカー			
				□人工透析　□その他（　　　）			
	転帰区分	治癒　(継続)　転医　中止		診断日		平成21年4月30日	

上記のとおり相違ありません。

記載日　平成21年5月10日

〒△8△-7△5△
東京都○○区○○　1-2-3
日本○○総合病院
医師　日本　三郎　印
電話　0□2□-□4-□5□7

Ⅴ. 治療用装具意見書

　脳血管障害などの疾病や、先天異常、外傷などが原因で肢体不自由の状態になり、医師の指示により治療用の義肢・装具を購入する場合に助成が得られる。申請の際に医師の意見書が必要になる。意見書は加入している健康保険組合、国保組合などに提出する。

●義肢・装具の種類●

義肢	義手	上腕義手、肘義手、前腕義手、手義手など。
	義足	大腿義足、膝義足、下腿義足、足趾義足など。
装具	下肢装具	長下肢装具、短下肢装具、膝装具、足底装具など。
	体幹装具	頸椎装具、腰椎装具、側彎矯正装具など。
	上肢装具	肩装具、肘装具、指装具など。

9. 紛らわしい略語（C～L）

CHF：chronic heart failure（慢性心不全）、congestive heart failure（うっ血性心不全）、
　　　continuous hemofiltration（持続的血液濾過）
CI：cardiac insufficiency（心不全）、cerebral infarction（脳梗塞）
CS：cesarean section（帝王切開術）、cystoscopy（膀胱鏡検査）
CVD：cardiovascular disease（心血管疾患）、cerebrovascular disease（脳血管障害）
DM：diabetes mellitus（糖尿病）、dermatomyositis（皮膚筋炎）
FBS：fasting blood sugar（空腹時血糖）、fiber bronchoscopy（気管支ファイバースコープ検査）
FH：family history（家族歴）、fulminant hepatitis（劇症肝炎）
GS：gallstone（胆石）、gestational sac（胎嚢）
HD：hemodialysis（血液透析）、Hodgkin's disease（ホジキン病）
ICD：International Classification of Diseases（国際疾病分類）、implantable cardioverter defibrillator（埋め込み型除細動器）
ICH：intracranial hypertension（頭蓋内圧亢進）、intracerebral hemorrhage（脳内出血）
IM：intramuscular injection（筋注）、infectious mononucleosis（伝染性単核球症）
LC：liver cirrhosis（肝硬変）、lung cancer（肺癌）
LN：lupus nephritis（ループス腎炎）、lymph node（リンパ節）

脳出血後遺症

治療用装具を必要とする意見書

住　所　東京都〇〇区 〇-8-〇

氏　名　〇川 〇子　　　　　　　　ID　8〇5〇3〇

生年月日　昭和22年〇月〇日　　　年　齢　63歳　　性　別　女

病　名　脳出血後遺症

　上記の疾患により　＿＿＿左・短下肢装具＿＿＿を使用し加療の必要のあるものと認める。

平成22年9月29日

　　　　　　　指定医療機関名　　日本〇〇総合病院

　　　　　　　所在地　〒△8△-7△5△
　　　　　　　　　　　東京都〇〇区〇〇　1-2-3

　　　　　　　医師　　日本　五郎　　印

　　　　　　　　TEL　0□2□-□4-□5□7
　　　　　　　　fax　0□2□-□4-□5□8

Ⅵ．指定難病臨床調査個人票

　厚生労働省は、原因が不明で治療法も確立されていない疾患を難病に指定し、特に重要な 56 の難病に関し調査研究の推進、医療施設などの整備を目的に「特定疾患治療研究事業」を行ってきた。これらの疾患は「特定難病」または「特定疾患」と呼ばれ、医療費の公費による助成制度が設けられていた。しかし、長期療養が必要で患者の負担が大きい難病は、56 疾患以外にもたくさんあり、より充実した難病対策を行うため、国は平成 27 年 1 月に「難病の患者に対する医療等に関する法律（難病法）」を施行し、難病患者に対する医療費助成制度は大きく変わった。助成の対象となる「指定難病」の種類も、これまでの 56 から難病法施行時には 110 に、平成 27 年 7 月からは 306 と大幅に増え、平成 30 年 4 月時点では 331 となった。

　難病法は指定される難病について、治療方法の確立に資するため、患者データの収集を効率的に行い、治療研究を推進することに加え、治療方法が確立されるまでの間、長期の療養による医療費の経済的な負担が大きい患者を支援することを目的としている。概要は次のとおりである。

1 難病の定義

・原因がわからない。
・治療法が確立していない。
・希少な疾患
・長期の療養が必要

　難病対策では、患者数による限定は行わず、他の施策体系が樹立されていない疾病を幅広く対象とし、調査研究・患者支援を推進することになった。悪性腫瘍は、がん対策基本法において体系的な施策の対象となっているため難病には該当しない。

2 指定難病

　難病のうち、患者の置かれている状況からみて、良質かつ適切な医療の確保を図る必要性が高いもので、以下の要件のすべてを満たすものを、厚生科学審議会の意見を聴いて厚生労働大臣が指定する。医療費助成の対象となる。
・患者数が一定の基準（国の人口の 0.1％程度）より少ない。
・客観的な診断基準（またはそれに準ずるもの）が確立していること。

3 医療費の助成制度

　患者は、医療費の自己負担の割合が 3 割から 2 割に軽減される。また、自己負担の限度額（月額）が設定されており、外来・入院の区別を設定しない、受診した複数の医療機関の自己負担をすべて合算したうえで自己負担限度額を適用するなどの助成がなされる。

4 難病指定医

指定医は、診断または治療に5年以上従事した経験があり、申請時点において関係学会の専門医の資格を有するか、一定の研修を修了している必要がある。指定医は、難病の医療費助成の支給認定申請に必要な診断書(臨床調査個人票)を作成し、内容を登録管理システムに登録する。

[指定難病(331疾患)]

公益財団法人難病医学研究財団が運営する難病情報センターは、患者・家族および難病治療に携わる医療関係者に情報を提供している。同センターのホームページから、331の疾患について病態、診断基準、臨床調査票の閲覧・ダウンロードが可能である。

> 例　IgA腎症、亜急性硬化性全脳炎、悪性関節リウマチ、アジソン病、ウルリッヒ病、HTLV-1関連脊髄症、遠位型ミオパチー、黄色靱帯骨化症、潰瘍性大腸炎、下垂体性ADH分泌異常症、下垂体性ゴナドトロピン分泌亢進症、下垂体性成長ホルモン分泌亢進症、下垂体性TSH分泌亢進症、下垂体性PRL分泌亢進症、下垂体前葉機能低下症、家族性高コレステロール血症(ホモ接合体)、球脊髄性筋萎縮症、巨細胞性動脈炎、巨大膀胱短小結腸腸管蠕動不全症、筋萎縮性側索硬化症、クッシング病、クリオピリン関連周期熱症候群、クロウ・深瀬症候群、クローン病、結節性多発動脈炎、血栓性血小板減少性紫斑病、原発性硬化性胆管炎、原発性抗リン脂質抗体症候群、原発性側索硬化症、原発性胆汁性胆管炎、原発性免疫不全症候群、顕微鏡的多発血管炎、好酸球性消化管疾患、好酸球性多発血管炎性肉芽腫症、後縦靱帯骨化症、甲状腺ホルモン不応症、拘束型心筋症、広範脊柱管狭窄症、コステロ症候群、混合性結合組織病、再生不良性貧血、再発性多発軟骨炎、サルコイドーシス、CFC症候群、シェーグレン症候群、自己貪食空胞性ミオパチー、自己免疫性肝炎、自己免疫性溶血性貧血、若年性特発性関節炎、シャルコー・マリー・トゥース病、重症筋無力症、シュワルツ・ヤンペル症候群、神経線維腫症、神経有棘赤血球症、進行性核上性麻痺、進行性多巣性白質脳症、スティーヴンス・ジョンソン症候群、成人スチル病、脊髄小脳変性症(多系統萎縮症を除く)、脊髄性筋萎縮症、全身性アミロイドーシス、全身性エリテマトーデス、全身性強皮症、先天性筋無力症候群、先天性副腎低形成症、先天性副腎皮質酵素欠損症、大脳皮質基底核変性症、高安動脈炎、多系統萎縮症、多発血管炎性肉芽腫症、多発性硬化症/視神経脊髄炎、多発性嚢胞腎、チャージ症候群、中毒性表皮壊死症、腸管神経節細胞僅少症、TNF受容体関連周期性症候群、天疱瘡、特発性拡張型心筋症、特発性間質性肺炎、特発性基底核石灰化症、特発性血小板減少性紫斑病、特発性大腿骨頭壊死症、特発性門脈圧亢進症、膿疱性乾癬(汎発型)、パーキンソン病、バージャー病、肺静脈閉塞症/肺毛細血管腫症、肺動脈性肺高血圧症、バッド・キアリ症候群、ハンチントン病、肥大型心筋症、非典型溶血性尿毒症症候群、皮膚筋炎/多発性筋炎、表皮水疱症、封入体筋炎、副腎白質ジストロフィー、ブラウ症候群、プリオン病、ベーチェット病、ベスレムミオパチー、発作性夜間ヘモグロビン尿症、慢性炎症性脱髄性多発神経炎/多巣性運動ニューロパチー、慢性血栓塞栓性肺高血圧症、慢性特発性偽性腸閉塞症、ミトコンドリア病、網膜色素変性症、もやもや病、ライソゾーム病、リンパ脈管筋腫症、ルビンシュタイン・テイビ症候群、など。

パーキンソン病

臨床調査個人票　　　　　□ 新規　□ 更新

006　パーキンソン病

■ 行政記載欄

受給者番号	□□□□□□□	判定結果	□ 認定　□ 不認定

■ 基本情報

姓（かな）		名（かな）	
姓（漢字）		名（漢字）	
郵便番号	□□□-□□□□		
住所			
生年月日	西暦 □□□□ 年 □□ 月 □□ 日		*以降、数字は右詰めで記入
性別	□ 1.男　□ 2.女		
出生市区町村			
出生時氏名（変更のある場合）	姓（かな）		名（かな）
	姓（漢字）		名（漢字）
家族歴	□ 1.あり　□ 2.なし　□ 3.不明		
	続柄		
発症年月	西暦 □□□□ 年 □□ 月		

■ 診断基準に関する事項

A. 主要所見（更新時にも記載必須、いずれの時期でもよい）

1. パーキンソニズムがある。（(1)または(2)のいずれかに該当する）　□ 1.該当　□ 2.非該当
   - □ (1)典型的な左右差のある安静時振戦（4〜6Hz）がある。
   - □ (2)以下のうち2項目以上が存在する
     - □ 歯車様強剛　□ 動作緩慢　□ 姿勢反射障害

B. 検査所見（新規申請時のみ記載、いずれの時期でもよい）

1. CT/MRI検査

脳CT又はMRIの特異的異常がない		□ 1.該当		□ 2.非該当	
実施日	□ 1.実施　□ 2.未実施				
	CT撮影日	西暦 □□□□ 年 □□ 月			
	MRI撮影日	西暦 □□□□ 年 □□ 月			

2. 画像所見

顕著な大脳萎縮／白質病変	□ 1.あり　□ 2.なし			
	部位	□ 1.前頭　□ 2.頭頂　□ 3.側頭　□ 4.その他		
	高度な側	□ 1.右　□ 2.左		
線条体の萎縮または異常信号	□ 1.あり　□ 2.なし	第三脳室拡大	□ 1.あり　□ 2.なし	
多発脳梗塞	□ 1.あり　□ 2.なし	被殻萎縮	□ 1.あり　□ 2.なし	
脳幹萎縮（中脳／橋）	□ 1.あり　□ 2.なし	小脳萎縮	□ 1.あり　□ 2.なし	

C. 鑑別診断（新規申請時のみ記載）

1. 以下の疾病を鑑別し、全て除外できる。　□ 全て除外可　□ 除外不可
   - a.脳血管性パーキンソニズム　b.薬物性パーキンソニズム　c.多系統萎縮症
2. パーキンソニズムを起こす薬物・毒物に曝露　□ 1.曝露なし　□ 2.曝露あり

D. 治療その他（更新時にも記載必須、直近時）

1. 抗パーキンソン病薬にてパーキンソニズムに改善がみられる

抗パーキンソン病薬の効果	□ 1.あり	□ 2.なし	□ 3.未検討	
L-DOPA製剤使用の有無	□ 1.使用中	□ 2.未使用	□ 3.過去に使用	
治療効果	□ 1.改善	□ 2.不変	□ 3.悪化	□ 4.不明
ドパミン受容体作動薬の使用の有無	□ 1.使用中	□ 2.未使用	□ 3.過去に使用	
治療効果	□ 1.改善	□ 2.不変	□ 3.悪化	□ 4.不明
その他の治療薬の有無	□ 1.あり	□ 2.なし		
薬剤名				
治療効果	□ 1.改善	□ 2.不変	□ 3.悪化	□ 4.不明

■ ＜診断のカテゴリー＞（新規時・更新時ともに記載必須）

- □ Definite : A-1かつB-1かつC-2の曝露なしを満たし、D-1（抗パーキンソン薬で改善）を満たす
- □ Probable : A-1かつB-1かつC-2の曝露なしを満たし、D-1の薬物反応は未検討のもの
- □ いずれにも該当しない

■ 重症度分類に関する事項（直近6か月間の最重症時の状態）

重症度判定日	西暦 □□□□ 年 □□ 月 □□ 日
1.パーキンソニズムの要素による歩行異常	□ 1.パーキンソニズムの要素はなし
	□ 2.歩行は緩慢。小刻みでひきずることもあり、しかし加速歩行や前方突進現象は認めない。
	□ 3.困難を伴うが、一人で歩ける。加速歩行、小刻み歩行、前方突進現象がみられることもある。
	□ 4.介助歩行
	□ 5.歩行不可

2.姿勢の安定性（立ち直り反射障害と後方突進現象）	□ 1.なし
	□ 2.後方突進現象はあるが、自分で立ち直れる。
	□ 3.後方突進現象があり、支えないと倒れる。
	□ 4.きわめて不安定で、何もしなくても倒れそうになる。
	□ 5.介助なしには起立が困難

Hoehn-Yahr重症度分類	□ 0度（パーキンソニズムなし）
	□ 1度（一側性パーキンソニズム）
	□ 2度（両側性パーキンソニズム。姿勢反射障害なし）
	□ 3度（軽〜中等度パーキンソニズム。姿勢反射障害あり。日常生活に介助不要）
	□ 4度（高度障害を示すが、歩行は介助なしにどうにか可能）
	□ 5度（介助なしにはベッド車椅子生活）

日常生活機能障害度	□ 1度（日常生活、通院にほとんど介助を要しない）
	□ 2度（日常生活、通院に部分的介助を要する）
	□ 3度（日常生活に全面的介助を要し独力では歩行起立不能）

■ その他の臨床情報

A. 主要所見（直近の状態）

1.筋強剛	□ 1.あり	□ 2.なし			
2.自律神経系					
頻尿（排尿困難）	□ 1.あり	□ 2.なし	頑固な便秘	□ 1.あり	□ 2.なし
発汗異常	□ 1.あり	□ 2.なし	起立性低血圧	□ 1.あり	□ 2.なし
3.認知機能・精神症状					
抑うつ症状	□ 1.あり	□ 2.なし	幻覚（非薬剤性）	□ 1.あり	□ 2.なし
認知症・認知機能低下	□ 1.あり	□ 2.なし			

B. 発症と経過

初発症状 (新規申請時のみ記載)	筋強剛	☐ 1. あり	☐ 2. なし	☐ 3. 不明
	姿勢反射の障害	☐ 1. あり	☐ 2. なし	☐ 3. 不明
	振戦	☐ 1. あり	☐ 2. なし	☐ 3. 不明
	動作緩慢、無動・寡動	☐ 1. あり	☐ 2. なし	☐ 3. 不明
	歩行異常	☐ 1. あり	☐ 2. なし	☐ 3. 不明

| 経過 | ☐ 1. 進行性 | ☐ 2. 進行後停止 | ☐ 3. 軽快 | ☐ 4. その他 |

C. その他

1. 参考（直近の状態）

症状の日内変動の有無	☐ 1. あり	☐ 2. なし	☐ 3. 不明
ジスキネジアの有無	☐ 1. あり	☐ 2. なし	☐ 3. 不明

2. 定位脳手術
（最新のものを記載。更新時に前回記載以後の手術実施がない場合は、1. あり 2. なし 3. 不明の項のみ記載）

定位脳手術の有無	☐ 1. あり	☐ 2. なし	☐ 3. 不明
	実施年月	西暦 ☐☐☐☐ 年 ☐☐ 月	
	部位	☐ 1. 視床下核　☐ 2. 淡蒼球　☐ 3. 視床	
	種類	☐ 1. 破壊術　☐ 2. 刺激術	

3. 栄養と呼吸（直近の状態）

気管切開	☐ 1. 実施	☐ 2. 未実施
	導入日	西暦 ☐☐☐☐ 年 ☐☐ 月
鼻腔栄養	☐ 1. あり	☐ 2. なし
	導入日	西暦 ☐☐☐☐ 年 ☐☐ 月
胃瘻	☐ 1. あり	☐ 2. なし
	導入日	西暦 ☐☐☐☐ 年 ☐☐ 月

■ 人工呼吸器に関する事項（使用者のみ記入）

使用の有無	☐ 1. あり
開始時期	西暦 ☐☐☐☐ 年 ☐☐ 月
離脱の見込み	☐ 1. あり　☐ 2. なし
種類	☐ 1. 気管切開孔を介した人工呼吸器 ☐ 2. 鼻マスク又は顔マスクを介した人工呼吸器
施行状況	☐ 1. 間欠的施行　☐ 2. 夜間に継続的に施行 ☐ 3. 一日中施行　☐ 4. 現在は未施行

生活状況	食事	☐ 自立	☐ 部分介助	☐ 全介助
	車椅子とベッド間の移動	☐ 自立　☐ 軽度介助 ☐ 部分介助　☐ 全介助		
	整容	☐ 自立	☐ 部分介助/不可能	
	トイレ動作	☐ 自立	☐ 部分介助	☐ 全介助
	入浴	☐ 自立	☐ 部分介助/不可能	
	歩行	☐ 自立　☐ 軽度介助 ☐ 部分介助　☐ 全介助		
	階段昇降	☐ 自立	☐ 部分介助	☐ 不能
	着替え	☐ 自立	☐ 部分介助	☐ 全介助
	排便コントロール	☐ 自立	☐ 部分介助	☐ 全介助
	排尿コントロール	☐ 自立	☐ 部分介助	☐ 全介助

■ 特記事項（その他の所見等がある場合に記載）　＊250文字以内かつ7行以内

医療機関名	
指定医番号	☐☐☐☐☐☐☐
医療機関所在地	
電話番号	☐☐☐☐☐☐☐☐☐☐☐　＊ハイフンを除き、左詰めで記入
医師の氏名	印　※自筆または押印のこと
記載年月日	西暦 ☐☐☐☐ 年 ☐☐ 月 ☐☐ 日

- 病名診断に用いる臨床症状、検査所見等に関して、診断基準上に特段の規定がない場合には、いずれの時期のものを用いても差し支えありません。（ただし、当該疾病の経過を示す臨床症状等であって、確認可能なものに限ります。）
- 治療開始後における重症度分類については、適切な医学的管理の下で治療が行われている状態で、直近6か月間で最も悪い状態を記載してください。
- 診断基準、重症度分類については、「指定難病に係る診断基準及び重症度分類等について」（平成26年11月12日健発1112第1号健康局長通知）を参照の上、ご記入ください。
- 審査のため、検査結果等について別途提出をお願いすることがあります。

Ⅶ. 養育医療意見書

　養育医療とは、母子保健法第20条に基づき身体の発育が未熟なまま生まれ、入院を必要とする1歳未満の乳児が、指定医療機関において入院治療を受ける場合に、その治療に要する医療費を公費により負担する制度である。一般の新生児に比べて疾病にかかりやすい未熟児に対し、生後速やかに適切な処置を講じることで、出生児の健康を保持・増進することを目的としている。

> **給付の対象**
> 1. 出生時体重2,000g以下の児。
> 2. 出生時体重が2,000gよりあっても、生活力が特に薄弱であって、次に挙げるいずれかの症状を示す児。
>   ①痙攣、運動異常
>   ②体温が34℃以下
>   ③強いチアノーゼなど呼吸器、循環器の異常
>   ④繰り返す嘔吐など消化器の異常
>   ⑤強い黄疸：生後数時間以内に出現する場合や、光線療法・交換輸血などの治療を必要とする黄疸。

　申請は保健所に行うが、申請にあたり指定養育医療機関の医師の意見書が必要になる。

---

10. 紛らわしい略語（M～V）

MI：mitral insufficiency（僧帽弁閉鎖不全症）、myocardial infarction（心筋梗塞）
MR：mental retardation（精神遅滞）、mitral regurgitation（僧帽弁逆流症）
MS：mitral stenosis（僧帽弁狭窄症）、multiple sclerosis（多発性硬化症）
PD：pancreatic duodenectomy（膵頭十二指腸切除術）、Parkinson's disease（パーキンソン病）、peritoneal dialysis（腹膜透析）
PE：pulmonary embolism（肺塞栓症）、pulmonary emphysema（肺気腫）、pulmonary eosinophilia（肺好酸球症）
PH：past history（既往歴）、pulmonary hypertension（肺高血圧症）
PN：periarteritis nodosa（結節性動脈周囲炎）、polyneuropathy（多発神経炎）
PS：plastic surgery（形成術）、pulmonary stenosis（肺動脈狭窄症）
RA：refractory anemia（難治性貧血）、rheumatoid arthritis（慢性関節リウマチ）
VF：ventricular fibrillation（Vf）（心室細動）、ventricular flutter（VF）（心室粗動）、video fluorography（嚥下造影検査）

（様式第1号）　　　　　　　　　　　　　　　　　　　　　**超低出生体重児**

養育医療意見書

フリガナ	□カワ □スケ	性別	男	ID	3□5□5□
氏名	□川 □輔			生年月日	平成20年□月□日

居住地	東京都□□区 □-6-3□	出生時の体重	647 グラム

症状の概要	1 一般状態	(1) 運動不安・けいれん
		(2) 運動異常
	2 体温	(1) 摂氏34度以下
	3 呼吸器 循環器	(1) 強度のチアノーゼ持続
		(2) チアノーゼ発作を繰り返す
		(3) 呼吸数が毎分50以上で増加傾向
		(4) 毎分30以下
		(5) 出血傾向が強い
	4 消化器	(1) 生後24時間以上排便がない
		(2) 生後48時間以上嘔吐が持続
		(3) 血性吐物・血性便がある
	5 黄疸	(1) あり（ 強・**中**・弱 ）　（2） なし
	その他の所見（合併症の有無等）	未熟児くる病、未熟児貧血

診療予定期間	平成 20年 6月 3日　から　平成 20年 9月 30日　まで

現在受けている医療	安静　**入院**　通院　**保育器の使用**　**酸素吸入**　**鼻腔栄養**　注射その他の医療

症状の経過	保育器内の酸素投与で、呼吸状態および酸素化は良好に保たれている。

上記のとおり診断する。
平成20年9月17日

医療機関の所在地及び名称　〒 △8△-7△5△
東京都○○区○○ 1-2-3
日本○○総合病院

医師氏名　日本 花子　　㊞

VIII. 自立支援(育成)医療意見書

1 記載の意義

　育成医療は、障害者自立支援法に基づき、身体に障害のある児童、またはそのまま放置すると将来障害を残すと認められる疾患がある児童(18歳未満)で、手術などにより治療効果が期待できる児が、指定医療機関において医療を受ける場合に給付が受けられる制度である。

対象疾患
①肢体不自由(先天性股関節脱臼、先天性内反足、脳性麻痺、筋性斜頸など)
②視覚障害(斜視、眼瞼下垂症、白内障など)
③聴覚、平衡機能障害(外耳道閉鎖、慢性中耳炎、耳介奇形、小耳症など)
④音声、言語、そしゃく機能障害(口蓋裂、口唇裂、唇顎口蓋裂など)
⑤心臓障害(心室中隔欠損症、ファロー四徴症など)
⑥腎臓障害(腎移植、人工透析など)
⑦小腸機能障害
⑧その他の先天性内臓障害
⑨免疫機能障害(HIV感染症)

　手術日が決まり次第、保健所に申請するが、申請にあたり医師の意見書が必要である。育成医療は、入院手術をすることが主目的のもので、定期的に通院する場合は、小児慢性特定疾病医療給付制度(165頁参照)という公的援助がある。

2 作成時の留意点

①障害者自立支援法による自立支援医療(育成医療)指定医療機関の指定を受けていることを確認する。この意見書の作成は育成医療指定医療機関の医師しか作成することができない。
②育成医療指定医療機関のうち、障害の区分と指定を受けている医療の種類が適合しているかを確認する。

眼科、耳鼻咽喉科、口腔、整形外科、形成外科、中枢神経、脳神経外科、心臓脈管外科、心臓移植、腎臓、腎移植、肝臓移植、小腸、歯科矯正、免疫

　『自立支援医療(育成医療)意見記入上の注意』(大阪府編)を参考に、記載事項および方法をまとめた。

3 記載事項および方法

1．新規・継続(再認定)・内容変更のうち、該当するものに○印を付ける。
　①新規：新たに医療を受けようとする場合。

②継続(再認定)：従来受けていた医療が受給者証の有効期間を過ぎて、これを継続する必要のある場合(ただし、新規申請からの最大承認期間は1年間)。
　③内容変更：有効期間内に医療の具体的方針を変更する必要のある場合。
2．受診者氏名、性別、年齢、生年月日を記入する。住所は意見書の日付時点で記入する。
3．病名欄は該当となる疾患名を記入する。
4．発症年月日は、先天性の場合は1に、先天性以外の場合は2に○印を付け年月日を記入する。
5．障害の種類は、現に発症しているか、発症する恐れのある障害の種類に○印を付ける。
6．医療の具体的方針には、機能的障害の具体的な内容について記入する。
7．治療見込み期間を記入する。
　　入院前の通院は認められない。ただし、安全に手術を行うため、全身状態を把握する目的で行われる検査は、手術と一体のものとして育成医療の対象となる。具体的には、手術前医学管理料の算定基準に掲げられる検査項目(血液検査、X線検査、心電図、尿検査など)が該当する。診断確定や術式を決めるための精密検査は対象とはならない。
8．通院期間には、通院回数にかかわらず対象期間の合計日数を記入する。理学療法、補助装具治療を行う際も、対象となる通院回数と期間を記入する。
9．訪問看護にかかる治療見込期間および医療費概算額は、自立支援医療(育成医療)指定医療機関の医師が、訪問看護指示書を自立支援医療(育成医療)指定訪問看護ステーションに対して発行する際に記入する。
10．移送費見込額の記入は、保険請求するべき移送費(次のいずれにも該当、①移送の目的である療養が保険診察として適切であること。②療養の原因である病気により移動が困難であること。③緊急、その他やむを得ない事情)が生じる場合の概算額を記入する。移動困難者の通院費ではないので注意する。
11．治療後における障害の回復状況の見込みは、申請にかかわる治療を行うことによる回復の見込みを記入する。障害の回復の見込みのない治療、障害の進行を止めたり、進行を遅らせるための治療などは対象外である。

［対象外の疾患例］
①肢体不自由：歩行障害などの機能障害のないもの。知的障害、痙攣のみのもの。
②聴覚・平衡機能障害：審美上の理由による手術。
③心臓機能障害：手術を行わない内科的治療のみのもの。
④腎臓機能障害：腎摘出手術。腎移植を受けるための諸手続(登録、ドナーとの血液適合検査など)は保険対象外で自己負担となる。
⑤その他の内臓障害：呼吸器、膀胱、直腸、小腸および肝臓を除く内臓障害は先天性に限り対象となる。手術を行わない経過観察や定期検査のみのものは対象外である。

先天性耳小骨奇形

自立支援医療（育成医療）意見書　（新規）・継続（再認定）・内容変更

フリガナ	○トウ　○ミ					
受診者氏名	○藤　○美	性別	(男)・女	年齢　8歳	平成 14年 ○月 ○日生

受診者住所	東京都○○区 1○8-○

病名	難聴（先天性耳小骨奇形）	発症年月日	平成　①先天性　②　　年　月　日

障害の種類 （該当するものに○をつける）	(1)肢体不自由　(2)視覚障害　((3))聴覚・平衡機能障害　(4)音声・言語・そしゃく機能障害 (5)心臓機能障害　(6)腎臓機能障害　(7)小腸機能障害　(8)その他内臓障害 (9)免疫機能障害

医療の具体的方針	3歳頃に聴力障害を指摘され、経過観察としていた。両耳の耳小骨に奇形があり、就学に支障があるため聴力低下の強い左耳に対し、今回鼓室形成術を予定している。

治療

治療見込期間	手術予定日	平成 22年 8月 3日		
	入院治療期間	平成 22年 8月 2日 から 22年 8月 11日まで　10日間	通算	10 日間
	通院治療回数並びに期間	年　月　日　から　　年　月　日まで　　回　　日間		
	訪問看護予定回数並びに期間	年　月　日　から　年　月　日まで　　回　　日間		

医療費概算額	入院治療費　　　円 通院治療費　　　円　｝計　　　円 訪問看護等　　　円
移送費見込額	医事課記入　　円
医療費及び移送費合計額	円

治療後における障害の回復状況の見込	現在、50〜60dB程度の伝音性難聴を認めるが、手術により聴力の改善が期待できる。

上記のとおり診断し、その医療費及び移送費を概算いたします。

平成 22年 6月 5日
意見書作成日でなく、今回申請する治療の方針確定日を記入する。

指定自立支援医療機関名
　　日本○○総合病院
　　東京都○○区○○ 1-2-3
　　　　電話番号　0□2□-□4-□5□7

担当医師名　　日本 七郎　　　　印

IX. 小児慢性特定疾病医療意見書

　小児慢性特定疾病対策とは、児童福祉法第21条に基づき、子どもの慢性疾患のうち、国が指定した疾病(小児慢性特定疾病)の診療にかかる費用などを公費で負担する制度である。長期にわたり療養を必要とする児童の健全育成・社会参加の促進、地域関係者が一体となった自立支援の充実を図るとともに、疾病の治療方法に関する研究などに役立てることを目的にしている。

　対象者は18歳未満(引き続き治療が必要であると認められる場合は、20歳未満)の児童である。

　平成27年1月から施行された「児童福祉法の一部を改正する法律」に従い、14疾患群704疾病へと対象が拡大された。その後も制度の見直しが継続的に行われており、平成30年4月には、16疾患群756疾病が対象となっている。小児慢性特定疾病情報センターでは、対象疾病名、各疾病の概要、診断基準、医療意見書などを公表している。指定医は、医療費助成の支給認定申請に必要な医療意見書を作成し、患者データ(医療意見書の内容)を登録管理システムに登録する。

●小児慢性特定疾病一覧●

分　類	疾　患
1. 悪性新生物	白血病、リンパ腫、固形腫瘍、中枢神経系腫瘍など
2. 慢性腎疾患	ネフローゼ症候群、慢性糸球体腎炎、慢性腎盂腎炎、慢性腎不全など
3. 慢性呼吸器疾患	気道狭窄、気管支喘息、先天性中枢性低換気症候群、間質性肺疾患など
4. 慢性心疾患	洞不全症候群、心室中隔欠損症、慢性心筋炎、ファロー四徴症など
5. 内分泌疾患	下垂体機能低下症、バセドウ病、クッシング症候群など
6. 膠原病	若年性特発性関節炎、全身性エリテマトーデス、皮膚筋炎など
7. 糖尿病	1型糖尿病、2型糖尿病、インスリン受容体異常症など
8. 先天性代謝異常	フェニルケトン尿症、ムコ多糖症、ウィルソン病など
9. 血液疾患	再生不良性貧血、血小板減少性紫斑病、先天性血液凝固因子異常など
10. 免疫疾患	複合免疫不全症、高IgM症候群、後天性免疫不全症など
11. 神経・筋疾患	脳形成障害、筋ジストロフィー、難治てんかん脳症、もやもや病など
12. 慢性消化器疾患	アミラーゼ欠損症、潰瘍性大腸炎、肝硬変、胆道閉鎖症など
13. 染色体または遺伝子に変化を伴う症候群	ダウン症候群、18トリソミー症候群、13トリソミー症候群、歌舞伎症候群など
14. 皮膚疾患	眼皮膚白皮症、先天性魚鱗癬、表皮水疱症、色素性乾皮症など
15. 骨系統疾患	胸郭不全症候群、軟骨低形成症、骨形成不全症、大理石骨病など
16. 脈管系疾患	青色ゴムまり様母斑症候群、巨大動静脈奇形、リンパ管腫など

糖尿病（1型）

告示番号	1	糖尿病 （　　） 年度　小児慢性特定疾病 医療意見書〈新規申請用〉		1/2
病名	1	1型糖尿病	受付種別	□ 新規

| 受給者番号 | | 受診日 | 年　　月　　日 | | |

ふりがな 氏名 (Alphabet)		(変更があった場合) ふりがな 以前の登録氏名 (Alphabet)

| 生年月日 | 年　　月　　日 | 意見書記載時の年齢 | 歳　　か月　　日 | 性別 | 男 ・ 女 ・ 性別未決定 |

| 出生体重 | g | 出生週数 | 在胎　　週　　日 | 出生時に住民登録をした所 | （　　） 都道府県　（　　） 市区町村 |

| 現在の
身長・体重 | 身長
(測定日) | cm（　　SD）
年　　月　　日 | 体重
(測定日) | kg（　　SD）
年　　月　　日 | BMI
肥満度　　　% |

| 発病時期 | 年　　月　頃 | 初診日 | 年　　月　　日 | | |

| 就学・就労状況 | 就学前 ・ 小中学校（ 通常学級 ・ 通級 ・ 特別支援学級 ） ・ 特別支援学校（ 小中学部 ・ 専攻科を含む高等部 ） ・ 高等学校（専攻科を含む） ・
高等専門学校 ・ 専門学校／専修学校など ・ 大学（短期大学を含む） ・ 就労（就学中の就労も含む） ・ 未就学かつ未就労 ・
その他（　　　） |

手帳取得状況	身体障害者手帳	なし ・ あり （等級 1級 ・ 2級 ・ 3級 ・ 4級 ・ 5級 ・ 6級）	療育手帳	なし ・ あり
	精神障害者保健福祉手帳（障害者手帳）	なし ・ あり （等級 1級 ・ 2級 ・ 3級）		

現状評価	治癒 ・ 寛解 ・ 改善 ・ 不変 ・ 再発 ・ 悪化 ・ 死亡 ・ 判定不能	運動制限の必要性	なし ・ あり
	人工呼吸器等装着者認定基準に該当　　する ・ しない ・ 不明	小児慢性特定疾病 重症患者認定基準に該当	する ・ しない ・ 不明

臨床所見（診断時）　※診断された当時の所見や診断の根拠となった検査結果を記載

身体所見	腹囲（臍囲）：（　　）cm
診断	診断の契機：学校検尿で発見：[いいえ ・ はい]
症状（内分泌・代謝）	糖尿病ケトアシドーシス：[なし ・ あり]

臨床所見（申請時）　※直近の状況を記載

| 身体所見 | 腹囲（臍囲）：（　　）cm　　肥満度：（　　）% |

検査所見（診断時）　※診断された当時の所見や診断の根拠となった検査結果を記載

尿検査	尿中Cペプチド（CPR）：（　　）μg/day
血液検査	総コレステロール：（　　）mg/dL　　トリグリセリド：（　　）mg/dL　　HDLコレステロール：（　　）mg/dL LDLコレステロール：（　　）mg/dL 血糖値（空腹時）：（　　）mg/dL　　血糖値（随時）：（　　）mg/dL　　HbA$_{1c}$：（　　）% グリコアルブミン：（　　）%　　βヒドロキシ酪酸（3-ヒドロキシ酪酸）：（　　）μmol/L インスリン（IRI）：（　　）μU/mL　　採血タイミング：[空腹時 ・ 食後] Cペプチド（CPR）：（　　）ng/mL　　採血タイミング：[空腹時 ・ 食後] GAD抗体：（　　）U/mL・未実施　　判定：[陰性 ・ 陽性] IA-2抗体：（　　）U/mL・未実施　　判定：[陰性 ・ 陽性]
	膵島関連自己抗体（その他）：（　　　　　　　　　　　　　　　　　　　　　　　　　　　　　　　　　　　）
負荷試験	経口ブドウ糖負荷試験（OGTT）：[未実施 ・ 実施] OGTT未実施の理由：（　　　　　　　　　　　　　　　　　　　　） 血糖値（前値）：（　　）mg/dL　　血糖値（2時間値）：（　　）mg/dL

検査所見（申請時）　※直近の状況を記載

尿検査	尿蛋白（定性）：[− ・ ± ・ 1+ ・ 2+ ・ 3+ ・ 4+]　　尿中ケトン体（定性）：[− ・ ± ・ 1+ ・ 2+ ・ 3+ ・ 4+]
血液検査	血糖値（空腹時）：（　　）mg/dL　　血糖値（随時）：（　　）mg/dL HbA$_{1c}$：（　　）%　　グリコアルブミン：（　　）% Cペプチド（CPR）：（　　）ng/mL　　採血タイミング：[空腹時 ・ 食後]
遺伝学的検査	遺伝子検査：[未実施 ・ 実施]　　実施日：（　　年　　月　　日） 所見：（　　　）
検査所見（その他）	検査所見（その他）：（　　　　　　　　　　　　　　　　　　　　　　　　　　　　　　　　　　　　　　）

受給者番号（　　　　　　）　患者氏名（　　　　　　　　）

| 告示番号 | 1 | 糖尿病 | （　　） | 年度　小児慢性特定疾病 医療意見書〈新規申請用〉 | 2/2 |

その他の所見（申請時）　※直近の状況を記載

合併症（糖尿病）	網膜症：[なし ・ あり]　　病期：[単純性 ・ 前増殖性 ・ 増殖性]
	腎症：[なし ・ あり]　　病期：[微量アルブミン尿 ・ 持続性蛋白尿 ・ 透析治療中]　　微量アルブミン尿：（　　　）mg/gCre
	神経障害（アキレス腱反射の低下）：[なし ・ あり]
	糖尿病ケトアシドーシス：[なし ・ あり]　過去1年間の回数：（　　　）回／年
	重症低血糖：[なし ・ あり]　　過去1年間の回数：（　　　）回／年
合併症	合併症（その他）：（　　　　　　　　　　　　　　　　　　　　　　　　　　）
家族歴	糖尿病の家族歴：[なし ・ あり ・ 不明]
	詳細：（　　　　　　　　　　　　　　　　　　　　　　　　　　　　　　　　）

経過（申請時）　※直近の状況を記載

薬物療法	インスリン療法：[なし ・ あり]
	注射法：[頻回注射法 ・ CSII (Continuous subcutaneous insulin infusion) ・ SAP (Sensor augmented pump) ・ 従来法（3回／日以下）]
	インスリン総投与量：（　　　　　）単位／日
	インスリン製剤名①：（　　　　　　　　　　　　　　　　　　　　　　　　　　）
	インスリン製剤名②：（　　　　　　　　　　　　　　　　　　　　　　　　　　）
	インスリン製剤名③：（　　　　　　　　　　　　　　　　　　　　　　　　　　）
	インスリン製剤名④：（　　　　　　　　　　　　　　　　　　　　　　　　　　）
	経口血糖降下薬：SU剤：[なし ・ あり]　　メトホルミン：[なし ・ あり]　　α-GI：[なし ・ あり]
	DPP-4阻害薬：[なし ・ あり]　　SGLT2阻害薬：[なし ・ あり]
	経口血糖降下薬（その他）：
	使用製剤名①：（　　　　　　　　　　　　　　　　　　　　　　　　　　　　　）
	使用製剤名②：（　　　　　　　　　　　　　　　　　　　　　　　　　　　　　）
	使用製剤名③：（　　　　　　　　　　　　　　　　　　　　　　　　　　　　　）
	使用製剤名④：（　　　　　　　　　　　　　　　　　　　　　　　　　　　　　）
	使用製剤名⑤：（　　　　　　　　　　　　　　　　　　　　　　　　　　　　　）
	糖尿病治療薬：GLP-1アナログ：[なし ・ あり]
	糖尿病治療薬（IGF-1、メトレレプチン、GLP-1アナログ、その他の注射薬等）：
	使用製剤名①：（　　　　　　　　　　　　　　　　　　　　　　　　　　　　　）
	使用製剤名②：（　　　　　　　　　　　　　　　　　　　　　　　　　　　　　）
	薬物療法（その他）：
	使用製剤名①：（　　　　　　　　　　　　　　　　　　　　　　　　　　　　　）
	使用製剤名②：（　　　　　　　　　　　　　　　　　　　　　　　　　　　　　）
	使用製剤名③：（　　　　　　　　　　　　　　　　　　　　　　　　　　　　　）
治療	治療（その他）：（　　　　　　　　　　　　　　　　　　　　　　　　　　　　）
今後の治療方針	今後の治療方針：（　　　　　　　　　　　　　　　　　　　　　　　　　　　　）
	治療見込み期間（入院）　開始日：（　　年　　月　　日）　終了日：（　　年　　月　　日）
	治療見込み期間（外来）　開始日：（　　年　　月　　日）　終了日：（　　年　　月　　日）　通院頻度：（　　）回／月

医療機関・医師署名

上記の通り診断します。

医療機関名　　　　　　　　　　　　　　　　　　記載年月日　　　年　　月　　日
医療機関住所

　　　　　　　　　　　　　　　　　　　　　　　診療科
　　　　　　　　　　　　　　　　　　　　　　　医師名　　　　　　　　　　　　　　（印）
　　　　　　　　　　　　　　　　　　小児慢性特定疾病 指定医番号　（　　　　　　　　　　）

気管支喘息

| 告示番号 | 5 | 慢性呼吸器疾患 | （　　）年度 小児慢性特定疾病 医療意見書〈新規申請用〉 | 1/2 |

| 病名 | 2 | 気管支喘息 | | 受付種別 | □ 新規 |

| 受給者番号 | | 受診日 | 　年　　月　　日 |

| ふりがな
氏名
(Alphabet) | | （変更があった場合）
ふりがな
以前の登録氏名
(Alphabet) | |

| 生年月日 | 　年　　月　　日 | 意見書記載時の年齢 | 　歳　か月 | 性別 | 男 ・ 女 ・ 性別未決定 |

| 出生体重 | 　　　g | 出生週数 | 在胎　　週　　日 | 出生時に住民登録をした所 | （　　）都道府県 （　　）市区町村 |

| 現在の身長・体重 | 身長（測定日） | 　　　cm （　　SD）
　年　　月　　日 | 体重（測定日） | 　　　kg （　　SD）
　年　　月　　日 | BMI
肥満度　　　% |

| 発病時期 | 　年　　月頃 | 初診日 | 　年　　月　　日 |

| 就学・就労状況 | 就学前 ・ 小中学校（ 通常学級 ・ 通級 ・ 特別支援学級 ） ・ 特別支援学校（ 小中学部 ・ 専攻科を含む高等部 ） ・ 高等学校（専攻科を含む） ・
高等専門学校 ・ 専門学校／専修学校など ・ 大学（短期大学を含む） ・ 就労（就学中の就労も含む） ・ 未就学かつ未就労 ・
その他（　　　） |

| 手帳取得状況 | 身体障害者手帳 | なし ・ あり （等級 1級 ・ 2級 ・ 3級 ・ 4級 ・ 5級 ・ 6級） | 療育手帳 | なし ・ あり |
| | 精神障害者保健福祉手帳（障害者手帳） | なし ・ あり （等級 1級 ・ 2級 ・ 3級） | | |

| 現状評価 | 治癒 ・ 寛解 ・ 改善 ・ 不変 ・ 再発 ・ 悪化 ・ 死亡 ・ 判定不能 | 運動制限の必要性 | なし ・ あり |
| | 人工呼吸器等装着者認定基準に該当　　する ・ しない ・ 不明 | 小児慢性特定疾病 重症患者認定基準に該当 | する ・ しない ・ 不明 |

| 臨床所見（申請時） | ※直近の状況を記載 |

| 症状
（呼吸器・循環器） | 治療を考慮した真の重症度：[間欠型 ・ 軽症持続型 ・ 中等症持続型 ・ 重症持続型 ・ 最重症持続型]
症状のみの見かけの重症度：[間欠型 ・ 軽症持続型 ・ 中等症持続型 ・ 重症持続型 ・ 最重症持続型]
1年以内に3か月に3回以上の大発作があったか：[なし ・ あり]　　　1年以内に意識障害を伴う大発作があったか：[なし ・ あり]
治療で人工呼吸管理又は挿管を行うか：[なし ・ あり]　　　概ね1ヶ月以上長期入院療法を行うか：[なし ・ あり]
大発作：[なし ・ 年数回以内 ・ 半年に3回以上 ・ 3か月に3回以上 ・ 月に3回以上] |
| | オマリズマブ等の生物学的製剤の投与を行ったか：[なし ・ あり]
使用薬剤名：（　　　） |

| 検査所見（申請時） | ※直近の状況を記載 |

| 血液検査 | 好酸球数：（　　　　）/μL
総IgE：（　　　　）IU/mL　実施日：（　年　月　日）
特異的IgE抗体：実施日：（　年　月　日）
スコア（ダニ）： [未実施 ・ 0 ・ 1 ・ 2 ・ 3 ・ 4 ・ 5 ・ 6]
スコア（スギ）： [未実施 ・ 0 ・ 1 ・ 2 ・ 3 ・ 4 ・ 5 ・ 6]
スコア（アルテルナリア）： [未実施 ・ 0 ・ 1 ・ 2 ・ 3 ・ 4 ・ 5 ・ 6]
スコア（ネコ）： [未実施 ・ 0 ・ 1 ・ 2 ・ 3 ・ 4 ・ 5 ・ 6]
スコア（イヌ）： [未実施 ・ 0 ・ 1 ・ 2 ・ 3 ・ 4 ・ 5 ・ 6]
スコア（その他）：（　　） |

| 病理検査 | 喀痰または鼻汁の好酸球：[− ・ + ・ ++ ・ +++] |

| 生理機能検査 | 呼吸機能検査：[未実施 ・ 実施]　実施日：（　年　月　日）
$FEV_{1.0}$：（　　　）mL　%$FEV_{1.0}$：（　　　）%　$FEV_{1.0\%}$：（　　　）%　MMF：（　　　）L/sec
%$\dot{V}_{50}$：（　　　）%　β_2刺激薬による$FEV_{1.0}$の改善率：（　　　）% |

| 気道過敏性検査 | 気道過敏性検査：[未実施 ・ 過敏性なし ・ 過敏性あり] |

| 呼気中一酸化窒素濃度測定 | 呼気中一酸化窒素濃度測定：[未実施 ・ 実施]　呼気一酸化窒素濃度：（　　　）ppb　吸入ステロイドの使用：[なし ・ あり] |

| 検査所見（その他） | 検査所見（その他）：（　　　） |

受給者番号（　　　　　）　患者氏名（　　　　　　　　）

| 告示番号 | 5 | 慢性呼吸器疾患 | （　　）年度　小児慢性特定疾病 医療意見書〈新規申請用〉 | 2/2 |

その他の所見（申請時）　※直近の状況を記載

合併症	アレルギー合併症：[なし ・ あり] 詳細：(　　　) 重症心身障害：[なし ・ あり] 詳細：(　　　) 合併症（その他）：(　　　)
出生歴	分娩様式：[経腟分娩 ・ 帝王切開 ・ 不明]
喫煙歴	家族内の喫煙の有無：[なし ・ 屋外喫煙のみ ・ 屋内喫煙あり ・ 不明]
ペット歴	ペットの有無：[なし ・ あり]　　　　ペット（ネコ）：[なし ・ あり]　　　　ペット（イヌ）：[なし ・ あり] ペット（その他）：(　　　)

経過（申請時）　※直近の状況を記載

薬物療法	治療ステップ：[1 ・ 2 ・ 3 ・ 4]　　吸入ステロイド剤以外の経口ステロイド剤依存：[なし ・ あり]　　1か月の治療点数：(　　　　) 点
呼吸管理	酸素療法：[なし ・ あり]　　　　気管切開管理：[なし ・ あり]　　　　人工呼吸管理：[なし ・ あり] 気管挿管：[なし ・ あり]
治療	治療（その他）：(　　　)
今後の治療方針	今後の治療方針：(　　　) 治療見込み期間（入院）　開始日：(　　　年　　月　　日)　終了日：(　　　年　　月　　日) 治療見込み期間（外来）　開始日：(　　　年　　月　　日)　終了日：(　　　年　　月　　日)　通院頻度（　　　）回／月

医療機関・医師署名

上記の通り診断します。

医療機関名　　　　　　　　　　　　　　　　　　　　　　記載年月日　　　　年　　月　　日
医療機関住所
　　　　　　　　　　　　　　　　　　　　　　　　　　　診療科
　　　　　　　　　　　　　　　　　　　　　　　　　　　医師名　　　　　　　　　　　　　　　　（印）
　　　　　　　　　　　　　　　　　　　　　　　　　　　小児慢性特定疾病 指定医番号　（　　　　　　　　　　　）

Ⅹ. 医療要否意見書

1 記載の意義

　生活保護法は、「日本国憲法第25条に規定する理念に基き、国が生活に困窮するすべての国民に対し、その困窮の程度に応じ、必要な保護を行い、その最低限度の生活を保障するとともに、その自立を助長すること(第1条)」を目的としている。医療要否意見書は、生活保護受給中の患者が指定医療機関で医療を受けるにあたり、患者の病状の把握を目的として、主治医に意見を求めるための書類である。指定医療機関では、主治医が病状に対する意見を記入し福祉事務所へ提出する。福祉事務所は審査を行い、嘱託医が医療の必要性を認めると、医療券を発行し医療機関へ送付する。医療機関では、この医療券に基づいて患者の診察を行い、医療費を福祉事務所へ請求する。意見書の作成は、無償とされている。

2 作成時の留意点

　意見書は、医療扶助の決定に際し重要な判断材料となる。記載が不十分であったり、提出が遅れると、患者(被保護者)の受診が遅れることにもなるため注意する。

3 記載事項および方法

1. 傷病名は、現在治療中のすべての傷病名を記入する。診断が確定していない場合は、疑い病名も可である。特に、慢性疾患(各種指導・管理料の対象になる疾患)は、必ず記入する。さらに、それぞれの初診年月日を記入する。
2. 稼働能力所見は、医学的根拠に基づいて身体能力を評価する。1. 稼働可能、2. 稼働不能、3. 現時点では不明、から選択する。1. を選択した場合は、右欄のa～cから可能な勤務形態を選択する。
3. 主要症状及び今後の診療見込みの記入にあたっては、次の点に留意する。
　①治療経過について、検査データ、画像所見などを用いて具体的に記入する。
　②内服薬がある場合、主な薬剤について記入する。
　③今後の治療方針について、具体的に記入する。治療が長期に及ぶ場合、また医療費が高額な場合は、その理由なども記入する。
4. 1ヵ月の受診見込み回数は、医学的に必要と思われる1ヵ月の定期受診回数を記入する。
5. 診療見込期間は、医学的に適切な期間を記入する。最長で6ヵ月である。福祉事務所が医療券を発行する期間の目安となる。
6. 医療の要否について、1. 入院外、2. 入院、について選択する。
7. 概算医療費の算出は、医事課に依頼する。
8. 記載日、指定医療機関の所在地及び名称、院長名、担当医師名(診療科名)を記入する。

ケース番号	
地区名	
発行取扱者	

医療要否意見書

様式例

1　医科　　2　歯科　　　　　　　　1　新規　　2　継続（単・併）

（氏名）＿＿＿＿＿＿＿＿＿＿　　年　月　日生（男　女）（　　歳）

に係る　平成　年　月　日　以降の医療の要否について意見を求めます。

　　　　　　　　　　　病院　様

　　　　　　　　　　　　　　平成　年　月　日

　　　　　　　　　　　　　　　　　　○○福祉事務所長

> 現在治療中のすべての傷病名を記入する。

傷病名又は部位	(1) (2) (3) (4) (5)	初診年月日	(1)　年　月　日 (2)　年　月　日 (3)　年　月　日 (4)　年　月　日 (5)　年　月　日	転帰 （継続のとき記入）	年　月　日 治ゆ／死亡／中止

稼働能力所見	1. 稼働可能：治療しながら右欄程度の仕事ができる。 2. 稼働不能（理由：　　　　　　　　） 3. 現時点では不明：あと（　　）ヵ月の経過観察を要す。	a. 軽労働：店員、事務などで軽微なもの b. 中労働：店員、事務、付き添いなど c. 重労働：日雇労働、肉体労働など

> 1〜3、a〜cから選択する。

主要症状及び今後の診療見込

（今後の診療見込に関連する臨床検査の結果等を記入して下さい。）

①治療経過について、画像所見、検査データなどを用いて具体的に記入する。
②内服薬がある場合、主な薬剤について記入する。
③今後の治療方針について、具体的に記入する。
④治療が長期に及ぶ場合、また医療費が高額になる場合は、その理由なども記入する。

> 入院外の患者について、医学的に必要と思われる1ヵ月の定期受診回数を記入する。

> 最長で6ヵ月である。

1ヵ月の受診見込み回数　　　　回

診療見込期間	入院外	ヵ月　日間	概算医療費	(1)今回診療日以降1ヵ月間	(2)第2ヵ月目以降6ヵ月目まで	福祉事務所への連絡事項
	入院 期間	ヵ月　日間		円 （入院料　　円）	円 （入院料　　円）	
	（予定）年月日	年　月　日				

上記のとおり（ 1 入院外 ・ 2 入院 ）医療を（ 1 要する ・ 2 要しない ）と認めます。

> 医療の要否について、それぞれ1または2を選択する。

平成　年　月　日

○○福祉事務所長様

　　　　　指定医療機関の所在地及び名称
　　　　　　院　（所）　　長　　　　　　　　　　　印
　　　　　　担　当　医　師（診療科名）

嘱託医の意見		医療承認期間 　月　日から　月　日まで
地区担当員又は医療主事意見		社会保険 （健・日・共・船）	割合

7 説明同意書類

■ 説明同意書

　検査や手術、処置を行う際に、その目的や方法、予想される合併症などについて記載し、患者・家族への説明の後に交付する書類である。採血、採尿、心電図検査、簡単な創の縫合など侵襲の少ない医療行為は、口頭で承諾を得ることも多いが、危険や合併症が予測されるような行為については、書面に記載したうえ患者・家族に説明する。複写になっており、一部を患者・家族に交付し、もう一部は治療録に保存する。説明書の末尾に、説明を受けたうえで「検査、処置を受けることに同意する」「同意しない」の意志確認をする欄を設けている場合もある。不幸にも医療事故が生じた際、事前に十分な説明をしてあったと医療者側が主張しても、記録がなければ、「説明がされていなかった」「説明が不十分であった」と、裁判ではみなされる可能性がある。

　説明同意書は、患者・家族に交付するものであるから、読みやすく、きれいな文字で、わかりやすい表現を心がける。また、図表を用いるなどの工夫もするとよい。書式は医療機関によってさまざまであるが、共通する事項は次のとおりである。

[記載事項]　説明年月日、患者基本情報、患者側同席者名、医療機関側同席者名、診断名、検査・処置の内容、担当医師名、説明内容記載欄、医師署名欄、患者・家族署名、押印欄

　説明内容の記載欄は、予定している検査、手術、処置の①目的、②方法、③期待される効果と限界、④予測される合併症と危険性、⑤合併症発生時の対応策、⑥検査、処置を受けない場合の予測される症状の推移と代替手段、などについて標題を付けて記載する。

　インフォームド・コンセントの理念に基づいた医療は、患者と医療者が診療に関する情報を共有し、合意に基づいて治療法などを選択していく過程の中で初めて実現可能となる。説明同意書の中では、予定されている検査、処置を受けない場合の予測される症状の推移と、代替可能な医療行為の内容、効果、危険性および予後を含めて具体的に説明する。最後に、患者に最終的な自己決定権があること、および検査、処置を拒否した場合にも不利益のないこと、セカンド・オピニオンを得る機会があることを説明する必要がある。

　セカンド・オピニオンとは、医師の診断や治療法について、患者がよりよい選択をするために、別の医師の意見を求めることを指す。主治医に検査、画像所見を含めた詳細な診療情報提供書を作成してもらい、そのうえで専門医療機関のセカンド・オピニオン外来を受診し意見を求めることになる。セカンド・オピニオンは診療ではなく「相談」にあたるため、一般に外来受診料は健康保険の対象とはならず、全額自己負担となる。

患者様・御家族への説明の記録（含：同意書） 　様式例

平成　　年　　月　　日

患者氏名　　　　　　　　様（ID　　　　）
診断名
検査・処置名　　　　　　　　　　実施日時　平成　　年　　月　　日
患者側同席者名
医療機関側同席者名
医　師

【説明内容】

> 説明内容を次のような項目に整理して記載する。
>
> ① 目的
> ② 方法
> ③ 期待される効果と限界
> ④ 予測される合併症と危険性
> ⑤ 合併症発生時の対応策
> ⑥ 検査、処置を受けない場合の予測される症状の推移と代替手段

医師署名　　　　　　

私は、上記について　医師　　　　　　　　　より説明を受け内容を理解しました。

（1）今回の検査・処置（治療・手術・麻酔）を受けることに同意いたします。

　　患者様またはご家族の署名＿＿＿＿＿＿＿＿＿＿＿＿＿＿＿＿＿＿＿＿＿＿印
　　　　　　　　　　　　　　　　　（患者様との続柄：　　　　　　　　）

（2）今回は、検査・処置を受けることに同意いたしません。

　　患者様またはご家族の署名＿＿＿＿＿＿＿＿＿＿＿＿＿＿＿＿＿＿＿＿＿＿印
　　　　　　　　　　　　　　　　　（患者様との続柄：　　　　　　　　）

※　本用紙は2部発行されます。ご署名の上、1部はご家族・患者様で保存され、もう1部は医師又は看護師にご提出ください。

日本〇〇総合病院

説明同意書例 1　大腸内視鏡検査

患者様・御家族への説明の記録（含：同意書）

平成 22 年 11 月 30 日

患者氏名　　山〇　美〇　様　（ID　〇8〇5〇）
診断名　　　大腸腫瘍の疑い
検査・処置　大腸内視鏡検査　　　　　　　　検査日時　平成 22 年 12 月 7 日
医　師　　　日本　太郎

【説明内容】

「大腸内視鏡検査とは」

　大腸内視鏡検査は肛門から内視鏡を挿入し、直接大腸内を観察、必要に応じて大腸粘膜組織を生検して大腸の病気（ポリープ、腫瘍、炎症など）を診断するための検査です。内視鏡下でポリープ切除（ポリペクトミー）などの治療を行うためには不可欠な検査です。

「検査前の処置と検査の内容・検査時間」

　検査前日の夜から緩下剤を内服していただきます。さらに検査当日も検査前に約 2,000ml の腸管洗浄液を飲んでいただき洗腸します。検査を楽に受けられるように少量の鎮静剤、腸管の運動を抑えるための鎮痙剤を注射して行います。
　適量の空気を入れるための腹部の張り感、内視鏡により腸管が伸展される際の多少の痛みがあります。特に、腹部手術後などの癒着がある場合は、痛みが強いこともあります。耐え難い痛みの場合には、身体を動かさずに大きな声で術者に伝えてください。検査の所要時間には個人差がありますが、約 30～60 分です。内視鏡検査中にポリープなどの異常がみられた場合には、組織の生検やポリープ切除術などの治療を行うことがあります。

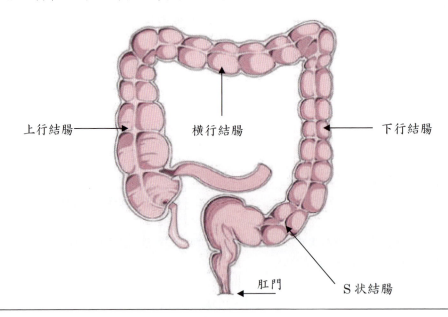

「検査の安全性と起こりうる偶発症」

　大腸内視鏡検査は安全な検査ですが、検査に伴う偶発症がまったくない検査ではありません。全国調査報告での頻度は 0.04％です。

1) その約半数は大腸穿孔で、この場合には直ちに入院していただいて、開腹手術などが必要になることもあります。
2) 残りの大半は出血で、生検やポリープを切除した部位からのものです。手術を必要とするような大出血は稀で、通常は短期間で止血します。内視鏡でも止血が困難な大量出血の場合は、入院していただいて開腹手術になることもあります。
3) 前投薬によるショック

※このほかに前処置で使用される注射の副作用で目がチラチラしたり、動悸や口が渇いたり、尿が出にくくなることがありますが、多くは一時的で心配ありません。

> 検査担当医は万全の注意を払い、苦痛が少なく、より安全に検査を受けていただけるよう努力いたします。検査を受けていただく皆様が、この検査の目的と、検査によって得られる診断上の利益、また稀ではありますが発生しうる偶発症とその処置・治療などについて、よくご理解していただきたいと思います。

帰宅後に腹痛、血便などの症状があれば病院にご連絡ください。(病院電話番号：0□2□-□4-□5□7)

医師署名　*日本　太郎*

私は、上記について　医師　*日本　太郎*　より説明を受け内容を理解しました。

(1) 今回の検査・処置(治療・手術・麻酔)を受けることに同意いたします。

　　患者様またはご家族の署名＿＿＿＿＿＿＿＿＿＿＿＿＿＿＿＿＿＿＿＿＿＿　印
　　　　　　　　　　　　　　　　　　　　　　　　（患者様との続柄：　　　）

(2) 今回は、検査・処置を受けることに同意いたしません。

　　患者様またはご家族の署名＿＿＿＿＿＿＿＿＿＿＿＿＿＿＿＿＿＿＿＿＿＿　印
　　　　　　　　　　　　　　　　　　　　　　　　（患者様との続柄：　　　）

※　本用紙は2部発行されます。ご署名の上、1部はご家族・患者様で保存され、もう1部は医師又は看護師にご提出ください。

日本○○総合病院

説明同意書例2　中心静脈カテーテル挿入術

患者様・御家族への説明の記録（含：同意書）

平成21年12月2日

患者氏名　　　中□　次□　様　（ID 7□8□3）
診断名　　　　敗血症
検査・処置　　中心静脈カテーテル挿入術　　　　実施日　平成21年12月2日
医　師　　　　日本　太郎

【説明内容】
(1) 目的：心臓の近くの太い静脈を中心静脈といいます。栄養のたくさんある点滴や、血圧を上げる薬の点滴などは手や足の細い血管から点滴すると、血管を傷めたり、十分な治療効果が出なかったりします。このため中心静脈にカテーテルという2mm前後の細い管を入れて点滴をします。

(2) 方法：中心静脈にカテーテルを挿入するため、皮膚を十分消毒したうえで局所麻酔の痛み止めをし、鎖骨下静脈あるいは内頸静脈、または大腿静脈からカテーテルを入れます。所要時間は約20分です。血管の走行によってはさらに数十分、時間がかかることもあります。

(3) 合併症：カテーテルを挿入する血管の近くには、肺や動脈、神経があります。中心静脈カテーテル挿入術は、血管の中に体外から管を入れる処置であるため、以下のような合併症が稀に起きることがあります。

　　1. 気胸
　　2. 動脈穿刺、出血、血腫、血胸
　　3. 空気塞栓
　　4. 神経損傷、胸管損傷
　　5. 不整脈　　6. 感染症　　7. 血栓性静脈炎　　8. 麻酔薬によるアレルギー、ショック

合併症の中にはごく稀ですが生命にかかわるようなものもあり、細心の注意を払い実施します。
万が一、合併症が生じた場合には、早期発見に努め適切な処置をさせていただきます。

医師署名　日本太郎

私は、上記について　医師　日本　太郎　より説明を受け内容を理解しました。

(1) 今回の検査・処置（治療・手術・麻酔）を受けることに同意いたします。
　　患者様またはご家族の署名＿＿＿＿＿＿＿＿＿＿＿＿＿＿＿＿＿＿＿＿＿＿＿＿＿＿＿印
　　　　　　　　　　　　　　　　　　　　　　　　　（患者様との続柄：　　　　　　）

(2) 今回は、検査・処置を受けることに同意いたしません。
　　患者様またはご家族の署名＿＿＿＿＿＿＿＿＿＿＿＿＿＿＿＿＿＿＿＿＿＿＿＿＿＿＿印
　　　　　　　　　　　　　　　　　　　　　　　　　（患者様との続柄：　　　　　　）

※　本用紙は2部発行されます。ご署名の上、1部はご家族・患者様で保存され、もう1部は医師又は看護師にご提出ください。

日本○○総合病院

説明同意書例3　髄液検査（腰椎穿刺術）

患者様・御家族への説明の記録（含：同意書）

平成22年12月3日

患者氏名　　山□　武□　様（ID　6□8□5）
診断名　　　髄膜炎
検査・処置　髄液検査（腰椎穿刺術）　　　検査日時　平成22年12月3日
医　師　　　日本　五郎

【説明内容】

検査の目的：検査で何がわかるのか。

　髄液は脳室でつくられ、脳室内や脳・脊髄周囲に存在するクモ膜下腔に流れています。髄液検査は、この髄液を体外から穿刺針で採取する検査です。

　髄液検査で脊髄圧、外観（正常では水様透明ですが出血があれば血性、感染があれば混濁してくるのが観察されます）、髄液中の細胞数やその種類、蛋白量、糖の量などを調べます。主として中枢神経系の炎症性疾患、感染症、腫瘍性疾患などの診断あるいは治療の効果判定などのために行われます。

どのような検査か。

　髄液採取は通常、患者さんに側臥位で、頭部を屈曲し、両手で膝を抱え込むような体位になって頂きます。皮膚消毒、局所麻酔を行った後、第4-5腰椎間、あるいは第3-4腰椎間にて穿刺します。細胞数、タンパク、糖などの測定のためには3～4ml、さらにその他の生化学的検査、培養、細胞診など、その時々の必要に応じて採液量を決めます。

髄液検査の禁忌。

1. 脳圧亢進がある例では脳ヘルニアを起こす危険性があり禁忌。
2. 穿刺部位に感染巣がある場合。
3. 下部脊髄に血管奇形の存在が疑われる場合。
4. 血小板減少症、抗凝固療法中の場合など、出血が止まりにくい状態。

どのような偶発症が起きうるか。

検査中の偶発症
1. 穿刺の際に針先が馬尾神経根に触れると、下肢に電撃痛が走ることがありますが、一過性のもので心配ありません。

穿刺後の合併症
2. 最も頻度の多いのは頭痛です（頻度的には10％前後）。頭痛のはじまりは、穿刺後早くて15分ぐらいから、遅いと4日後くらいに出現します。持続もさまざまで、2日くらいで軽快する場合から、長いときには2週間程度続きますが、多くは4～8日ぐらいで改善します。頭痛は前頭部痛や眼窩後部痛が多く、立位

で出現し臥位で軽快することが特徴です。術後、腹臥位で30分ほど安静にしているのが望ましいとされています。頭痛に対する治療としては、まず安静臥床ですが、お困りでしたら医師、看護師にお伝えください。

3. 一過性に複視が出現することもありますが、通常数日から数週間以内には回復します。また、頭痛に伴い一時的に聴力低下や耳鳴、耳閉感が出現することがありますが、頭痛が軽快するとともに消失します。

4. ときに出血傾向がなくても、個人差により偶然に血管を傷つけ、クモ膜下出血、硬膜外血腫を生じることが報告例であります。

ほかに代わりうる検査はあるか。

中枢神経系の炎症、腫瘍や感染症のうち、MRIなどの画像や電気生理学的な検査でなんらかの異常がとらえられ、あるいは臨床経過などからある程度診断が可能な場合は省略することも可能です。しかし、これらの検査で異常をとらえられない炎症性疾患、あるいは感染性疾患（髄膜炎など）のように、病状は比較的似ているものの原因となる病原体（細菌、ウイルスなど）により治療法、効果、予後がまったく異なる場合には、髄液検査に代わる方法はありません。

おわりに。

髄液検査は適応症例をきちんと選び、手技を正しく行えば危険は少なく、日常検査として安全に行えます。また、検査による情報量は多く、診断には欠かせない場合があります。しかし、避けられない偶発症を生じる可能性もありますので、十分な説明を行い、ご理解をいただければ積極的に施行すべき検査であると考えています。

| 医師署名 | 日本 五郎 |

私は、上記について 医師 日本 五郎 より説明を受け内容を理解しました。

（1） 今回の検査・処置（治療・手術・麻酔）を受けることに同意いたします。

　　　患者様またはご家族の署名＿＿＿＿＿＿＿＿＿＿＿＿＿＿＿＿＿＿＿＿＿＿＿印
　　　　　　　　　　　　　　　　　　　　　　　　　　（患者様との続柄：　　　　）

（2） 今回は、検査・処置を受けることに同意いたしません。

　　　患者様またはご家族の署名＿＿＿＿＿＿＿＿＿＿＿＿＿＿＿＿＿＿＿＿＿＿＿印
　　　　　　　　　　　　　　　　　　　　　　　　　　（患者様との続柄：　　　　）

※ 本用紙は2部発行されます。ご署名の上、1部はご家族・患者様で保存され、もう1部は医師又は看護師にご提出ください。

日本〇〇総合病院

沢〇　利〇　様　（ID 2〇6〇2）

説明同意書例4　輸血療法

輸血に関する説明と同意書

輸血とは・・・

　　外傷・手術による出血や病気などにより患者さんの血液成分（全部または一部）が不足し、生命維持が難しい場合、輸血を行うことがあります。
　　輸血の効果と副作用、そして輸血をしない場合の危険性をよく判断して、どうしても必要な場合に輸血を行います。

1. 患者さんの状況・治療方針と輸血の可能性

　　あなたの場合は以下のような病状（になる可能性があります）ですので、輸血の必要性があります。

　　(出血)、(手術)、貧血、血小板減少、(凝固因子低)下、その他（　　　　　　　　　　　　　　　　）

2. 輸血をしなかった場合の危険性

　　出血、ショック、心不全など重篤・致命的な合併症が起きる可能性があります。

3. 輸血療法の実施計画（1本　200ml）

　　① 濃　厚　赤　血　球・・・・・約　　**5** 本
　　② 凍　結　血　漿・・・・・約　　**10** 本
　　③ 濃　厚　血　小　板・・・・・約　　　　本
　　④ 全　　　　　血・・・・・約　　　　本
　　⑤ そ　　の　　他・・・・・（　　　　　　　　　　　　　　　　　　）

輸血による副作用および感染症検査

　　稀にショック、発熱、悪寒戦慄、発疹などのアレルギー症状や溶血反応が出現することがあります。またGVHD（移植片対宿主病）が起こることがあります。
　　肝炎などの感染症の危険性は、検査により可能な限り取り除く努力をしています。その結果、以前よりも感染症の発症率は随分少なくなってきていますが、検査には限界があり、また未知の病原微生物の存在も否定できないため、危険性はゼロではありません。
　　そのため、輸血前後の感染症検査（B型、C型、HIV）を厚生労働省の指導により行っています。費用は、医療保険診療の対象となり、患者さんは3割負担で輸血前検査2,100円、輸血後検査1,590円（再診料別途）となります。輸血後の検査は3ヵ月後にご来院ください。
　　輸血前後の感染症検査を受けない場合、その後、感染症が判明しても、輸血によって感染したことを立証することができませんので、ご了承をお願いします。
　　輸血について、その必要性、副作用、他の手段があるかないかなど、患者さんまたはご家族の方によく理解していただくことが重要だと考えております。説明が不十分な場合もあると思いますので、わからない点は担当医に質問をしてください。その上で輸血・感染症検査をすることに同意される場合は、次頁に署名捺印ください。

平成22年11月30日

日本〇〇総合病院　　　　外科

担　当　医　師　名　　　日本　次郎　　　　　　　㊞

[ID 20602]

輸血に関する同意

私は、現在の疾病の診療に関し、輸血の必要性、副作用出現の可能性について説明を受け十分に理解しました。治療に必要と考えますので、輸血することに同意いたします。

平成　年　月　日

患　者　氏　名　_____　㊞

代　理　人　　　_____　㊞
　　　　　　　（患者との続柄：　　　　　　）

輸血前後感染症検査に関する同意

私は、輸血前後の感染症について説明を受け、十分に理解し検査を受けることに同意いたします。

平成　年　月　日

患　者　氏　名　_____　㊞

代　理　人　　　_____　㊞
　　　　　　　（患者との続柄：　　　　　　）

日本○○総合病院

説明同意書例5　脳動脈瘤クリッピング術

患者様・御家族への説明の記録

平成20年6月13日

患者氏名　　池○　友○　様　（ID 3○8○1）
診断名　　　くも膜下出血
検査・処置　脳動脈瘤クリッピング術　　　　手術予定日　平成20年6月13日
医　師　　　日本　五郎

【説明内容】
(1) 症状
　6/13発症　主な症状：頭痛、嘔吐、意識障害（傾眠傾向）、左半身麻痺
(2) 検査結果
　〈頭部CT検査〉
　　　脳表面の出血（出血量は多い。厚さ2～3mm）
　　　脳室も一部閉塞している　⇒　水頭症を既に生じている。
　〈脳血管撮影〉
　　　右の中大脳動脈に7～8mmの比較的大きな動脈瘤を認める。
(3) 診断
　動脈瘤破裂によるくも膜下出血
　多くの動脈瘤は先天的に「動脈瘤の芽」があり、その後の高血圧、動脈硬化などに伴い大きくなり破裂するとされています。
(4) 治療方針
　脳動脈瘤が破裂してくも膜下出血を起こしたときは、次のような治療が必要です。
　①再破裂の予防のための手術
　　再出血を予防する方法として、①開頭手術によるもの、②開頭せず血管内治療によるものがありますが、両方とも困難な場合には、③保存的治療（薬物などによる内科的治療）を行うことになります。どの治療法が最善かは、患者さんの重症度、年齢、合併症、脳動脈瘤の部位、大きさ・形などを考慮した専門的な判断が必要です。どちらの方法でも、出血後早期（3日以内）に行うことが勧められます。
　（クリッピング術）
　専用のクリップを用いて脳動脈瘤の根元を挟み、出血を防ぐ方法。
　（ラッピング術）
　動脈瘤の周りを特殊なのりや布で覆ってしまい、出血を防ぐ方法。

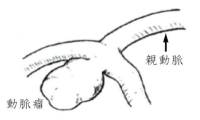
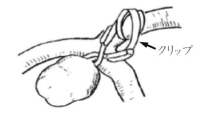

②遅発性脳血管れん縮の予防と治療

　　発症してから3、4日すると脳血管のれん縮（収縮して細くなってしまう状態）が始まり、重症の場合は脳梗塞を生じ、麻痺や言語障害、意識障害などが出現し生命にも影響します。

③水頭症や脳内血腫など脳の合併症や他の全身合併症への対応

　　水頭症に対しては、吸収されなくなった髄液を脳から逃がしてあげる手術が必要です。

(5) 麻酔　　全身麻酔

(6) 手術時間　5～6時間

(7) 手術の合併症

脳を触る手術のため重篤な合併症が生じる可能性もあります。手術は顕微鏡を使って、丁寧に脳内の血管や神経を剥離しながら進めます。しかし、時に手術中に動脈瘤が再破裂したり、重要な血管や神経を損傷し、重い合併症が生じる危険もあります。脳は他の臓器と異なり、極めて繊細な臓器のため合併症が生じやすいといえます。一般的には、動脈瘤の手術による死亡率は4％前後、麻痺・言語障害・高次脳機能障害などの神経脱落症状の発生する率は 8％前後とされています。高齢者や動脈硬化の強い方はさらに危険が高いといえます。

①術中・術後出血

　　術中の動脈瘤の破裂、血管損傷

②神経損傷

③脳損傷　→　麻痺、言語障害、高次脳機能障害（認知症）、精神障害（うつ病）の発生や重症の場合、植物状態や死亡もあり得ます。

④髄膜炎、脳膿瘍

⑤肺炎　など。

今後起こりうる可能性の高い脳血管れん縮の治療を行うためには、動脈瘤が再破裂しないように処置をしておくことが是非とも必要です。手術は十分慎重に行いますが、合併症が生じた際には適切な処置をいたします。

　　　　　　　　　　　　　　　　　　　　　　　　　　　　　医師署名　日本　五郎

私は、上記内容について　医師　日本　五郎　より説明を受けました。

(1) 今回の検査・処置（治療・手術・麻酔）を受けることに同意いたします。
　　患者様またはご家族の署名　＿＿＿＿＿＿＿＿＿＿＿＿＿＿＿＿＿＿＿＿＿＿＿＿＿　印
　　　　　　　　　　　　　　　　　　　　　　　　　（患者様との続柄：　　　　　　　）

(2) 今回は検査・処置（治療・手術・麻酔）を受けることに同意いたしません。
　　患者様またはご家族の署名　＿＿＿＿＿＿＿＿＿＿＿＿＿＿＿＿＿＿＿＿＿＿＿＿＿　印
　　　　　　　　　　　　　　　　　　　　　　　　　（患者様との続柄：　　　　　　　）

※ 本用紙は2部発行されます。ご署名の上、1部はご家族・患者様で保存され、もう1部は医師又は看護師にご提出ください。

　　　　　　　　　　　　　　日本〇〇総合病院

8 がん登録

I. がん登録

　がんは生活習慣の改善などによる予防活動、検診による早期発見の試みや、手術・化学療法・放射線療法といった集学的な治療の進歩にもかかわらず、依然として本邦の死亡原因の第1位を占めている。がん登録は、がんと診断された患者の情報を医療機関から収集し、がんの罹患率や生存率などを分析して、がん予防や医療の推進に役立てるために行われる。がん登録には、「地域がん登録」「全国がん登録」「院内がん登録」「臓器がん登録」がある。

　地域がん登録は、1950年代に広島市、長崎市、宮城県で開始された。その後、各都道府県単位で大学病院などに設置された「地域がん登録室」が中心となり、実施する自治体が増加し、2012年には47都道府県で地域がん登録事業が行われていた。地域がん登録の普及により、全国規模でがんの実態がある程度は把握できるようになったものの、都道府県ごとにデータを収集していたため、県外で診断治療を受けた場合や他県に移動した場合などには正確なデータが集まらないこと、都道府県により登録方法も異なるため比較し難いことが欠点として挙げられていた。

　2016年から施行された「がん登録等の推進に関する法律」では、地域がん登録に代わり新たに「全国がん登録」を制定し、居住地域にかかわらず全国どこの医療機関で診断を受けても、がんと診断された人のデータは都道府県に設置された「がん登録室」を通じて集められ、国のデータベースで一元管理されるようになった(図)。また、同法律でも以前からがん診療連携拠点病院などで行われていた「院内がん登録」は継続されることになった。

　臓器がん登録は、各がんの専門学会などが主体となって臓器別のがんに関するデータを収集したものである。がんのより詳細な臨床的特徴と正確な進行度を把握し、適切な病期分類、診断、治療方針を検討することを目的としている。

●がん登録の種類●

種類	実施主体	対象者
地域がん登録	都道府県	対象地域で発生したがん患者
全国がん登録	国	全国で発生したすべてのがん患者
院内がん登録	病院	当該施設で診断・治療を受けたすべてのがん患者
臓器がん登録	専門学会	当該施設で診断・治療を受けた臓器別のがん患者

Ⅱ. 全国がん登録と院内がん登録

1 全国がん登録

　日本でがんと診断されたすべての人のデータを、国が1つにまとめて集計・分析・管理する仕組みである。全国のすべての医療機関は、がんと診断された人のデータを都道府県知事に届け出る義務があり、これらのデータは事業を委託されている国立がん研究センター内に設置されている「全国がん登録データベース」に登録されることになる。登録は、「全国がん登録届出マニュアル 2016」(厚労省・国立がん研究センター)に定められた様式により行う。全国がん登録には届出期限があり、診断年の翌年末までに届出が必要である。

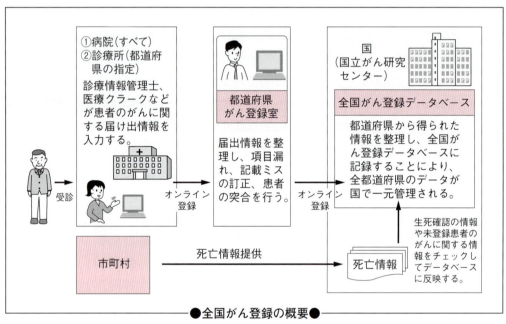

●全国がん登録の概要●

(国立がん研究センターHPがん情報サービス「全国がん登録とは」より改変)

2 院内がん登録

　病院で診断・治療されたすべての患者のがんについての情報を病院全体で集め、その病院のがん治療がどのように行われているかを明らかにする調査である。対象となる病院は、専門的ながん医療を提供する医療機関で、全国のがん診療連携拠点病院と都道府県から推薦された施設である。結果は、「がん診療連携拠点病院等院内がん登録全国集計」として毎年報告されている。登録様式は、国立がん研究センターが提示する院内がん登録に係る標準的な登録様式に準拠し、各病院において登録項目を追加することができる。院内がん登録は、がん医療専門病院におけるがん患者について、全国がん登録よりも詳細な治療の状

況を含む情報を収集することになる。当該病院のがん診療機能の評価と診療内容に関する情報も含まれるが、がんの罹患率・生存率・受療状況については全国がん登録と共通する項目も多い。

Ⅲ. 全国がん登録の記載方法

本項では、「全国がん登録届出マニュアル2016」に則り全国がん登録の記載方法を提示する。届出が必要な情報は、氏名・性別・生年月日・住所などの患者基本情報、診断を行った医療機関名、診断を受けた日、がんの種類、がんの進行度、発見の経緯、治療内容、死亡した場合の死亡日である。

1 記載事項および方法

1) 病院等の名称

届出をする病院名を記入する。

2) 診療録番号

病院において患者を識別するための1患者1件の不変コード。患者に固有に与えられている番号(ID)を記入する。

3) カナ氏名

氏名に対応する読みをカタカナで記入する。

4) 氏名

原則として、住民登録されている氏名を記入する。外国籍の場合、アルファベット可。カタカナ可。氏(Family name)、名(First name)の順で記入する。

5) 性別

原則として、住民登録されている性別を記入する。

1 男　　2 女

6) 生年月日

診療録に記録されている生年月日を記入する。不明の場合、9999年99月99日と記入する。

7) 診断時住所

がん診断時の住所を記入する。

8) 側性

左右の有無により記入する。

1 右側　　2 左側　　3 両側　　7 側性なし　　9 不明（原発側不明を含む）

側性のある臓器とは、唾液腺、扁桃、鼻腔、耳、副鼻腔、主気管支・肺、乳房、卵巣・卵管、精巣、腎・尿管、眼球・涙腺、副腎、上肢、下肢などである。

9) 原発部位

がんの原発部位を、ICD-O-3(国際疾病分類－腫瘍学－第3.1版)の局在コードに基づき分類する。

例	診断名	原発部位
	食道癌	胸部食道
	大腸癌	盲腸
	転移性肺癌(大腸癌からの肺転移)	横行結腸
	悪性リンパ腫	胃体部
	慢性骨髄性白血病	骨髄(ICD-O-3では白血病の原発部位はすべて「骨髄」となる)
	骨肉腫	大腿骨

[局在コードの構造]　C□□.□
　　　　　　　　　　　　臓器　詳細

例　C16 胃……C16.1 胃底部、C16.2 胃体部、C16.3 胃前庭部

10) 病理診断

がんの形態を、ICD-O-3 の形態コードに基づき分類する。ICD-O の形態(morphology；M)コードは全6桁からなり、最初の4桁で腫瘍の組織・細胞型を、次の1桁で性状を、末尾の1桁で分化度を表す。

[形態コード全体の構造]　(M-)○○○○/○ ○
　　　　　　　　　　　　　　　組織・細胞型　性状　分化度など

例　8140/31(高分化腺癌)
　　最初の 8140 は腺組織由来の新生物であること、5桁目の 3 は性状が悪性であること、6桁目の 1 は分化度が高分化であることをそれぞれ示す。

病理学的診断が行われていない場合は、新生物・腫瘍、NOS(8000)を用いる。

●形態コード 5、6 桁目の内容●

5 桁目 性状	6 桁目 異型度、分化度、免疫学的表現型
0 良性	
1 良性または悪性の別不詳 　境界悪性、低悪性度、悪性度不明	異型度Ⅰ、高分化(型)
2 上皮内癌 　上皮内、非浸潤性、非侵襲性	異型度Ⅱ、中分化(型)
3 悪性	異型度Ⅲ、低分化(型)
4	異型度Ⅳ、未分化(型)、退形成
5	T 細胞
6	B 細胞、前 B 細胞、B 前駆細胞
7	ヌル細胞、非 T・非 B 細胞
8	NK 細胞、ナチュラルキラー細胞
9	異型度、分化度もしくは細胞型が未定、未記載、もしくは適応外

11）診断施設

がんの初回治療前の診断において、最も確からしい検査を行った施設（1 自施設、2 他施設）を記入する。

最も確からしい検査とは、以下のうち、最も数字の小さい検査とする。

```
1 原発巣の組織診（病理組織診によるがんの診断）
2 転移巣の組織診（病理組織診によるがんの診断）
3 細胞診（病理組織診ではがんの診断なし）
4 特異的腫瘍マーカーによるがんの診断
5 臨床検査（画像診断も含む）によるがんの診断
6 臨床診断（1～5を伴わないもの）によるがんの診断
9 不明
```

12）治療施設

がんの初回治療を、どの施設で開始、実施したかを記入する。

```
1 自施設で初回治療をせず、他施設に紹介またはその後の経過不明
2 自施設で初回治療を開始
3 他施設で初回治療を開始後に、自施設に受診して初回治療を継続
4 他施設で初回治療を終了後に、自施設に受診
8 その他
```

13）診断根拠

自施設、他施設にかかわらず、患者の全経過を通じて、「当該がん」の診断の根拠となった最も確かな検査を記入する。

```
1 原発巣の組織診    3 細胞診              5 臨床検査    9 不明
2 転移巣の組織診    4 部位特異的腫瘍マーカー    6 臨床診断
```

14）診断日

がんの初回治療前の診断のため行った検査のうち「がん」と診断する根拠となった検査を行った日を記入する。診断日は、項目「診断施設」が、「1 自施設」のときは自施設診断日、「2 他施設」のときは当該腫瘍初診日とする。当該腫瘍初診日とは、当該がんの診断や治療のために、初めて患者が自施設を受診した日をいう。

15）発見経緯

がんが診断される発端となった状況を記入する。

```
1 がん検診・健康診断・人間ドックでの発見例    4 剖検発見    9 不明
3 他疾患の経過観察中の偶然発見                8 その他
```

16) 進展度・治療前

身体的検査、画像診断、内視鏡検査、生検、外科的検索などにより決定した、がんの治療前の病期を記入する。

400 上皮内	430 隣接臓器浸潤	499 不明
410 限局	440 遠隔転移	
420 領域リンパ節転移	777 該当せず	

17) 進展度・術後病理学的

手術や病理組織学的検索で得られた知見を補足、修正して決定された病期を記入する。

400 上皮内	430 隣接臓器浸潤	777 該当せず
410 限局	440 遠隔転移	499 不明
420 領域リンパ節転移	660 手術なしまたは術前治療後	

18) 外科的治療の有無

自施設で実施された初回治療のうち、外科的治療の有無を記入する。

1 自施設で施行	2 自施設で施行なし	9 施行の有無不明

肉眼的視野下の外科的手技による病巣切除術を外科的治療と定義する。光学機器による視野を用いた「鏡視下治療」および「内視鏡的治療」による病巣切除は含まれない。

19) 鏡視下治療の有無

自施設で実施された初回治療のうち、鏡視下治療の有無を記入する。

1 自施設で施行	2 自施設で施行なし	9 施行の有無不明

自然開口部(口腔、鼻孔(腔)、尿道口、肛門、膣口など)以外を介して挿入された光学機器の視野を用いた病巣切除術を鏡視下治療と定義する。

20) 内視鏡的治療の有無

自施設で実施された初回治療のうち、内視鏡的治療の有無を記入する。

1 自施設で施行	2 自施設で施行なし	9 施行の有無不明

自然開口部を介して挿入された光学機器(内視鏡)による視野を用いた病巣切除術を内視鏡的治療と定義する。

21) 外科的・鏡視下・内視鏡的治療の範囲

腫瘍が残存しない状況になったかどうかを記入する。

1 原発巣切除:腫瘍遺残なし	6 観血的治療なし
4 姑息的な観血的治療:腫瘍遺残あり	9 不明

22）放射線療法の有無

自施設で実施された初回治療のうち、放射線療法の有無を記入する。

> 1 自施設で施行　　2 自施設で施行なし　　9 施行の有無不明

23）化学療法の有無

自施設で実施された初回治療のうち、化学療法の有無を記入する。

> 1 自施設で施行　　2 自施設で施行なし　　9 施行の有無不明

薬剤による細胞毒性（抗悪性腫瘍薬、一部の抗菌薬、一部のステロイド製剤）や細胞増殖阻薬害（分子標的薬）によって、腫瘍の縮小または消失を図る治療を化学療法と定義する。免疫療法は、腫瘍細胞に対する宿主の生物学的応答の修飾によって、腫瘍の縮小、消失の効果をもたらすものとして、その他の治療に含める。

24）内分泌療法の有無

自施設で実施された初回治療のうち、内分泌療法の有無を記入する。

> 1 自施設で施行　　2 自施設で施行なし　　9 施行の有無不明

特定のホルモン分泌を抑制することで腫瘍の増殖を阻止する目的で、薬剤またはホルモン分泌器官の切除により、腫瘍の縮小または消失を図る治療と定義する。血液腫瘍におけるステロイド単剤療法は内分泌療法に含める。

25）その他の治療の有無

自施設で実施された初回治療のうち、外科的治療、鏡視下治療、内視鏡的治療、放射線療法、化学療法、内分泌療法のいずれにも該当しないその他の治療の有無を記入する。

> 1 自施設で施行　　2 自施設で施行なし　　9 施行の有無不明

血管塞栓術、光線焼灼術（レーザー）、電磁波焼灼術（RFA など）、エタノール注入療法（PEIT）、免疫療法が含まれる。

26）死亡日

患者が、届出前に死亡したときに記入する。

2 UICC による TNM 分類

TNM 分類とは、癌の進行度を腫瘍の大きさ（tumor；T）、所属リンパ節への転移状況（node；N）、遠隔転移の有無（metastasis；M）によって分類したものである（72 頁）。国際的に普及している UICC（Union Internationale Contre le Cancer：国際対がん連合）や、AJCC（American Joint Committee on Cancer：米国がん病期分類合同委員会）の分類のほか、日本では「癌取扱い規約」が使われている。

●TNM 分類●

T (腫瘍の大きさ、深達度)	0	腫瘍(原発巣)を認めない
	is、	is：最も浅い上皮内に留まっている状態（*in situ*：上皮内の意味）
	1〜4	腫瘍が大きい、または、深達(浸潤)度が深いほど数字が大きくなる。
N (所属リンパ節への転移)	0	所属リンパ節に転移なし。
	1〜3	所属リンパ節に転移あり。転移しているリンパ節の数が多いほど、または、離れたリンパ節に転移があるほど数字が大きくなる。
M (遠隔転移)	0	遠隔の臓器や組織に転移なし。
	1	遠隔の臓器や組織に転移あり。

　全国がん登録にはTNM分類は項目に含まれていないが、他のがん登録では使用されるため理解が必要である。地域がん登録や院内がん登録では、UICCによるTNM分類が用いられており、その概要を次に示す。

（すべてのがんに共通した表記）
　T×：原発腫瘍の評価が不可能。　　N×：所属リンパ節転移の評価が不可能。
　T0　：原発巣を認めない。　　　　M×：遠隔転移の評価が不可能。

●食道癌●

【原発腫瘍(T)】
　Tis：上皮内癌
　T1：粘膜固有層または粘膜下層に浸潤する。
　T2：固有筋層に浸潤する。
　T3：食道外膜に浸潤する。
　T4：周囲組織に浸潤する。

【所属リンパ節(N)】
　N0：所属リンパ節転移なし。
　N1：所属リンパ節転移あり。

【遠隔転移(M)】
　M0：遠隔転移なし。
　M1：遠隔転移あり。
　　胸部上部食道の腫瘍：
　　　M1a：頸部リンパ節に転移あり。
　　　M1b：他の遠隔転移あり。
　　胸部中部食道の腫瘍：
　　　M1a：該当なし。
　　　M1b：所属リンパ節以外のリンパ節に転移、または他の遠隔転移あり。
　　胸部下部食道の腫瘍：
　　　M1a：腹腔動脈周囲リンパ節に転移あり。
　　　M1b：他の遠隔転移あり。

【stage 分類】

0期	Tis	N0	M0
Ⅰ期	T1	N0	M0
ⅡA期	T2、T3	N0	M0
ⅡB期	T1、T2	N1	M0
Ⅲ期	T3	N1	M0
	T4	Nに関係なく	M0
Ⅳ期	T、Nに関係なく		M1
ⅣA期	T、Nに関係なく		M1a
ⅣB期	T、Nに関係なく		M1b

●胃癌●

【原発腫瘍(T)】
　Tis：上皮内癌(粘膜固有層に浸潤していない)。
　T1：粘膜固有層または粘膜下層に浸潤する。
　T2：固有筋層または漿膜下層に浸潤する。
　　T2a：固有筋層に浸潤する。
　　T2b：漿膜下層に浸潤する。
　T3：漿膜に浸潤しているが、隣接臓器にまでは浸潤していない。
　T4：隣接臓器にまで浸潤する。

【所属リンパ節(N)】
　N0：所属リンパ節転移なし。
　N1：1～6個の所属リンパ節転移あり。
　N2：7～15個の所属リンパ節転移あり。
　N3：16個以上の所属リンパ節転移あり。

【遠隔転移(M)】
　M0：遠隔転移なし。
　M1：遠隔転移あり。

【stage 分類】

0期	Tis	N0	M0
ⅠA期	T1	N0	M0
ⅠB期	T1	N1	M0
	T2a/b	N0	M0
Ⅱ期	T1	N2	M0
	T2a/b	N1	M0
	T3	N0	M0
ⅢA期	T2a/b	N2	M0
	T3	N1	M0
	T4	N0	M0
ⅢB期	T3	N2	M0
Ⅳ期	T4	N1、N2、N3	M0
	T1、T2、T3	N3	M0
	T、Nに関係なく		M1

●肝臓癌●

【原発腫瘍(T)】
　T1：単発で脈管浸潤がない。
　T2：単発で脈管浸潤がある、または多発しいずれもが5cm以下。
　T3：5cmを超え多発する、または門脈あるいは肝静脈の大分枝に浸潤する。
　T4：胆嚢以外の隣接臓器に直接浸潤する、または肝破裂を起こしている。

【所属リンパ節(N)】
　N0：所属リンパ節転移なし。
　N1：所属リンパ節転移あり。

【遠隔転移(M)】
　M0：遠隔転移なし。
　M1：遠隔転移あり。

【stage 分類】

Ⅰ期	T1	N0	M0
Ⅱ期	T2	N0	M0
ⅢA期	T3	N0	M0
ⅢB期	T4	N0	M0
ⅢC期	Tに関係なく	N1	M0
Ⅳ期	T、Nに関係なく		M1

●大腸癌●

【原発腫瘍(T)】
　Tis：上皮内癌または粘膜固有層に浸潤する。
　T1：粘膜下層に浸潤する。
　T2：固有筋層に浸潤する。
　T3：固有筋層を越えて漿膜下層に浸潤するか、腹膜に覆われていない結腸周囲または直腸周囲組織へ浸潤する。
　T4：直接、他の臓器または組織に浸潤している、あるいは漿膜を穿通する。

【所属リンパ節(N)】
　N0：所属リンパ節転移なし。
　N1：1～3個の所属リンパ節転移あり。
　N2：4個以上の所属リンパ節転移あり。

【遠隔転移(M)】
　M0：遠隔転移なし。
　M1：遠隔転移あり。

【stage分類】

0期	Tis	N0	M0
Ⅰ期	T1、T2	N0	M0
ⅡA期	T3	N0	M0
ⅡB期	T4	N0	M0
ⅢA期	T1、T2	N1	M0
ⅢB期	T3、T4	N1	M0
ⅢC期	Tに関係なく	N2	M0
Ⅳ期	T、Nに関係なく		M1

●胆嚢癌●

【原発腫瘍(T)】
　Tis：上皮内癌
　T1：粘膜固有層または筋層へ浸潤する。
　　T1a：粘膜固有層へ浸潤する。
　　T1b：筋層へ浸潤する。
　T2：筋層周囲の結合組織に浸潤するが、漿膜を越えた進展や肝への進展がない。
　T3：漿膜を貫通し、肝臓または肝臓以外の1つの隣接臓器（胃、十二指腸、結腸、すい臓、大網、肝外胆管）に直接進展する。
　T4：門脈本幹または肝動脈に浸潤する、あるいは肝臓以外の2つ以上の隣接臓器に進展する。

【所属リンパ節(N)】
　N0：所属リンパ節転移なし。
　N1：所属リンパ節転移あり。

【遠隔転移(M)】
　M0：遠隔転移なし。
　M1：遠隔転移あり。

【stage分類】

0期	Tis	N0	M0
ⅠA期	T1	N0	M0
ⅠB期	T2	N0	M0
ⅡA期	T3	N0	M0
ⅡB期	T1、T2、T3	N1	M0
Ⅲ期	T4	Nに関係なく	M0
Ⅳ期	T、Nに関係なく		M1

●乳癌●

【原発腫瘍(T)】
　Tis：乳管内癌、非浸潤性乳管癌、非浸潤性小葉癌、または腫瘍を認めない乳頭のパジェット病。
　T1：最大径が2.0cm以下。
　T2：最大径が2.0cmを越えるが、5.0cm以下。
　T3：最大径が5.0cmを越える。
　T4：腫瘍径を問わず、胸壁または皮膚に直接浸潤する。

【所属リンパ節(N)】
　N0：所属リンパ節転移なし。
　N1：可動性のある同側腋窩リンパ節転移あり。
　N2：固定した同側腋窩リンパ節転移、または臨床的に腋窩リンパ節転移のない場合で、臨床的に同側胸骨傍リンパ節転移あり。
　N3：同側鎖骨下リンパ節転移、または臨床的に腋窩リンパ節転移に同側胸骨傍リンパ節転移を伴う場合、あるいは同側鎖骨上リンパ節に転移あり。

【遠隔転移(M)】
　M0：遠隔転移なし。
　M1：遠隔転移あり。

【stage分類】

0期	Tis	N0	M0
Ⅰ期	T1	N0	M0
ⅡA期	T0	N1	M0
	T1	N1	M0
	T2	N0	M0
ⅡB期	T2	N1	M0
	T3	N0	M0
ⅢA期	T0、T1、T2	N2	M0
	T3	N1, N2	M0
ⅢB期	T4	N0、N1、N2	M0
ⅢC期	Tに関係なく	N3	M0
Ⅳ期	T、Nに関係なく		M1

●腎癌●

【原発腫瘍(T)】
　T1：最大径が7cm以下で、腎に限局している。
　T2：最大径が7cmを超え、腎に限局している。
　T3：腎・大静脈に進展しているか、または副腎や腎周囲組織に浸潤しているがジェロタ筋膜を越えない。
　T4：ジェロタ筋膜を越えて外側に浸潤している。

【所属リンパ節(N)】
　N0：所属リンパ節転移なし。
　N1：1つの所属リンパ節に転移あり。
　N2：複数の所属リンパ節に転移あり。

【遠隔転移(M)】
　M0：遠隔転移なし。
　M1：遠隔転移あり。

【stage分類】

Ⅰ期	T1	N0	M0
Ⅱ期	T2	N0	M0
Ⅲ期	T3	N0	M0
	T1、T2、T3	N1	M0
Ⅳ期	T4	N0、N1	M0
	Tに関係なく	N2	M0
	T、Nに関係なく		M1

●前立腺癌●

【原発腫瘍(T)】
 T1：臨床的に不顕性で、触診や画像によっても腫瘍が認められない。
  T1a：偶然に検出された腫瘍で切除組織の5%以下。
  T1b：偶然に検出された腫瘍で切除組織の5%を超える。
  T1c：針生検で腫瘍が確認される(例えば、PSA値の上昇により)。
 T2：前立腺内に限局している。
  T2a：浸潤が片葉の50%以下。
  T2b：片葉の50%を超えて浸潤するが、両葉には及んでいない。
  T2c：浸潤が両葉に及んでいる。
 T3：前立腺被膜の外に進展している。
  T3a：被膜の外へ進展する。
  T3b：腫瘍が精嚢へ浸潤する。
 T4：精嚢以外の隣接臓器(膀胱頸部、外括約筋、直腸、挙筋、または骨盤壁)に固定、あるいは浸潤する。

【所属リンパ節(N)】
 N0：所属リンパ節転移なし。
 N1：所属リンパ節転移あり。

【遠隔転移(M)】
 M0：遠隔転移なし。
 M1：遠隔転移あり。
  M1a：所属リンパ節以外のリンパ節転移あり。
  M1b：骨転移あり。
  M1c：その他の部位への転移あり。

【病理組織学的分化度(G)】
 G1：高分化(軽度異型性)(Gleason 2〜4)
 G2：中分化(中等度異型性)(Gleason 5〜6)
 G3〜4：低分化または未分化(高度異型性)(Gleason 7〜10)

【stage分類】

Ⅰ期	T1a	N0	M0	G1
Ⅱ期	T1a	N0	M0	G2〜4
	T1b、T1c	N0	M0	Gに関係なく
	T1、T2	N0	M0	Gに関係なく
Ⅲ期	T3	N0	M0	Gに関係なく
Ⅳ期	T4	N0	M0	Gに関係なく
	Tに関係なく	N1	M0	Gに関係なく
	T、Nに関係なく		M1	Gに関係なく

(L. H. Sobin(編)：TNM悪性腫瘍の分類(第6版)：日本語版. 金原出版, 東京, 2008より一部改変)

なお、UICC分類は、独立行政法人国立がん研究センターのがん情報サービス(https://ganjoho.jp)のホームページから、がん登録＞院内がん登録＞医療機関向け情報に進み、「院内がん登録に関するマニュアル類」の中でも公表されているため参考にするとよい。

11. NCD (National Clinical Database)

　わが国における外科系医療の現状を把握するため、2010年に日本外科学会を基盤とする諸学会が協力して、一般社団法人 National Clinical Database（以下、NCD）が設立された。翌年から全国の医療機関で症例データの登録が開始され、現在では、全国の5,000施設以上が参加し、年間およそ150万件の登録が行われている。これは、わが国で一般外科医が行っている手術の95%以上が入力されていることになる。わが国では、医師が外科系各専門医を申請するためには、実施した手術症例の登録が必須になっている。NCDは世界に類を見ない、巨大データベースといえる。NCDには、以下のデータが登録される。

❶すべての手術・治療に関する基本項目（13項目前後、統計的調査）
❷手術・治療ごとに異なる詳細な項目（医療評価調査：基本項目よりも詳しい患者の情報、手術入院情報、術後情報など）

　項目の詳細や項目数は専門医制度や領域に応じて異なる。さらに、収集されたデータは、次のような目的で利用されている。

①治療を行っている施設・診療科の情報公開…データは専門誌や学術集会、ウェブサイトなどで公表されるため、当該施設の治療成績を知ることができる。
②医療水準の評価…自施設の手術成績を、全国の他施設の成績や平均と比較することで、自施設の手術・治療の質向上を図ることが可能になる。
③適正な専門医のあり方…専門医として認定するのに必要な知識、技能、症例数を学会が判断するための資料となる。
④特定条件、特定手術における予後予測…手術前に、どの程度の死亡や合併症の危険性があるか（予測発生率）を知ることができる。ウェブ上で術前の患者情報と術式を入力するだけで、手術リスクが瞬時に表示されるシステム（Risk Calculator）の運用も始まっている。

［参加学会（14）］
日本外科学会、日本消化器外科学会、日本心臓血管外科学会、日本血管外科学会、日本内分泌外科学会、日本小児外科学会、日本胸部外科学会、日本呼吸器外科学会、日本乳癌学会、日本脳神経外科学会、日本病理学会、日本泌尿器科学会、日本形成外科学会、日本内視鏡外科学会

全国がん登録原本

全国がん登録届出票

①病院等の名称	
②診療録番号	(全半角16文字)
③カナ氏名	シ (全角カナ10文字) ／ メイ (全角カナ10文字)
④氏名	氏 (全角10文字) ／ 名 (全角10文字)
⑤性別	☐ 1.男性　☐ 2.女性
⑥生年月日	☐ 0.西暦　☐ 1.明治　☐ 2.大正　☐ 3.昭和　☐ 4.平成　□年 □月 □日
⑦診断時住所	(全半角40文字)

腫瘍の種類

⑧側性	☐ 1.右　☐ 2.左　☐ 3.両側　☐ 7.側性なし　☐ 9.不明
⑨原発部位 大分類	
⑨原発部位 詳細分類	
⑩病理診断 組織型・性状	

診断情報

⑪診断施設	☐ 1.自施設診断　☐ 2.他施設診断
⑫治療施設	☐ 1.自施設で初回治療をせず、他施設に紹介またはその後の経過不明 ☐ 2.自施設で初回治療を開始 ☐ 3.他施設で初回治療を開始後に、自施設に受診して初回治療を継続 ☐ 4.他施設で初回治療を終了後に、自施設に受診 ☐ 8.その他
⑬診断根拠	☐ 1.原発巣の組織診　☐ 2.転移巣の組織診　☐ 3.細胞診 ☐ 4.部位特異的腫瘍マーカー　☐ 5.臨床検査　☐ 6.臨床診断　☐ 9.不明
⑭診断日	☐ 0.西暦　☐ 4.平成　□年 □月 □日
⑮発見経緯	☐ 1.がん検診・健康診断・人間ドックでの発見例　☐ 3.他疾患の経過観察中の偶然発見 ☐ 4.剖検発見　☐ 8.その他　☐ 9.不明

進行度

⑯進展度・治療前	☐ 400.上皮内　☐ 410.限局　☐ 420.所属リンパ節転移　☐ 430.隣接臓器浸潤 ☐ 440.遠隔転移　☐ 777.該当せず　☐ 499.不明
⑰進展度・術後病理学的	☐ 400.上皮内　☐ 410.限局　☐ 420.所属リンパ節転移　☐ 430.隣接臓器浸潤 ☐ 440.遠隔転移　☐ 660.手術なし・術前治療後　☐ 777.該当せず　☐ 499.不明

初回治療

観血的治療

⑱外科的	☐ 1.自施設で施行　☐ 2.自施設で施行なし　☐ 9.施行の有無不明
⑲鏡視下	☐ 1.自施設で施行　☐ 2.自施設で施行なし　☐ 9.施行の有無不明
⑳内視鏡的	☐ 1.自施設で施行　☐ 2.自施設で施行なし　☐ 9.施行の有無不明
㉑観血的治療の範囲	☐ 1.原発巣切除　☐ 4.姑息的な観血的治療　☐ 6.観血的治療なし　☐ 9.不明

その他治療

㉒放射線療法	☐ 1.自施設で施行　☐ 2.自施設で施行なし　☐ 9.施行の有無不明
㉓化学療法	☐ 1.自施設で施行　☐ 2.自施設で施行なし　☐ 9.施行の有無不明
㉔内分泌療法	☐ 1.自施設で施行　☐ 2.自施設で施行なし　☐ 9.施行の有無不明
㉕その他治療	☐ 1.自施設で施行　☐ 2.自施設で施行なし　☐ 9.施行の有無不明

㉖死亡日	☐ 0.西暦　☐ 4.平成　□年 □月 □日
備考	(全半角128文字)

全国がん登録届出票

①病院等の名称	日本○○総合病院
②診療録番号	5○2○7○ (全半角16文字)
③カナ氏名	シ ○ノ (全角カナ10文字) メイ ○コ (全角カナ10文字)
④氏名	氏 ○野 (全角10文字) 名 ○子 (全角10文字)
⑤性別	□1.男性 ☑2.女性
⑥生年月日	□0.西暦 □1.明治 □2.大正 ☑3.昭和 □4.平成 15年 ○月 ○日
⑦診断時住所	東京都○○市 ○30-5 (全半角40文字)

腫瘍の種類

⑧側性	□1.右 □2.左 □3.両側 ☑7.側性なし □9.不明
⑨原発部位 大分類	盲腸・結腸、直腸、肛門
⑨原発部位 詳細分類	横行結腸　C18.4
⑩病理診断 組織型・性状	管状腺癌（高分化）　8211/31

診断情報

⑪診断施設	☑1.自施設診断 □2.他施設診断
⑫治療施設	□1.自施設で初回治療をせず、他施設に紹介またはその後の経過不明 ☑2.自施設で初回治療を開始 □3.他施設で初回治療を開始後に、自施設に受診して初回治療を継続 □4.他施設で初回治療を終了後に、自施設に受診 □8.その他
⑬診断根拠	☑1.原発巣の組織診　□2.転移巣の組織診　□3.細胞診 □4.部位特異的腫瘍マーカー　☑5.臨床検査　□6.臨床診断　□9.不明
⑭診断日	□0.西暦 ☑4.平成 22年 8月 10日
⑮発見経緯	□1.がん検診・健康診断・人間ドックでの発見例　□3.他疾患の経過観察中の偶然発見 □4.剖検発見　☑8.その他　□9.不明

進行度

⑯進展度・治療前	□400.上皮内 □410.限局 □420.所属リンパ節転移 □430.隣接臓器浸潤 ☑440.遠隔転移 □777.該当せず □499.不明
⑰進展度・術後病理学的	□400.上皮内 □410.限局 □420.所属リンパ節転移 □430.隣接臓器浸潤 ☑440.遠隔転移 □660.手術なし・術前治療後 □777.該当せず □499.不明

初回治療

観血的治療

⑱外科的	☑1.自施設で施行 □2.自施設で施行なし □9.施行の有無不明
⑲鏡視下	□1.自施設で施行 ☑2.自施設で施行なし □9.施行の有無不明
⑳内視鏡的	□1.自施設で施行 ☑2.自施設で施行なし □9.施行の有無不明
㉑観血的治療の範囲	☑1.原発巣切除 □4.姑息的な観血的治療 □6.観血的治療なし □9.不明

その他治療

㉒放射線療法	□1.自施設で施行 ☑2.自施設で施行なし □9.施行の有無不明
㉓化学療法	☑1.自施設で施行 □2.自施設で施行なし □9.施行の有無不明
㉔内分泌療法	□1.自施設で施行 ☑2.自施設で施行なし □9.施行の有無不明
㉕その他治療	□1.自施設で施行 ☑2.自施設で施行なし □9.施行の有無不明

㉖死亡日	□0.西暦 □4.平成　年　月　日
備考	(全半角128文字)

大腸癌
（73頁参照）

乳癌
(75頁参照)

全国がん登録届出票

①病院等の名称	日本○○総合病院
②診療録番号	3 0 7 0 4 0 (全半角16文字)
③カナ氏名	シ ○ ハラ (全角カナ10文字) / メイ ○ エ (全角カナ10文字)
④氏名	氏 ○ 原 (全角10文字) / 名 ○ 恵 (全角10文字)
⑤性別	□ 1.男性　☑ 2.女性
⑥生年月日	□ 0.西暦　□ 1.明治　□ 2.大正　☑ 3.昭和　□ 4.平成　31年 ○月 ○日
⑦診断時住所	東京都○○区 7-○2-○ (全半角40文字)

腫瘍の種類

⑧側性	☑ 1.右　□ 2.左　□ 3.両側　□ 7.側性なし　□ 9.不明
⑨原発部位 大分類	乳房
⑨原発部位 詳細分類	乳房の2部位以上広範又は詳細部位不明　C50.9
⑩病理診断 組織型・性状	浸潤性導管癌（乳頭腺管癌、充実腺管癌、硬癌を含む）（低分化）　8500/33

診断情報

⑪診断施設	☑ 1.自施設診断　□ 2.他施設診断
⑫治療施設	□ 1.自施設で初回治療をせず、他施設に紹介またはその後の経過不明 ☑ 2.自施設で初回治療を開始 □ 3.他施設で初回治療を開始後に、自施設に受診して初回治療を継続 □ 4.他施設で初回治療を終了後に、自施設に受診 □ 8.その他
⑬診断根拠	□ 1.原発巣の組織診　□ 2.転移巣の組織診　☑ 3.細胞診 □ 4.部位特異的腫瘍マーカー　☑ 5.臨床検査　☑ 6.臨床診断　□ 9.不明
⑭診断日	□ 0.西暦　☑ 4.平成　22年 7月 1日
⑮発見経緯	□ 1.がん検診・健康診断・人間ドックでの発見例　□ 3.他疾患の経過観察中の偶然発見 □ 4.剖検発見　☑ 8.その他　□ 9.不明

進行度

⑯進展度・治療前	□ 400.上皮内　☑ 410.限局　□ 420.所属リンパ節転移　□ 430.隣接臓器浸潤 □ 440.遠隔転移　□ 777.該当せず　□ 499.不明
⑰進展度・術後病理学的	□ 400.上皮内　□ 410.限局　☑ 420.所属リンパ節転移　□ 430.隣接臓器浸潤 □ 440.遠隔転移　□ 660.手術なし・術前治療後　□ 777.該当せず　□ 499.不明

初回治療

観血的治療

⑱外科的	☑ 1.自施設で施行　□ 2.自施設で施行なし　□ 9.施行の有無不明
⑲鏡視下	□ 1.自施設で施行　☑ 2.自施設で施行なし　□ 9.施行の有無不明
⑳内視鏡的	□ 1.自施設で施行　☑ 2.自施設で施行なし　□ 9.施行の有無不明
㉑観血的治療の範囲	☑ 1.原発巣切除　□ 4.姑息的な観血的治療　□ 6.観血的治療なし　□ 9.不明

その他治療

㉒放射線療法	□ 1.自施設で施行　☑ 2.自施設で施行なし　□ 9.施行の有無不明
㉓化学療法	☑ 1.自施設で施行　□ 2.自施設で施行なし　□ 9.施行の有無不明
㉔内分泌療法	□ 1.自施設で施行　☑ 2.自施設で施行なし　□ 9.施行の有無不明
㉕その他治療	□ 1.自施設で施行　☑ 2.自施設で施行なし　□ 9.施行の有無不明

㉖死亡日	□ 0.西暦　□ 4.平成　年 月 日
備考	(全半角128文字)

前立腺癌
(77頁参照)

全国がん登録届出票

①病院等の名称	日本○○総合病院
②診療録番号	○30109 (全半角16文字)
③カナ氏名	シ ○ムラ (全角カナ10文字) メイ ○ヤ (全角カナ10文字)
④氏名	氏 ○村 (全角10文字) 名 ○也 (全角10文字)
⑤性別	☑ 1.男性 ☐ 2.女性
⑥生年月日	☐ 0.西暦 ☐ 1.明治 ☐ 2.大正 ☑ 3.昭和 ☐ 4.平成 12年 ○月 ○日
⑦診断時住所	東京都○○市 1-30-○ (全半角40文字)

腫瘍の種類

⑧側性	☐ 1.右 ☐ 2.左 ☐ 3.両側 ☑ 7.側性なし ☐ 9.不明
⑨原発部位 大分類	前立腺、陰茎、陰のう、その他
⑨原発部位 詳細分類	前立腺 C61.9
⑩病理診断 組織型・性状	腺癌(中分化) 8140/32

診断情報

⑪診断施設	☑ 1.自施設診断 ☐ 2.他施設診断
⑫治療施設	☐ 1.自施設で初回治療をせず、他施設に紹介またはその後の経過不明 ☑ 2.自施設で初回治療を開始 ☐ 3.他施設で初回治療を開始後に、自施設に受診して初回治療を継続 ☐ 4.他施設で初回治療を終了後に、自施設に受診 ☐ 8.その他
⑬診断根拠	☑ 1.原発巣の組織診 ☐ 2.転移巣の組織診 ☐ 3.細胞診 ☑ 4.部位特異的腫瘍マーカー ☑ 5.臨床検査 ☐ 6.臨床診断 ☐ 9.不明
⑭診断日	☐ 0.西暦 ☑ 4.平成 22年 5月 24日
⑮発見経緯	☑ 1.がん検診・健康診断・人間ドックでの発見例 ☐ 3.他疾患の経過観察中の偶然発見 ☐ 4.剖検発見 ☐ 8.その他 ☐ 9.不明

進行度

⑯進展度・治療前	☐ 400.上皮内 ☑ 410.限局 ☐ 420.所属リンパ節転移 ☐ 430.隣接臓器浸潤 ☐ 440.遠隔転移 ☐ 777.該当せず ☐ 499.不明
⑰進展度・術後病理学的	☐ 400.上皮内 ☑ 410.限局 ☐ 420.所属リンパ節転移 ☐ 430.隣接臓器浸潤 ☐ 440.遠隔転移 ☐ 660.手術なし・術前治療後 ☐ 777.該当せず ☐ 499.不明

初回治療

観血的治療

⑱外科的	☑ 1.自施設で施行 ☐ 2.自施設で施行なし ☐ 9.施行の有無不明
⑲鏡視下	☐ 1.自施設で施行 ☑ 2.自施設で施行なし ☐ 9.施行の有無不明
⑳内視鏡的	☐ 1.自施設で施行 ☑ 2.自施設で施行なし ☐ 9.施行の有無不明
㉑観血的治療の範囲	☑ 1.原発巣切除 ☐ 4.姑息的な観血的治療 ☐ 6.観血的治療なし ☐ 9.不明

その他治療

㉒放射線療法	☐ 1.自施設で施行 ☑ 2.自施設で施行なし ☐ 9.施行の有無不明
㉓化学療法	☐ 1.自施設で施行 ☑ 2.自施設で施行なし ☐ 9.施行の有無不明
㉔内分泌療法	☐ 1.自施設で施行 ☑ 2.自施設で施行なし ☐ 9.施行の有無不明
㉕その他治療	☐ 1.自施設で施行 ☑ 2.自施設で施行なし ☐ 9.施行の有無不明

㉖死亡日	☐ 0.西暦 ☐ 4.平成 年 月 日
備考	(全半角128文字)

9 医療書類一覧

●医療書類一覧●

番号	書類名	文書料（円、点）	様式	備考	掲載頁
1	初診時問診票	なし	病院		15
2	入院予約票	なし	病院		18
3	入院診療計画書	なし	法定	入院料算定に必須	20
4	褥瘡対策に関する診療計画書	なし	法定	入院料算定に必須	27
5	退院時要約（サマリー）	なし	病院	診療録管理体制加算（A207：入院初日に100点または30点）算定に必須	30
6	退院療養計画書	なし	法定	作成は医療機関の努力義務	38
7	退院証明書	なし	法定	入院期間を証明するため発行	40
8	診療情報提供書	250点	法定	B009：患者1人につき月1回算定が可能	44
9	生命保険診断書（一般）	自由設定	保険会社	5,000円＋税	50
10	生命保険診断書（がん）	自由設定	保険会社	5,000円＋税	66
11	自動車損害賠償責任（自賠責）保険診断書	自由設定	保険会社	5,000円＋税	84
12	病院診断書	自由設定	病院	2,000円＋税	90
13	健康診断書	自由設定	事業所、病院	2,000円＋税	92
14	死亡診断書（死体検案書）	自由設定	法定	4,000円＋税	94
15	施設入所診断書	自由設定	施設	5,000円＋税	104
16	鉄砲申請者診断書	自由設定	法定	2,000円＋税	107
17	おむつ使用証明書	自由設定	法定	1,000円＋税	109
18	訪問看護指示書	300点	法定	C007：交付時に月1回算定が可能	111
19	リハビリテーション実施計画書	なし	法定	リハビリテーションを行ううえで必須	118
20	栄養指導指示書	なし	法定	入院栄養食事指導料（B001-1-10：入院中、2回を限度として初回260点、2回目200点）の算定に必要	121
21	重症者等療養環境特別加算指示書	なし	病院	重症者等療養環境特別加算（A221：個室の場合、1日につき300点）算定に必要	123
22	「はり、きゅう及びあん摩・マッサージ・指圧」同意書	100点	法定	B013：療養費同意書交付料として算定が可能	125
23	在宅酸素療法指示書	なし	病院		127
24	弾性着衣等装着指示書	なし	法定	リンパ浮腫指導管理料（B001-7：入院中に1回100点）算定に必須	129
25	介護保険主治医意見書	5,000円＋税（初回）	法定	2回目以降は4,000円＋税	131
26	労働者災害補償（労災）保険意見書	自由設定	法定	一般的な医学事項の場合7,000円（非課税）	143

●医療書類一覧●

番号	書類名	文書料 (円、点)	様式	備考	掲載頁
27	身体障害者診断書・意見書	自由設定	法定	5,000円＋税	148
28	傷病手当金意見書	100点	法定	B012：証明した期間ごとに算定が可能	152
29	治療用装具意見書	自由設定	法定	2,000円＋税	154
30	指定難病臨床調査個人票	自由設定	法定	5,000円＋税	156
31	養育医療意見書	自由設定	法定	5,000円＋税	160
32	自立支援(育成)医療意見書	自由設定	法定	5,000円＋税	162
33	小児慢性特定疾病医療意見書	自由設定	法定	5,000円＋税	165
34	医療要否意見書	なし	法定		170
35	説明同意書	なし	病院		172
36	がん登録	なし	法定		183

注)
(1) 文書料(円、点)
　保険診療で、診療報酬の請求ができるものは点数を記した(1点10円)。「自由設定」とは、病院が料金を独自に設定し患者に請求できる書類を指す。
(2) 様式
　①「法定」とは、法令や厚生労働省など行政からの通達により、様式や記載内容が指定されている書類を指す。**法定書類**
　②「保険会社」、「事業所」、「施設」は、それぞれの業者で様式や記載内容が指定されている書類を指す。**業者指定書類**
　③「病院」とは、それぞれの病院が独自の様式で、任意に作成している書類を指す。**任意書類**
(3) 備考欄
　文書料として診療報酬の請求はできないが、施設認定のために作成が必須の書類はその旨を記した。料金が病院の自由設定のものは、料金例を記した。

第 3 章

診 療 録

1　診療録とは

　患者が医療機関を受診すると診療録が作成され、診療に関する情報が記録される。診療録は、医師や医療従事者の個人的なメモや備忘録ではなく、公的な文書である。医師法では、「医師は診療をしたときは、遅滞なく診療に関する事項を診療録に記録しなければならない（第24条）」と規定しており、医療法施行規則（第20条の10）でも、「過去二年間の病院日誌、各科診療日誌、処方せん、手術記録、看護記録、検査所見記録、エックス線写真、入院患者及び外来患者の数を明らかにする帳簿並びに入院診療計画書」については記録を残すように明記されている。診療録とは、狭義には医師の診療に関する記録と解されるが、現代のチーム医療においては、医師のみならず看護師やコメディカルスタッフなど医療に携わるすべての医療者の診療に関する記録と認識されている。

　診療録の定義として、「医師または医療従事者が医療行為を行った際に、その内容を記載した記録」というのが一般的であるが、ここでは病院管理学の創始者といわれるDr. Malcolm Thomas MacEachern（マルコム・マッケクレン）による定義を挙げる。

> 診療録とは、
> 医学的見地より書かれた患者の生命と疾患に関する明確で、簡潔、正確な記録史である。

　すなわち診療録とは、あくまでも「医学的な見地」によって書かれた患者の「記録史」であって、明確、簡潔かつ正確なものでなくてはならない。患者の生命と疾患に関する記録史であるから、医学的な観点から正確に書かれなくてはならないし、事実に対しては科学的な根拠に基づいた分析・評価が求められる。また、その保存についても十分な配慮が必要となる。診療録には後述のようなさまざまな価値があり、例えば、医学の進歩や公衆衛生の向上のために活用される公的な文書であるが、本質は患者それぞれの歴史が記された医学的な記録史という点にある。患者と医療者が情報を共有し、相互に理解することで、より信頼関係を深め質の高い医療の提供が可能になる。そのためには、患者やその家族に診療録を開示し、患者が自身の病状や今後の治療方針を理解し、納得をしてもらうことも必要となる。診療録の記載においては、「単に記載者自身のために書くのではなく、第三者にも読んでもらうための文書である」ことを意識し、誰が見てもわかりやすい丁寧な記載を心がけたい。

I．理想的な診療録

　理想的な診療録として、以下の6項目が挙げられる。

1. 患者・家族にも理解が可能で、わかりやすい記載がされている。
2. 作成責任者、作成日時、修正履歴が明示され、責任の所在が明確である。
3. 診療録、看護記録、検査記録などの記載方法が統一されており、内容に矛盾がない。

> 4．論理的な記載がされており、研究、教育にも利用が可能である。
> 5．情報が一元管理され、医療者間での共有が容易である。
> 6．記録の欠落や散逸がなく、長期間の保存が可能である。

Ⅱ．診療録の価値

　診療録の価値について、マルコム・マッケクレンは著書『病院組織と管理』(1935年)の中で、次の6項目を挙げている。

> 1．患者にとっての価値(Value to the patient)
> 2．病院にとっての価値(Value to the hospital)
> 3．医師にとっての価値(Value to the physician)
> 4．法的防衛上の価値(Value in legal defense)
> 5．公衆衛生上の価値(Value in public health)
> 6．医学研究上の価値(Value in medical research)

　これらは今日でも診療録の価値として十分通用するが、国民皆保険制度である日本においては、7番目の価値として「医療保険上の価値」を加えることができる。

1 患者にとっての価値

　治療方針の決定には、医師ばかりでなく診療に携わる多くの医療者の専門的な判断が求められる。診療録には患者から収集されたデータや、それらに対する分析結果や評価が診療情報としてまとめられ、医療者間で共有されることになる。医療者が診療過程を正確に記録し、互いに情報を共有することで患者への質の高い医療の提供が可能になる。さらに、患者が自身の病状や治療方針について十分に理解し、インフォームド・コンセントの理念に基づいた医療を享受できるように、医療者には積極的な診療情報の提供が求められている。医療者と患者のよりよい信頼関係に基づき、患者の自己決定権を尊重した医療を行っていくための資料として、診療録の価値は大きい。

2 病院にとっての価値

　診療録に記載された内容に基づいて、診療報酬明細書(レセプト)が作成され医療費の請求がなされる。まさしく診療録は、医療機関の収入源といえる。また、診療録をもとに自院を受診する患者の動向を分析することで、患者のニーズに合った医療の提供や、経営の改善が可能になる。さらに、診療実績を公開することで施設間の比較が容易になり、標準的な医療が行われているか、自院の機能レベルはどの程度なのかを知ることができる。

3 医師にとっての価値

　医療の水準を常に高く維持し、向上させていくためには、「臨床例から学ぶ」ことが不可

欠で、診療録はこの卒前・卒後(生涯)教育のためのよい教材になる。症例検討会では、診療録の記載に基づいてプレゼンテーションが行われ、過去の症例の治療歴が参照されることも多い。また、レベルの高い手術記録は研修医や、これから手術を覚えようとする若い医師にとって最高の教科書になり得る。

4 法的防衛上の価値

診療録は、医療者が患者の病態を客観的に評価・証明した記録であり、裁判の証拠として高い価値がある。また、訴訟では医療者側に知識や情報が偏在しやすく、患者側が診療録なしに医療者側の過失を立証するのは困難である。一方、医療者側では、診療録は行われた医療行為を証明する唯一の証拠となり、防御基盤になる。

5 公衆衛生上の価値

医療機関、行政機関が行う調査・研究において、診療録から情報を収集し分析する場合があり、これらの情報は公衆衛生の向上を目的に利用される。例えば、都道府県が行う「地域がん登録」は、がん疾患の罹患率やがん検診の成果の把握を目的に行われ、診療録に基づき医療機関から情報が収集される。結果は、有効ながん対策を進めるための研究や医療行政の基礎資料として利用される。また、受診者の地域別特性を分析することで、地域特有の疾患が明らかになり、治療や発症予防を目的に、生活習慣の改善や保健指導などの医療計画が策定される。

6 医学研究上の価値

診療録は、医学研究のためのデータベースとしても高い価値がある。多くの症例から得られた治療の有効性や副作用などに関して、統計学的な分析・評価が行われ、結果は学会・論文を通して発表される。新しく開発された診断技術や治療法は、臨床の場にフィードバックされる。また、近年では根拠に基づいた医療(Evidence-Based Medicine；EBM)の提供が求められている。EBMとは、治療効果、副作用、予後に関する臨床的あるいは疫学的な研究成果や、科学的な根拠に基づいて、効率的で質の高い医療の実践を目指すものである。EBMを実現するための資料としても、診療録は大きな意義をもつ。

7 医療保険上の価値

わが国の医療保険制度では、保険医として遵守しなければならない事項が、「保険医療機関及び保険医療養担当規則」に定められている。保険医療機関は、同規則に従い診療を行い診療報酬の請求を行う。請求の唯一の根拠となるのは診療録であり、行った診療行為について診療録に正確に記載し、保管しておかなければ給付の対象とみなされない。例えば、指導料や管理料を算定した場合に、その根拠となった診療の記載がないと、医療監査では算定要件を欠くものとして診療報酬の返還を求められる可能性もある。

Ⅲ. 診療録の歴史

　紀元前1万3千～2万5千年に描かれたとされるフランスのラスコー洞窟の壁画には、原始的な医術が描かれている。エーベルス・パピルス(Ebers Papyrus)は、紀元前1500年頃に書かれた世界で最も古い医学書の1つであり、古代エジプト医学について記録された書物である。ハイエログリフと呼ばれる象形文字を用い、気管支喘息や腫瘍などの治療薬について記されている。その他、カフン・パピルス(Kahun Papyrus)では、婦人病の診断と処置について記述されている。

　古代ギリシアで医学校の指導者であったヒポクラテスは、原始的な医学から迷信や呪術を切り離し、科学的な医学を発展させ、現代でも通用する『ヒポクラテスの誓い』を残した。また、非常に詳細な診療記録も残し、のちに弟子たちにより『ヒポクラテス全集』として編纂された。中世には多くの修道院施設に病院が併設され、イギリスの聖バーソロミュー病院では、治療を受けた患者の公式な記録が残されている。現在のような形の診療録が登場したのは、1800年代のアメリカであるといわれている。

　アメリカとわが国における診療録発展の歴史を、『診療情報管理Ⅲ』(大井俊夫(編), 日本病院会発行)を参考にまとめた。

1 アメリカにおける診療録

　1752年にアメリカで最初の総合病院であるペンシルバニア病院が、フィラデルフィアに設立された。この病院で事務を担当したのが、後に科学者・政治家としても活躍したベンジャミン・フランクリンである。彼は病院の事務長職のほかに、記録係も務めた。当時の記録の多くは彼によって記されたもので、患者台帳には患者の氏名、住所、入退院日、転帰が記録されていた。フランクリンは、一般に凧を用いた実験で雷が電気であることを明らかにしたことで有名であるが、診療録の価値向上にも努めた人物である。

　1811年に開設されたボストンのマサチューセッツ総合病院では、当初から全入院患者の臨床記録が残されている。初期の診療録は、疫病や流行病などの患者数を把握し、臨床的判断の手がかりとすることが目的であった。得られた結果は、臨床、研究、統計目的に利用された。その後、大きく診療録の質の向上となるきっかけとして、1913年のアメリカ外科学会の発足が挙げられる。アメリカ外科学会は、外科教育と手術の水準向上を目的に診療業務を標準化することを提案し、業務の評価ができるように記録を残すことを必須とした。残念ながら当時の手術記録には、評価に値するような正確で完全なものが少なく、適切な診療録の作成と保管について活発な啓蒙活動が行われた。

　記録の質の向上に対する関心の高まりを背景に、外科学会の病院活動調査委員会の委員長でもあったマルコム・マッケクレンの提唱により、1928年に北米診療記録司書協会(The Association of Record Librarians of North America；ARLNA)が設立され、初代会長にグレイス・マイヤーズが就任した。協会は診療録の整備に努めるとともに、診療記録司書

の専門知識の習得や技術の向上を目的に、教育体制の充実を図った。ARLNA は、その後数回の名称変更を経て、1991 年に米国医療情報管理協会（The American Health Information Management Association；AHIMA）として現在に至っている。診療記録司書も専門学校、4 年制大学などでの養成が進み、現在では教育と経験年数に応じて、登録医療情報管理士（Registered Health Information Administrator；RHIA）、登録医療情報技士（Registered Health Information Technician；RHIT）の名称で登録され、診療録管理の専門職として作成補助や保存業務に携わっている。

2 日本における診療録

わが国の施療所は、593 年に聖徳太子によって建立された四天王寺に、施薬院が設置されたのが始まりとされている。律令国家の成立により医制も整備され、大宝律令の医疾令によって典薬寮が置かれた。典薬頭のもと、医博士によって医生・針生などの教育が行われた。また、光明皇后（760 年没）によって建立された悲田院は、仏教の慈悲の思想に基づき、貧しい人々や孤児を救うためにつくられた施設として知られている。

現在の診療録の原型としては、江戸時代初期の医書『医学天正記』が挙げられる。戦国末期の医師、曲直瀬道三が、実地に診療した病人の氏名と病名、症状、治療薬について編集したものである。江戸時代中期から後期にかけて、華岡青洲の治療図説『華岡氏治術圖識』が残されている。青洲は、1805 年に麻酔薬「通仙散」を用いて、乳癌摘出手術を実施したことで有名である。青洲の弟子の不破為信は、患者への説明、手術への考え方などを記載した手術記録を残している（1847 年）。これは現代におけるインフォームド・コンセントに近いものといえる。また、実際に患者を診療した日付順に、診療番号、住所、氏名、年齢、容態、処方を簡明に書したものとして、小石元瑞の『処治録』がある。江戸時代末期には、長崎養生所で近代医学教育が始まり、先進的な藩では医学所に病院を併設し、西洋医学に基づく教育が行われた。

明治時代になると軍病院、医学校の附属病院、私立病院が医療機関として設立された。1874 年（明治 7 年）、医療に関する各種規制を定めた法令である医制が制定され、「処方書」の記載と 20 年間の保存が義務づけられた。1906 年に「医師法」となり、「帳簿」の記載と 10 年間の保存が規定された。1933 年（昭和 8 年）の改正で、現在と同じ呼称「診療録」となり、保存期間が 10 年から 5 年に短縮された。記載事項は、住所、氏名、年齢、病名、および主要症状、療法（処方および処置）で、現行法とほぼ同様のものになっている。

第二次世界大戦後、GHQ（General Headquarters：連合国軍総司令部）が、わが国の公衆衛生と医療水準の向上を目的に、医療制度改革に取り組んだ。PHW（Public Health Welfare：公衆衛生福祉部）が、病院管理について 11 の課題を提示し改善を勧告した。その中の 1 つが、「診療記録の不完全さ」を指摘したものであった。改善案として、国立東京第一病院（現在の国立国際医療研究センター）に病院管理研修所が置かれ、国立病院・国立療養所の病院長を対象とした研修会が行われた。1948 年（昭和 23 年）の新医療法制定以後、イ

●診療録の法的変遷●

年代	法律	呼称	保存年限
1874年(明治7年)	医制	処方書	20年
1906年(明治39年)	医師法	帳簿	10年
1909年(明治42年)	医師法	診療簿	10年
1933年(昭和8年)	医師法	診療録	5年
1948年(昭和23年)	医師法	診療録	5年

ンターン制などアメリカの制度に範をとる日本の病院の近代化が始まった。1974年には、臨床研修指定病院の指定基準が公表され、「中央病歴管理室が設置され、組織的な病歴管理が行われていること。さらに、専任の病歴管理者がいることが望ましい」とされた。

1992年の医療法改正では、医療施設機能の体系化が打ち出され、特定機能病院では、診療に関する諸記録を管理する責任者の配置が義務づけられた。

2003年(平成15年)、厚生労働省は「診療情報の提供等に関する指針」を発表し、診療録の開示を含めた、患者への積極的な診療情報の提供を医療機関に要請した。この指針は、医療者が診療情報を提供することにより、患者が自らの疾病を理解し医療者と患者が共同して疾病を克服するなど、よりよい信頼関係を構築することを目的としている。さらに、2005年には、「個人情報の保護に関する法律」(個人情報保護法)が施行され、原則として患者本人には診療情報の開示を行うとともに、患者遺族に対しても同様に情報の提供を行うものとした。

以上のように、診療録自体の歴史は長いが、今日のような「管理された診療情報」としての診療録が登場してからは、まだ100年ほどである。また、その価値や位置づけも変化しつつある。現代においては、診療録は医療者間で情報を共有する資料として重要な役割を果たすだけではなく、医療者と患者との信頼関係を補強する強力な「コミュニケーションツール」の1つともいえる。

Ⅳ. 診療録と関連法規

1 法的位置づけ

診療録は法律上の名称で、狭い意味では、医師法24条で定める医師が患者の診療内容・経過などを記載する文書を指す。また、広い意味では、医療法施行規則第20条に示されるように、医師のみならず、看護師、コメディカルスタッフなど医療に携わるすべての医療者の、診療に関する諸記録を含むものと解釈される。

【医師法第24条】診療録の記載義務

> 医師は、診療をしたときは、遅滞なく診療に関する事項を診療録に記載しなければならない。

【医療法施行規則第 20 条】診療の記録

> 診療に関する諸記録は、過去二年間の病院日誌、各科診療日誌、処方せん、手術記録、看護記録、検査所見記録、エックス線写真、入院患者及び外来患者の数を明らかにする帳簿並びに入院診療計画書とする。

　従来、医師の診療の記録はドイツ語の「カルテ(Karte)」と呼ばれてきた。英語でいうところのカード(Card)であり、本来は紙を意味する。一方、「診療録」は、英語のメディカルレコード(Medical Record)またはヘルスレコード(Health Record)にあたり、医師のみならず看護師やその他多くの医療従事者の医療についての記録をまとめたものである。医療機関には医師、看護師だけではなく、薬剤師、放射線技師、臨床検査技師、理学療法士、栄養士、メディカルソーシャルワーカーなどコメディカルスタッフと呼ばれる数多くの職員が勤めており、これらの職種により診療の際に発生する患者の情報のすべてをまとめたものが診療録である。

　法律上でも「診療録」が用いられ、医師法、医療法、療養担当規則などにより記載内容や保存期間が定められている。医師法第 24 条でも診療の記録を診療録と表記している。平成 11 年に「診療録等の電子媒体による保存」(電子カルテ)を認める通達が出されたが、この中でも「カルテ」という言葉は使われていない。「カルテ」という名称の法的な位置づけはなく、言わば本来、紙という媒体の上に、医師により記載された診療録の一部を表す俗称がカルテということになる。しかし、記載方法に関しても、手書きによる記載から、ワードプロセッサーなどの OA 機器による作成が認められ、さらに電子媒体による保存が認められるなど、医療の IT 化が進み「電子カルテ」を導入する医療機関も増えている。本来、「電子カルテ」ではなく、「電子診療録」を用いるのが正しいが、診療情報開示の流れの中で「カルテ」は、医師の個人的な備忘録ではなく、患者情報は診療に携わるすべての医療従事者が共有するものとの考えが定着しつつある。カルテという言葉は、診療録にあたる和製ドイツ語として既に市民権を得ていると考えられる。

2 記載事項

　診療録の記載に関して、医師法、医師法施行規則では次のように規定している。

【医師法第 24 条】診療録の記載

> 医師は、診療をしたときは、遅滞なく診療に関する事項を診療録に記載しなければならない。

　「遅滞なく」の解釈としては、診療のその場でということになるが、検査、手術中など困難な場合もあり、遅くともその日のうちには記載する。看護師など決められた時間帯での勤務交代のある職種では、勤務時間内に記載する。

【医師法施行規則第23条】診療録の記載事項

診療録の記載事項は、次の通りである。
一 診療を受けた者の住所、氏名、性別及び年齢
二 病名及び主要症状
三 治療方法(処方及び処置)
四 診療の年月日

　また保険医療機関及び保険医療養担当規則(以下、療養担当規則)では、上記の医師法施行規則で定める記載事項に加え、健康保険法による保険診療として記載する必要のある事項を具体的に規定している。

【療養担当規則第8条】診療録の記載及び整備

保険医療機関は、第二十二条の規定による診療録に療養の給付の担当に関し必要な事項を記載し、これを他の診療録と区別して整備しなければならない。

【療養担当規則第22条】診療録の記載

保険医は、患者の診療を行った場合には、遅滞なく、様式第一号又はこれに準ずる様式の診療録に、当該診療に関し必要な事項を記載しなければならない。

●療養担当規則が示す具体的記載事項●

①受診者欄	氏名、生年月日、性別、住所、職業、被保険者との続柄。
②被保険者証欄	保険者番号、被保険者証および被保険者手帳の記号・番号、有効期限、被保険者氏名、資格取得、事業所所在地・名称、保険者所在地・名称。
③傷病名欄	傷病名、職務上・外の区分、開始、終了、転帰、期間満了予定日、労務不能に関する意見、入院期間、業務災害または通勤災害の疑いがある場合の記載。
④公費負担番号	第1公費および第2公費の公費負担番号、公費負担医療の受給者番号。
⑤備考欄	備考
⑥既往症欄	既往歴、原因、主要症状、経過など。
⑦処置欄	処方、手術、処置など。
⑧診療の点数欄	種別、月日、点数、負担金徴収額、食事療養算定額、標準負担額。

(東京都衛生局病院事業部：都立病院における診療録等記載マニュアルによる)

　①〜⑤をA4版にまとめて1号用紙(様式一号の1)、⑥⑦を2号用紙(様式一号の2)、⑧を3号用紙(様式一号の3)と称して運用している医療機関が多い。1号用紙は患者基本情報や病名を記載する用紙(診療録表紙)、2号用紙は患者の病状を記載する用紙、3号用紙は診療報酬点数を記載する用紙ということになる。用紙のサイズには規定はなく、A4版が望ましいとされているが、B5版を用いているところもある。

診療録 1 号用紙

診 療 録

　　　　　　　　　　　　　　　　　　　　　　　科

患者番号		保険者番号		
公費負担者番号		記号・番号		・
公費受給者番号		備 考		
公費負担者番号				
公費受給者番号				
		資格取得日		有効期限
		被保険者名		続柄
氏 名		住 所		
		TEL		職種
勤務先		勤務先TEL		

傷 病 名	職務	開始	終了	転帰	期間満了予定日
	上 外	年 月 日	年 月 日	治癒・死亡・中止	年 月 日
	上 外	年 月 日	年 月 日	治癒・死亡・中止	年 月 日
	上 外	年 月 日	年 月 日	治癒・死亡・中止	年 月 日
	上 外	年 月 日	年 月 日	治癒・死亡・中止	年 月 日
	上 外	年 月 日	年 月 日	治癒・死亡・中止	年 月 日
	上 外	年 月 日	年 月 日	治癒・死亡・中止	年 月 日
	上 外	年 月 日	年 月 日	治癒・死亡・中止	年 月 日
	上 外	年 月 日	年 月 日	治癒・死亡・中止	年 月 日
	上 外	年 月 日	年 月 日	治癒・死亡・中止	年 月 日
	上 外	年 月 日	年 月 日	治癒・死亡・中止	年 月 日
	上 外	年 月 日	年 月 日	治癒・死亡・中止	年 月 日
	上 外	年 月 日	年 月 日	治癒・死亡・中止	年 月 日
	上 外	年 月 日	年 月 日	治癒・死亡・中止	年 月 日
	上 外	年 月 日	年 月 日	治癒・死亡・中止	年 月 日
	上 外	年 月 日	年 月 日	治癒・死亡・中止	年 月 日

傷 病 名	労働不能に関する意見	意見書交付	入院期間
	意見書に記入した労働不能期間		
	自 月 日 / 至 月 日 日間	年 月 日	自 月 日 / 至 月 日 日間
	自 月 日 / 至 月 日 日間	年 月 日	自 月 日 / 至 月 日 日間

入院年月日	退院年月日	備考

日本〇〇総合病院

受診者氏名　　　　　殿

診療録 2 号用紙 No. 1

主　訴：

現病歴：

既往歴：　　　　　　　主訴、現病歴、既往歴、家族歴、生活歴、
　　　　　　　　　　　現症などの標題を付けて初診時の病状を記
　　　　　　　　　　　載する。

家族歴：

生活歴：

現　症：

経過処置：　　　　　　　　　　受診者氏名　　　　　殿

症　状・経　過　等	処　方　手　術　処　置　等
	診療録 2 号用紙 No. 2

左半分には、症状・経過をプロブレムの
＃(ナンバー)ごとに、SOAPで記載する。
右半分には、行われた処方、手術、処置
などの内容を記載する。

1) 診療録記載例(2号用紙)

　診療録のうち、患者の経過を記載する用紙(2号用紙)の記載例である。プロブレムとして、＃1肺炎、＃2DM(糖尿病)が挙げられており、プロブレムごとにSOAPで病状が読みやすい文字で記載されている。また、右欄には処方内容が記載されている。

経過処置：	受診者氏名　　　　　　　殿
症　状・経　過　等	処　方　手　術　処　置　等

```
21.3.7
#1 肺炎
　S) 今朝は熱も下がった。            Rp; Recipe（処方）
　O) BT 37.2℃                      Rp)                    T; Tablet（錠）
         BT; Body                  ①アマリール(1)  1T/1×
         Temperature(体温)                 朝食後  7TD
     肺音　やや雑　ラ音(+)
     SpO₂ 93% (RA)    RA; Room Air ②ベイスン(0.3)  3T/3×     TD; Tagen（日） Dosen（量）
                          （空気）           毎食直前  7TD
     WBC 10,200  CRP 3.26
　A) 改善傾向にある。              ③ムコスタ(100)  3T/3×
　P) 抗生剤の点滴継続                   毎食後  7TD

SpO₂; Saturation of percutaneous Oxygen（経皮的酸素飽和度）

#2 DM    DM; Diabetes Mellitus（糖尿病）
　S) 間食はしていない。
　O) FBS 136    FBS; Fasting Blood Sugar
         身長 162cm  体重 72.5kg      （空腹時血糖）
　A) コントロール不良
　P) 食事 1400 kcal, 内服継続
```

望ましい記載方法（処方）

処方）
① アマリール (1)　1錠、分1、朝食後、7日分
② ベイスン (0.3)　3錠、分3、毎食直前、7日分
③ ムコスタ (100)　3錠、分3、毎食後、7日分

2）処方せんの記載について

「ムコスタ(100)　3T/3　×毎食後　7TD」

「ムコスタ(100 mg)錠を1日に3錠、3回に分けて毎食後に7日分服用しなさい。」の意味である。3TのTはTablet（錠：英語）、7TDのTDはTage Dosen（日分：ドイツ語）を意味し、1行の中に、日本語、英語、ドイツ語が混在している。日本語での記述に統一したい。また、/3も「3回に分ける」の意味で使われるが、誤薬の原因にもなることから分3と明記する。

「ムコスタ(100)　3錠、分3、毎食後、7日分」

現在の処方せんの記述は、「内服薬は1日量を記載して、2回あるいは3回に分ける」方法を採っているが、厚生労働省は、国際基準に合わせ、「1回量を記載して、1日に2回あるいは3回内服」と記載するように平成21年から指導している。

新しい記載方法　「ムコスタ(100)　1回1錠、毎食後、1日3回、7日分」

❸ 保存期間

診療録の保存期間は医師法で5年、X線フィルムの保存期間は医療法上2年、保険医療

機関としては 3 年と定められている。

【医師法第 24 条 (2 項)】

> 病院又は診療所に勤務する医師のした診療に関するものは、その病院又は診療所の管理者において、その他の診療に関するものは、その医師において、五年間これを保有しなければならない。

【医療法施行規則第 20 条 (抜粋)】

> 診療に関する諸記録は過去二年間の病院日誌、各科診療日誌、処方せん、手術記録、検査所見記録、エックス線写真、並びに入院患者及び外来患者の数を明らかにする帳簿とする。

【保険医療機関及び保険医療養担当規則第 9 条】

> 保険医療機関は、療養の給付の担当に関する帳簿及びその他の記録をその完結の日から三年間保存しなければならない。ただし、患者の診療録にあっては、その完結の日から五年間とする。

　診療録の法定保存期間は 5 年である。しかし、医療事故に伴う法的責任を考慮すると、5 年間の保存期間では不十分である。医療事故や過誤に関する責任には、刑事上と民事上の責任がある。刑事責任とは、行為者の道徳的責任を国家、社会の立場から追及するもので、業務上過失致死傷罪 (刑法第 211 条) の場合、公訴の時効は 10 年 (刑事訴訟法第 250 条) である (平成 22 年の法改正により 5 年から変更された)。一方、民事責任とは過失により被害者に損害を与えた場合、その損害を金銭的に評価して補償すべき責任を負うことである。債務不履行の場合の時効は 10 年 (民法第 167 条)、不法行為の場合は、「損害及び加害者を知った時より 3 年、不法行為があった時から 20 年経過すれば時効が成立する (民法第 724 条)」とされている。

> **刑事責任**
> 　業務上過失致死傷についての公訴時効は 10 年。(刑事訴訟法第 250 条)
> **民事責任**
> 　1. 債務不履行に基づく損害賠償請求権の消滅時効は 10 年。(民法第 167 条)
> 　2. 不法行為に基づく損害賠償請求権は、損害及び加害者を知ったときから 3 年、又は不法行為の時より 20 年経過することにより消滅する。(民法第 724 条)

　このことから、診療録の保存期間は医師法が定める保存期間の 5 年間では不十分であり、民事上の損害賠償請求権の時効が成立する 20 年以上、可能であれば永年保管とするのが望ましい。

2 診療録の書き方

I. 記録の原則

　今日、医療機関にはインフォームド・コンセントの理念に基づく医療の提供が求められている。そのためには、患者や家族など第三者にも判読が可能で、情報開示に耐えうる診療録の作成が不可欠である。さらに、チーム医療における情報交換のツールとしても、診療録の適切な記載は重要である。

　記載にあたり、一般的に留意すべき事項を『都立病院における診療録等記載マニュアル』(都立病院診療録等記載検討委員会編)を参考にまとめた。

①診療の度に記載する。記載がない場合は、事実がどうであれ「診療を行わなかった」あるいは「医学的な判断をしていない」とみなされてしまう恐れがある。入院患者についても、少なくとも休日などを除き毎日、診療の度に記載する。

②日付は忘れずに、正確に記載する(日付は、年/月/日の順に記載する)。

③第三者も読みやすいように丁寧に記載する。
  ・外国語はできる限り使用せず、病名や人名に限定する。
  ・曖昧な言葉は使用しない。

④医学用語は学会用語集に、略語は医学辞典に準拠して用いる(7頁参照)。
  ・不正確な略語、意味不明な造語、仲間内だけの隠語などは使用しない。

1 紙カルテの場合

①診療録などの記載は、インクまたはボールペンを用い、鉛筆による記載は行わない。ただし、図示などのための色鉛筆やゴム印の使用は可である。

②診療録に記載した場合は、その度に署名または捺印をする。
  ・記載の末尾に必ず署名または捺印をする(追記または修正した場合も同様)。
  ・同一患者を複数の医師が診察した場合は、診療を行うごとに、実際に診察した医師が署名または捺印をし、責任の所在を明確にする。
  ・研修医が記載した場合は、指導医(上級医)が記載内容を確認し補足修正した後、両者の署名または捺印を行い、連名で記載したことを明らかにする。

③訂正は、訂正する部分に2本線(＝)を引き、もとの記載が見えるようにして訂正する。
  ・もとの記載を塗りつぶしたり、修正液などで修正するなどもとの記載がわからなくなるような訂正は、改ざんを疑われる恐れがあるため行わないこと。
  ・誤記を訂正する場合は、修正者(署名または捺印)、修正した日付を明示すること。
  ・追記が必要となった場合は、日付を明記のうえ、「追記」として記載し、署名する。追記の場所は、該当する記載箇所の行間ではなく記載の末尾に行う。末尾に記載できな

経過処置：　　　　　　　受診者氏名　　　　　　殿

症　状・経　過　等	処方　手術　処置等

H 22. 10. 7
井 めまい
　S) 頭を動かすと20〜30秒程の
　　　回転性のめまいが出現する。
　O) BP 126/64　HR 62/分　整
　　　瞳孔異常(−)　眼球運動障害(−)
　㊞左 右方視時に眼振あり。㊞中村
　　　聴力障害(−)

> 訂正する部分に2本線(＝)を引き、もとの記載が見えるようにして訂正する。訂正日が記載日と異なる場合は、日付も記載する。

> 診療録に記載した場合は、そのたびに記録の末尾に署名または捺印をする。

経過処置：　　　　　　　受診者氏名　　　　　　殿

症　状・経　過　等	処方　手術　処置等

H 23. 3. 15
井 心不全の悪化
　S) 最近, 100m程歩くと動悸.
　　　息苦しさを感じる。
　O) 168cm　73kg
　　　BT 36.1℃　SpO₂ 91% (RA)
　　　BP 148/86　HR 96/分　不整
　　　心肺: af(+)　両側下肺にラ音(+)
　　　両下腿に浮腫(+)
　　　胸部Xp: 心肥大(+)
　A) 心不全の急性増悪である。
　P) BNP測定, 心エコー, 胸部CT　㊞中村
　　追記 CTR(心胸郭比) 65%
　　　　H 23. 3. 16
　　　　　　　日本太郎

> 追記は「追記」と明示したうえ、記載の末尾にする。修正者の署名または捺印、修正した日付も記載する。

●紙カルテの修正方法●

い場合は、診療録の最後に用紙を追加して記載する。

2 電子カルテの場合

　紙カルテの場合、診療録の作成責任者を明示するため、記載の度に署名をすること。また、訂正の際には２本線を引き、修正者名、日付を記入することとされている。電子カルテの場合、情報の迅速な流通が可能になる一方で、大量のデータの漏洩や改ざんといった問題に特に注意が必要である。成りすましによる故意の記録の改ざんや漏洩を防ぐため、電子カルテではログイン時に、IDとパスワードによる個人認証を行っている。また、診療の都度、作成者の氏名、代行入力の場合の確認医師名、記録更新の日時が診療録に明示されるように工夫されている。

```
診療日時　中村　雅彦　H23/1/21　10：26：50
最終更新　中村　雅彦　H23/1/21　10：28：15
#　片頭痛
　S）内服すると痛みはずいぶん楽である。
　O）意識清明
　　　瞳孔異常（−）　構音障害（−）　四肢麻痺（−）
　　　BP 116/62
　　　左眼の奥から頭頂部にかけてズキンズキンする痛み。
　　　光、音刺激で頭痛増悪する。
　A）片頭痛、トリプタン製剤が有効である。
　　　その他、脳腫瘍など頭蓋内病変を鑑別しておく。
　P）MRI検査
　　　内服継続
```

> 中村医師により1/21の10時26分に最初の診察の記録がある。その２分後の10時28分に記録の修正があったことが示されている。修正内容は履歴として残され、表示・印刷も可能である。

```
診療日時　○山　○子　H23/1/27　11：12：37
確認医師　中村　雅彦　H23/1/27　11：20：52
最終更新　中村　雅彦　H23/1/27　11：20：52
#　左肩痛
　S）内服、湿布を使ったがあまり改善しない。
　O）左肩関節
　　　挙上100°　外旋30°
　　　肩関節後面に強い圧痛点（＋）
　　　MRI：腱板断裂の疑い。関節周囲に炎症所見あり。
　A）関節の拘縮が強い。内服、湿布にても改善なし。
　P）関節内注射
　　　リハビリを依頼する。
```

> 医療クラーク（赤字）の○山　○子により1/27の11時12分に代行入力がされている。

> 中村医師により同日の11時20分に内容が確認されたことが示されている。

●電子カルテにおける代行入力●

　電子カルテでは、個人認証を徹底すれば、紙カルテと比較して訂正、追記などの作業が簡便である。医師事務作業補助者（医療クラーク）には、カルテの代行入力が認められているが、カルテの真正性の確保、医療安全の観点から医師の確認（承認）入力が必須である。電子カルテでは、この承認機能をもたないシステムでは代行入力は行ってはならないとさ

れている。

Ⅱ. 記載時の留意事項

①診療録は、医師など医療従事者のメモではなく、開示請求の対象になる公的文書であることを十分に認識して、事実を正確かつ客観的に記載する。
　・患者のプライバシーに関することで、臨床的に必要でないものは記載しない。
　・臨床的に必要でない患者の性格や態度についての意見は記載しない。
②症状、所見、治療計画などは、簡潔で明瞭に記載する。
　・記載者以外の人が見ても診療内容が妥当であると納得できるような記載を心がける。このため、できるだけPOMRに沿って記載する(221頁参照)。
　・患者の訴えや不満は内容を正確に記載し、記載者の主観を混ぜない。
③患者や家族に対する説明内容は正確に記載する。
　・説明者、説明日時、相手方および同席者、説明内容、質問と回答などは必ず記載する。また、電話での対応についても同様に記載する。
　・説明書を用いた場合は、説明書と同意書を診療録に保存する。
④事故発生時には、患者の状態や実施した処置の内容などの記録が極めて重要となる。正確な事実を時系列で記載し、後に、事実経過の検証と問題点の解決が容易に行えるようにしておく。

3 POMRとは

　問題志向型診療記録（Problem Oriented Medical Record；POMR）とは、問題志向型システム（Problem Oriented System；POS）に基づき、患者がもっている医療上の個々の問題に焦点を合わせて、その解決を目指すために考案された診療録の記載方法である。

　診療の目的は、患者の心身における、健康上の問題を解決することにある。医師は、患者の主訴、身体所見、既知の検査所見を分析し、患者の抱える問題点を明らかにした後、個々の問題を解決するための計画を立案する。計画の中には、さまざまな検査や治療が含まれる。検査・治療の実施後には、結果や効果に対しての評価がなされ、次回の診療計画が立案されることになる。この一連の診療過程の中で、「医師がどのように考え、判断（診断）し、診療計画を立案したか」を知ることは、多職種が連携し円滑なチーム医療を進めていくためには不可欠である。また、このような問題解決への一連の思考過程を記録として残すことで、患者にとっては自らが治療方針を選択するための判断材料が得られることになる。さらに、医師には自身の思考過程を振り返り、行った医療を検証するための重要な資料になる。従来の診療録には、記載方法に関する取り決めがなく、医師の自由裁量とされていた。残念ながら、単に患者データの羅列に終わっているものや、診療計画が第三者にはわかりづらいものも散見された。診療録には初診から診断、さらに治療に至るまでの、問題解決のプロセスに沿った記述が望まれる。

　このような問題の解決方法の1つとして、アメリカのL. L. Weedが1968年に提唱したのがPOSである。このシステムでは、患者の医療上の問題点を整理し、問題解決に向けて

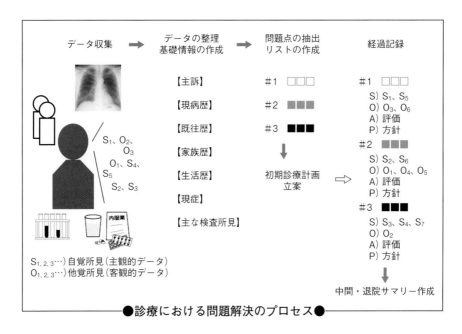

●診療における問題解決のプロセス●

論理を組み立てていく作業を行う。そのためには、医師をはじめ診療に携わるすべてのスタッフには、問題点を共通認識し理解することが求められる。また、記録も共通の形式や方法を用いる必要がある。さらに、作成した記録を監査・修正し診療録を完成させることで、よりよい診療に役立てることが可能になる。

診療は収集可能な患者に関するあらゆるデータを分析することから始まる。医療者は、個々のデータを主観的、客観的データに分類し、項目ごとに整理し基礎情報としてまとめる。次に、整理された情報から介入が必要と考えられる問題点を抽出し、リストを作成する。最終的に問題リストに基づいて、検査・治療などの診療計画を立案することになる。診療が継続される場合は、経過記録として問題点ごとに評価・計画立案を繰り返していく(図)。

Ⅰ. POMRの作成方法

POMRは解決すべき個々の問題別に、自覚所見(Subjective data；S)、他覚所見(Objective data；O)、評価(Assessment；A)、計画(Plan；P)を記載することにより、POSに基づいて個々の問題の解決を目指す診療録である。POMRは、次の5つの要素から構成されている。

1．基礎データ(Data Base)
2．問題リスト(Problem List)
3．初期計画(Initial Plan)
4．経過記録(Progress Note)
5．退院時要約(Discharge Summary)

初診時の主訴、現病歴、既往歴、家族歴、生活歴、身体所見からなる「基礎データ」、病名や、症状、所見などから問題を列挙する「問題リスト」、初診時の診療計画である「初期計画」、問題別SOAPにより診療経過を記載する「経過記録」、「退院時要約」の5つが基本的要素である。

❶ 基礎データ

初診時に記載し、その後も必要に応じて更新を行い、診断や治療の方針を決定する「診療の基礎」となる情報である。主訴、現病歴、既往歴、家族歴、生活歴、身体所見、検査データなどが含まれる。アレルギーや禁忌薬剤についても記載する。医師、看護師、コメディカルスタッフが共有することの多い情報であり、記録の一元化を図る必要がある。

❷ 問題(プロブレム)リスト

患者の問題点を箇条書きにし、番号を付けて記録する。本の目次にあたるリストであり、このリストを見れば、現在の患者の問題点とその解決状況がわかるようにまとめる必要がある。また、問題リストには、診断治療に役立つ情報であれば、診断名に限定せずにリス

トアップしてもかまわない。

> 例　問題リスト
> ＃1　2型糖尿病（合併症なし）
> ＃2　爪白癬
> ＃3　第4、5腰椎椎間板ヘルニア
> ＃4　休業に対する不安

　問題リストの作成は、入院患者は入院後24〜48時間以内に行い、外来患者は初診時または遅くとも再診時までには行う。最初から診断が確定している場合は診断名を問題点に、診断がつかないものは症候や所見、検査データなどをリストアップする。問題点は、はじめは安易に統合しないで、むしろ別々の問題として捉える方がよい。問題点の中には、診療の過程で相互に関連するものや、統合が可能なものも出てくる。特に、異常を示す症状や検査データを問題点として挙げた場合、その後の精密検査により診断がつき、問題点が1つの病名に収斂していく例は多い。その際には、解決した問題点は終了とし、新しく採用した問題点に通し番号（＃）を付けて追加する。

　例　発熱と蛋白尿を主訴に受診し、検査の結果、全身性エリテマトーデスの診断となった症例。

初診時（11/2）プロブレムリスト	再診時（11/16）プロブレムリスト
＃1　高脂血症	＃1　高脂血症
＃2　発熱	＃2　発熱（終了、11/16）
＃3　蛋白尿	＃3　蛋白尿（終了、11/6）
	＃4　全身性エリテマトーデス

3 初期計画

　問題リストに列挙された種々の問題点に対して、早期に診断を確定させ適切な治療を行うために、以下の計画を立てる。

1）診断計画（diagnostic plan）

　診断の確定、病状の変化をみるための検査計画である。鑑別診断に対しても、それぞれについて、診断を確定または除外するために検査計画を立てる。

　例　＃　肺炎
　①採血、②喀痰培養、③胸部X線撮影、④胸部CT検査、⑤気管支鏡、など。

2）治療計画（therapeutic plan）

　処置、投薬など必要な治療計画を立てる。内容は具体的に記載する。

　例　＃　肺炎
　①抗生剤（パンスポリン® 1g、1日2回）、②酸素投与（2l/分）、③床上安静、など。

3）教育計画（educational plan）

　インフォームド・コンセントの内容、治療について患者および家族にどのように教育を行うか計画を立てる。

例　#　肺炎
①加湿による排痰の促進、②禁煙指導、など。

　初期計画は以後の診療の在り方を左右するため、十分に検討したうえで立案する。また、入院中に行われる検査、手術、投薬、その他の治療（入院中の看護および栄養管理を含む）に関する計画については、書面を作成し患者へ交付するとともに、適切な説明をしなければならない（入院診療計画書の作成：20頁参照）。

4　経過記録

個々の問題点ごとに、その経過を以下のSOAPの4項目に整理し、診療録に記載する。

> S（Subjective data）：主観的データ。患者の立場からの問題点、患者がどう感じ、どのように訴えているかについて記載する。
> O（Objective data）：客観的データ。診察所見、検査データなど。
> A（Assessment）：医師など医療者の意見。診断、データの解釈、予後の見通しを含む。得られた情報を根拠に、どのような診断や治療が考えられるかを論理的に記載する。複数の医療者で検討が行われた場合は、対立する意見やそれぞれの意見についても記載し、どのような結論に至ったかについて記載する。
> P（Plan）：診断、治療の計画。患者への教育。

例1　プロブレム別SOAP
2011年2月27日
＃1．糖尿病（2型）
　S）健康診断で、血糖が高いと指摘された。倦怠感はなく、喉が渇くこともない。右足が痛く、時に痺れを感じる。
　O）検査所見：身長 168 cm、体重 82 kg
　　　血糖 348 mg/dl、HbA_{1c} 8.7%、尿蛋白（−）、尿糖（＋＋）
　　　右足背動脈の触知不良
　A）未治療の糖尿病患者である。SU剤の内服とともに、食事、運動療法を進める。
　P）1．処方：アマリール（1）1錠、分1、朝食後
　　　2．カロリー制限：1,500 kcal/日、3．ビデオによる教育
＃2．心房細動
　S）2008年より指摘され、○○医院から処方を受けていたが、1年ほどして自己判断で中止した。最近、歩行時の息切れがある。
　O）血圧 168/94、脈拍 96/分、不整あり、SpO_2 94%、胸部写真にて心肥大あり。CTR 60%
　A）うっ血性心不全疑い
　P）1．降圧薬、抗凝固薬処方、2．減量指導

　例1のように個々のプロブレム（＃）ごとに、S）O）A）P）を記載するのが基本である。しかし、複数のプロブレムに共通する S) subjective data、O) objective dataもあり、プロブレムごとに分離するのが困難なことも多い。また、医療者の思考過程は、まずS）、O）を収集し、分析の後にA）assessment、P）planとして整理していく。「SO＋プロブレム別AP」は、プロブレムに関係なくすべてのS）、O）を一括記載し、続いてプロブレム別にA）、P）を記載する方法である（例2）。

例2 SO＋プロブレム別AP
2011年2月27日
S）2008年より不整脈を指摘され、○○医院から処方を受けていたが、1年ほどして自己判断で中止した。最近、歩行時の息切れがある。今年の健康診断で、高血糖も指摘された。倦怠感はなく、喉が渇くこともない。右足が痛く、時に痺れを感じる。
O）身長168 cm、体重82 kg
血圧168/94、脈拍96/分、不整あり、SpO_2 94%
血糖348 mg/dl、HbA_{1c} 8.7%、尿蛋白（－）、尿糖（＋＋）
右足背動脈の触知不良
胸部写真にて心肥大あり。CTR60%
#1. 糖尿病（2型）
A）未治療の糖尿病患者である。SU剤の内服とともに、食事、運動療法を進める。
P）1. 処方：アマリール(1) 1錠、分1、朝食後
　　2. カロリー制限：1,500 kcal/日、3. ビデオによる教育
#2. 心房細動
A）うっ血性心不全疑い
P）1. 降圧薬、抗凝固薬処方、2. 減量指導

---

5 退院時要約（サマリー）

　退院時サマリーとも呼ばれ、患者の退院時または転科、主治医が代わるときに書かれる最終的な経過記録である。問題点ごとに分けて記載する。また、退院後の指示と未解決な問題点についても記述する（退院時要約の作成：30頁参照）。

Ⅱ. POMRによる診療録作成の流れ(まとめ)

1 初診時記録

1) 基礎データ(Data Base)の作成

患者の病状を【主訴】【現病歴】【既往歴】【家族歴】【生活歴】【現症】の標題を付けて簡潔にまとめる(2号用紙)。

考えられる病名(疑いを含む)を記入する(1号用紙)。

2) プロブレムリスト(Problem List)の作成

診察から得られた患者情報に基づき、今後、解決が必要な問題点を#(ナンバー)を付けて列挙する。初診時に診断がついている場合は、病名をプロブレムとして挙げ、診断がついていない場合は、異常を示す身体所見や検査所見などをリストアップする。プロブレムは1つとは限らない(222頁参照)。

 #1 肺炎 (終了、5/26) ←

 #2 糖尿病

 ⋮

 #5 胃癌 ←

3) 初期計画(Initial Plan)の立案

プロブレムの#ごとに、初期の診療計画を立てる。

例 #1 肺炎
   1. 胸部X線写真、CT検査
   2. 喀痰培養
   3. 酸素投与(○ *l*/分)
   4. 抗生剤(○○、1日□回)点滴
 #2 糖尿病
   1. 血糖チェック(毎朝)
   2. 食事 1,400 kcal 制限
   3. ビデオ、テキストによる教育

2 経過記録

　診察の都度、プロブレムリストの#ごとにSOAPで経過を記載していく。解決したプロブレムは、リスト末に終了(またはinactive)、○月○日などと記載する。経過中に新たに発生したプロブレムについては、通し番号を付けてリストに追加していく。入院診療で回診の結果、症状に変化がなかった場合は、SOAPすべて記載するのではなく、O)腹部所見に著変なし。A)全身状態は落ち着いている。などの部分的な記載でも可である。

　例　H20/5/26
　　#1　肺炎
　　　　S）咳も治まり、熱もない。
　　　　O）BT 36.4℃、WBC 7,500、CRP 1.52、SpO$_2$ 98%(RA)
　　　　A）改善している。
　　　　P）本日で終了とする。
　　#2　糖尿病
　　　　O）FBS 118 mg/d*l*、身長 168 cm、体重 65 kg
　　　　A）コントロール良好

　　　　⋮

　　#5　胃癌
　　　　S）自覚症状はない。
　　　　O）胃カメラにて、胃体中部大彎側に早期癌(Ⅱc)疑い。
　　　　A）肺炎、糖尿病で入院中のスクリーニングで偶然発見された。
　　　　P）内視鏡的切除、手術について外科コンサルト予定。

3 退院時要約

　初診時記録、経過記録を参照しながら、決められた書式に従って退院時要約を作成する(30頁参照)。

胃潰瘍

H21/7/5（初診）

【主訴】みぞおちが痛い。
【現病歴】
6/30から心窩部痛あり。横になると痛い。食後に痛みが増す。30分くらい続く。
排便：正常　黒色便（−）　血便（−）
食事はとれている。
発熱（−）　嘔気（−）
胃カメラ　未施行
【既往歴】
喘息（−）DM（−）HT（−）　胃潰瘍（−）
【生活歴】
タバコ15本/日/20年、アルコール2合/日/20年、アレルギー（−）
【内服薬】なし
【家族歴】父：脳出血
【来院時現症】
BT36.5℃、BP138/74mmHg、HR 86/分
頭痛（−）嘔吐（−）下痢（−）
心窩部痛（＋）
眼瞼結膜：貧血（−）　黄疸（−）
頸部：リンパ節腫脹（−）
胸部：呼吸音：左右差（−）　ラ音（−）
　　　心音：異常なし

腹部：平坦・軟、グル音やや減弱
心窩部に圧痛（＋）　肝脾触知せず。
背部：CVA叩打痛（−）

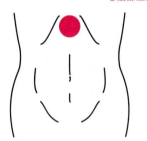

心窩部圧痛（＋）

A）胃潰瘍疑い。
P）胃粘膜保護剤処方
　　7/7上部消化管内視鏡検査

H21/7/15（再診）

#胃潰瘍

S）痛みはよくなった。黒色便（−）　吐血（−）
　タバコ、アルコールは止めている。

O）BT36.4℃、BP132/68、HR76
　腹部：軟、グル音聴取、心窩部痛軽度あり。

胃カメラ（7/7）：
　胃角部にA2stage潰瘍あり。
　病理：group2　ピロリ菌（＋）

A）疼痛改善、薬内服できている。禁煙、禁酒継続すること。

P）PPI、粘膜保護剤をもう2週間継続、その後、ピロリ菌除菌を。

H21/7/29（再診）

#胃潰瘍

S）痛みは全然ない。薬飲めている。タバコを吸ってしまった。
　黒色便（−）　吐血（−）
　タバコ：1日2本　週に3回
　アルコール：禁酒している。

O）BT36.4℃、BP128/72、HR68
　腹部：軟、グル音聴取、心窩部痛なし。

A）経過良好、疼痛なし。
　タバコはできれば止めるように話す。
　ピロリ菌除菌開始する。

P）ピロリ菌除菌　ランサップ1W
　胃潰瘍治療　計8W予定。現在3W目終了
　3W＋ランサップ1W＋残り4W
　8/12　再診
　8/12時点で残り3W

• POMRによる記載例 •

　45歳、胃潰瘍症例の電子カルテの記録である。H21/7/5（初診）時の基礎データが、主訴、現病歴、既往歴、生活歴、内服薬、家族歴、来院時現症の標題を付けて詳細に記載されている。診断として胃潰瘍を疑い、初期計画として胃粘膜保護剤の内服とともに、7/7に上部消化管内視鏡を計画したことが記載されている。7/15と/29の再診時には、S；subjectとして症状は改善しており、痛みや黒色便、吐血などはみられないことが記載されている。また、O；objectとして体温、血圧、腹部所見が記載されている。さらにA；assessmentとして経過良好であり、禁煙を勧めることが記載され、P；planとして今後の内服、ピロリ菌の除菌方針について立案されている。初診から再診まで、POMRに従いわかりやすく丁寧な記載がされている。

III. 診療録の監査

　診療録の価値(206頁参照)でも触れたように、診療録はデータベースとしての価値が高い。データに誤りが多いと情報としての価値はなく、また診療録が体系的に整理されていないと、必要時にデータを取り出すことが困難になってしまう。診療情報を活用するためには、作成と管理の両面で精度の高い記録が求められる。この「診療録の質」の確保のためには、記録の監査(チェック)が不可欠である。監査とは、これまで行ってきた診療への評価を指し、指導医によって行われることが多い。さらに、監査は単に診療録の精度管理にとどまらず、記録から「医療の質」を評価することにも通じる。監査の視点(例)として、以下が挙げられる。

①基礎データはどのように準備され、内容は正確か。
②プロブレムが適切にリストアップされ、整理されているか。
③初期計画(診断計画、治療計画、教育計画)の立案にあたり、検討された内容が記載されているか。
④診断・治療の経過が時系列で記載され、かつ論理的に記述されているか。
⑤検査データや報告書に対する分析・評価の結果が記載されているか。

IV. POMRの問題点と課題

　医学教育の中で診療録の記載方法を学び、キーボード入力にも慣れている最近の研修医や若い医師の記録は、基礎データ、SOAPによる経過記録など丁寧で詳細な記載がされているものが多い。患者が現在抱える問題点を明らかにし、病状の把握と解決のための方策を反復し検討していくPOMRによる記載は、症状から検査、そして診断の確定といった問題解決型ともいえる診療過程には理想的な記載方法といえる。医療者にとっても、患者の治療方針に対する自身の思考過程を省みるための材料にもなる。電子カルテの導入により、入力操作や記録の修正が簡便になり、今後、POMRによる記載はさらに普及していくと期待される。今後の一層の普及のため、課題として考えられる点を挙げた。

1) 外来と入院診療録の違い

　2週や1ヵ月に1回といった外来診療の場合、SOAPによる経時的な記載は、主治医にとっても問題点の整理に役に立つ。一方、入院診療の場合、毎日の回診の結果、患者の病態に変化のない場合もあり、この際は、S)のみ、A)のみといった部分的な記載も認める必要がある。

2) プロブレムリスト

　プロブレムリストは、主治医が診療上の問題点を整理するうえでも、また、上級医や他の医療スタッフが問題点を瞬時に把握するためにも整備が望まれる。しかし現状では、その煩雑さ故、リストとして活用されているケースは少ない。

経時的に記載していくにあたって、プロブレムの番号が何番であったか知る必要があり、そのためには紙カルテであれば2号用紙の最初や、電子カルテでは目につく位置にリストを表示するなどの工夫をする。また、患者の問題点は、初診時とその後の検査や治療状況によって変化していく。診断のつかない初期においては、異常を示す身体所見や検査所見がプロブレムとして取りあげられることが多く、診断確定後は病名がリストに挙げられ、治療方針や効果が記載されることになる。プロブレムとして身体所見、検査所見、病名が混在することはよくみられ、主訴→身体所見→検査所見→病名といった階層化をするのは困難である。また、重要あるいは優先度の高い問題から順番に番号が付けられているわけではない。現在抱える問題点を階層にかかわらず列挙し、平準化して扱うのが現実的かつ合理的である。さらに、プロブレムは通し番号で増えてくることになるが、その中には診療の過程で相互に関連するものや、統合可能なものも出てくる。毎日の限られた診療時間の中で、リストの整理を行うことは困難なことが多い。経過記録時は、連番で問題点をリストアップしておき、定期的な中間要約(サマリー)の作成時に、プロブレムの整理を行うことが望ましい。

3) 文章としての整合性

SOAPによる経過記録は、それぞれの項目が箇条書きで記載されることが多く、相互の関係が文章として示されていないため、論理的な関係が不明になり、第三者からは主治医の思考過程が読み取れない場合がある。解決策としては、外来や入院の経過途中で中間サマリーを作成し、問題点ごとに経過を時系列で文章にまとめるなどの工夫が勧められる。

参考文献

1) 武部　伸，ほか：診療録（カルテ）管理要覧．アサヒ電子研究所，大阪，2000．
2) 都立病院診療録等記載検討委員会（編）：都立病院における診療録等記載マニュアル．東京都衛生局病院事業部，東京，2001．
3) Medical Records Guide. International Foundation of Employee Benefit Plans, Inc., 2003.
4) 庄野真由美，庄野秀明：診療録の記載法．日本産科婦人科学会誌 56：399-404，2004．
5) 主治医意見書記入の手引き．日本医師会，東京，2006．
6) Sobin LH，ほか：UICC TNM 悪性腫瘍の分類．第 6 版（日本語版），金原出版，東京，2008．
7) 髙木　泰：保険診療におけるカルテ記載のあり方．改訂第 3 版，診断と治療社，東京，2008．
8) 大井利夫，ほか：診療情報管理Ⅲ．日本病院会，東京，2009．
9) 日本褥瘡学会（編）：褥瘡の深達度分類．褥瘡予防・管理ガイドライン，医療情報サービス Minds，東京，2009．
10) 堀　籠崇：占領期医療提供システム形成における GHQ の方針と日本の選択．日本医療経済学会会報 28：1-25，2009．
11) 自立支援医療（育成医療）意見書記入上の注意．大阪府健康医療部保健医療室健康づくり課，大阪，2010．
12) 全国がん登録届出マニュアル 2016 2017 改訂版．国立研究開発法人国立がん研究センターがん対策情報センター，東京，2017．
13) 医科点数表の解釈（平成 30 年 4 月版）．社会保険研究所，東京，2018．
14) 死亡診断書（死体検案書）記入マニュアル（平成 30 年度版）．厚生労働省医政局政策統括官（統計・情報政策担当），東京，2018．
15) 診療点数早見表（2018 年 4 月版）．医学通信社，東京，2018．
16) 難病情報センター：指定難病一覧（www.nanbyou.or.jp/entry/5461）（アクセス 2019.2.15）．
17) 小児慢性特定疾病情報センター：対象疾病（https://www.shouman.jp/disease）（アクセス 2019.2.15）．

和文索引

あ

アキレス腱断裂　60
アメリカにおける診療録　208
悪性腫瘍　66
安静度　21

い

インフォームド・コンセント　7, 172
医学的管理　138
医学用語　9
医学用語の読み方　129
　——，音読み　129
　——，訓読み　129
　——，重箱読み　129
　——，熟字訓　129
　——，湯桶読み　129
医師法　209
　——第19条の2　94
　——第20条　95
　——第21条　95
　——第24条　210, 211
　——第24条の2　216
　——施行規則第23条　212
医制　209
医療過誤　90
医療事故　90
医療処置　104
医療書類　3
医療文書　3
医療法施行規則
　——第1条の5　20
　——第20条　211, 216
　——第21条の5　30
　——第22条の3　30
医療法第6条の4　20, 38
医療ミス　90
医療要否意見書　170
胃潰瘍　228

胃癌　49, 191
　——の分類　69
異状死体等の届出義務　95
異食行動　135
移動　137
意見書(類)　4
　——，医療要否　170
　——，介護保険主治医　131
　——，自立支援(育成)医療　162
　——，小児慢性特定疾病医療　165
　——，傷病手当金　152
　——，身体障害者　148
　——，治療用装具　154
　——，養育医療　160
　——，労働者災害補償(労災)保険　143
縊頸　103
育成医療　162
　——(対象疾患)　162
隠語　8

う

うっ血性心不全　42

え

エーベルス・パピルス　208
エスカー　114
栄養　137
　——サポートチーム加算　121
　——指導指示書　121
　——状態　138
栄養食事指導料　121
　——，外来　121
　——，入院　121
嚥下運動機能　139

お

おむつ使用証明書　109
お薬手帳　18
応招義務　94
屋外歩行　137

か

がん　66
　——(生命保険診断書)　66
　——情報サービス　194
　——，上皮内　71
カフン・パピルス　208
カルテ　211
　——等の診療情報の活用に関する検討会　10
下肢装具　154
下腿骨折　26
家族歴　15, 32
過失　90
稼働能力　170
画像診断　67
介護認定審査会　131
介護への抵抗　135
介護保険主治医意見書　131
　——作成回数　132
外因死　99
外国語の使用　7
外傷
　——，顔面　89
　——，手指の　65
外傷性頸部症候群　91
外膜　71
外来栄養食事指導料　121
確認(承認)入力　219
喀痰細胞診　66
合併症　31
紙カルテの修正方法　218
肝臓癌　191
看護職員の訪問による相談・支援　139

i

看護配置　41
患者基本情報　18
寛解　41
感染症の有無　140
関節の拘縮　136
癌　66
　──の壁深達度　70
　──，胃　49,191
　──，肝臓　191
　──，食道　43,190
　──，進行　71
　──，腎　193
　──，腺　68
　──，前立腺　83,194,199
　──，早期　71
　──，大腸癌　81,192,197
　──，(大腸)粘膜内　72
　──，胆囊　192
　──，乳　82,193,198
　──，扁平上皮　68
癌腫　66
顔面外傷　89

　　き

きゅう　125
気管支喘息　168
既往歴　15,32
記録の原則　217
基礎データ　222
規格の異なる薬剤　109
義手　154
義足　154
休業(補償)給付　143
　──金の支給申請書　146
吸引細胞診　67
虚偽記載　8
共通診断書　50,57
胸部Ｘ線写真　105
強制保険　84
教育計画　223
業者指定書類　5
業務災害　143
業務上過失致死傷罪　216
筋力の低下　136
緊急時の連絡方法　113

　　く

くも膜下出血　35,47,58,62
車いすの使用　137

　　け

刑事責任　216
形態　69
経過記録　224
傾眠傾向　136
携帯用酸素ボンベ　127
血液検査　105
結果回避義務　90
結果判定日　67
結果予見義務　90
煙、火災および火焔による傷害　99
見当識障害　136
健康診断書　92
検査所見　32
幻視　135
幻聴　135
現症　15,32
現病歴　15,31

　　こ

小石元瑞　209
固定具の使用　53
　──期間　86
固定具の種類　86
固有筋層　71
個人情報の保護に関する法律　210
個人認証　219
口頭指示　107
交通事故　99
後遺障害　53
高度慢性呼吸不全　127
構音障害　136
告知義務違反　54
混合診療　52

　　さ

サマリー　225,230
細胞診　66
　──の分類　67
　──，喀痰　66
　──，吸引　67
　──，剝離　66
債務不履行　216
在宅酸素療法　127
　──指示書　127
錯覚　135

　　し

支障期間　53
死因の種類　99
死体検案書　94
死亡したとき　96
死亡したところ　96
死亡診断書　94,98
死亡の原因　96
死亡までの期間　98
自然死　99
指圧　125
指示書(類)　4
　──，栄養指導　121
　──，在宅酸素療法　127
　──，重症者等療養環境特別加算　123
　──，弾性着衣等装着　129
　──，特別訪問看護　111
　──，訪問看護　111
指定難病　156
　──臨床調査個人票　156
施設入所診断書　104
脂質構成比　121
自殺　100
自動車損害賠償責任(自賠責)保険診断書　84
自分の意思の伝達能力　135
自立支援(育成)医療意見書　162
児童福祉法　165
失見当識　136

失語　136
失行　136
失認　136
失調　136
疾病保険　51
実通院日数　53
手指の外傷　65
手術　52
　　――（死亡診断書）　99
　　――コード　54
　　――の種類　52
　　――の詳細　52
　　――名　52
主訴　15, 31
主（たる傷）病名　31, 112
受傷日　84
受傷部位　86
就業不能期間　53
重症者等療養環境特別加算　123
　　――指示書　123
銃砲刀剣類所持等取締法（銃刀法）　107
処置コード　54
処方せんの記載　215
　　――（国際基準）　215
初期計画　223
初診時問診票　15
初診日　51
小児慢性特定疾病　165
　　――医療意見書　165
症状固定　53
症状としての安定性　132
傷害が発生したところの区分　100
傷害保険　50
傷病手当金　152
　　――意見書　152
傷病に関する意見　132
傷病（補償）年金　144
聖徳太子　209
障害高齢者の日常生活自立度　133
障害者自立支援法　162
障害（補償）給付　144
漿膜　71
上肢装具　154

上皮　66
　　――内がん　71
　　――内新生物　72
食事　21, 138
食生活　137
食道癌　43, 190
職業語　8
褥瘡　136
　　――対策に関する診療計画書　27
　　――の深達度分類　113
心身の状態に関する意見　133
心電図　105
身体障害者　148
　　――意見書　148
　　――診断書　148
　　――手帳　148
　　――福祉法　148
身体の状態　136
神経学的後遺症　52
進行癌　71
進行度　70
診断確定日　51, 67
診断計画　223
診断書（類）　4
　　――，共通　50, 57
　　――，健康　92
　　――，死亡　94, 98
　　――，施設入所　104
　　――，自動車損害賠償責任（自賠責）保険　84
　　――，身体障害者　148
　　――，生命保険　50, 66
　　――，鉄砲申請者　107
　　――，病院　90
診断名　68
　　――，臓器別　68
　　――，病理組織　68
診療記録　211
　　――司書　209
　　――，問題志向型　221
診療情報提供書　4, 44
診療情報提供料　44
診療情報の提供等に関する指針　10, 210
診療における問題解決のプロセス　221

診療費請求内訳書　145
診療報酬点数　54
診療録　3, 205
　　――閲覧請求事件　10
　　――開示請求権　10
　　――管理体制加算　30
　　――の監査　229
　　――の質　229
　　――の整備　212
　　――の保存期間　215
　　――の法的変遷　210
　　――，アメリカにおける　208
　　――，日本における　209
　　――，理想的な　205
診療録の価値　206
　　――（医学研究上の価値）　207
　　――（医師にとっての価値）　206
　　――（医療保険上の価値）　207
　　――（患者にとっての価値）　206
　　――（公衆衛生上の価値）　207
　　――（病院にとっての価値）　206
　　――（法的防衛上の価値）　207
診療録の記載　211, 212
　　――義務　210
　　――事項　212
　　――例（2号用紙）　214
腎癌　193

す

スキンテア　27
スメア　66
スラフ　114
髄液検査　177

せ

せん妄　136
　　――，夜間　136

セカンド・オピニオン 172
生活機能低下の直接の原因となっている傷病 133
生活機能とサービスに関する意見 137
生活機能の維持・改善の見通し 138
生活保護法 170
生活歴 15, 32
生後1年未満での病死 100
生命保険診断書
　――（一般） 50
　――（がん） 66
性的問題行動 135
精神・神経症状 135
説明同意書（類） 4, 172
先進医療 52
先天性耳小骨奇形 164
腺癌 68
前医 51
前立腺癌 83, 194, 199
　――（病理組織診断報告書） 79
前腕骨折 153

そ

組織型 68
組織診 66
早期癌 71
装具 154
　――，下肢 154
　――，上肢 154
　――，体幹 154
装着・使用医療機器等 112
臓器別診断名 68

た

他殺 100
体幹装具 154
退院後の治療方針 32
退院支援計画書 38
退院時処方 32
退院時必要書類 4
退院時要約 30, 225
退院証明書 40

退院療養計画書 38
大腸癌 81, 192, 197
　――の分類 69
　――（粘膜内癌） 72
　――（病理組織診断報告書） 75
大腸内視鏡検査 174
第1号被保険者 131
第2号被保険者 131
胆嚢癌 192
短期記憶 134
短期入所療養介護 139
弾性着衣等装着指示書 130

ち

チアノーゼ型先天性心疾患 127
治療開始日 84
治療計画 223
治療経過 32
治療用装具意見書 154
窒息 99
中間要約 230
中心静脈カテーテル挿入術 176
中毒 99
昼夜逆転 135
超低出生体重児 161
腸閉塞 25

つ

付き添い看護 86
通勤災害 143
通算入院期間 40
通所リハビリテーション 139

て

溺水 99
鉄砲申請者診断書 107
転帰 31
転倒 99
転落 99
電子カルテにおける代行入力 219

と

糖尿病（1型） 166
特定疾患 156
特定疾病 132
特別食 121
特別な医療 133
特別訪問看護指示書 111

な

成りすまし 219
難病 156
　――指定医 157
　――，指定 156

に

日本における診療録 209
肉腫 66
日常生活自立度 133, 134
　――，障害高齢者の 133
　――，認知症高齢者の 134
日常の意思決定を行うための認知能力 134
入院栄養食事指導料 121
入院基本料 41
入院期間 51
入院時必要書類 4
入院診療計画書 20
入院予約票 18
乳癌 82, 193, 198
　――（病理組織診断報告書） 77
　――の病期分類 73
　――の分類 70
尿検査 105
任意書類 5
認知症 141
　――高齢者の日常生活自立度 134
　――の周辺症状 135
　――の中核症状 134

ね

寝たきり度　133
粘膜　71
　——内癌(大腸)　72

の

脳梗塞　116, 141
　——後遺症　126
脳挫傷　88
脳出血　106
　——後遺症　110, 155
脳動脈瘤クリッピング術　181

は

はり　125
「はり、きゅう及びあん摩・マッサージ・指圧」同意書　125
パーキンソン病　158
パピルス　208
　——, エーベルス　208
　——, カフン　208
肺炎　37, 48, 59, 63
肺高血圧症　127
徘徊　135
剝離細胞診　66
華岡青洲　209

ひ

ヒポクラテス　208
火の不始末　135
皮膚疾患　105
悲田院　209
病院診断書　90
病院組織と管理　206
病期　70
病死　99
　——, 生後1年未満での　100
病棟の種類　41
病理診断　66
病理組織診断報告書　75, 77, 79
　——(前立腺癌)　79
　——(大腸癌)　75
　——(乳癌)　77
病理組織診断名　68

ふ

プロブレムリスト　32, 222
不潔行為　135
不在時の対処方法　113
不詳の死　100
不随意運動　136
不法行為　216
不破為信　209
副病名　31
分化度　68
文書料　5, 201

へ

ヘルスレコード　211
ベンジャミン・フランクリン　208
併存症　31
併用禁止　125
米国医療情報管理協会　209
壁深達度　70
　——の表記法　71
扁平上皮癌　68

ほ

歩行補助具・装具の使用　137
保険
　——, 強制　84
　——, 疾病　51
　——, 傷害　50
保険医療機関及び保険医療養担当規則　212, 216
　——が示す具体的記載事項　212
　——第8条　212
　——第9条　216
　——第22条　212
母子保健法　160
放射線照射　53
法定書類　5

ほ(訪)

訪問栄養食事指導　139
訪問看護　111, 139
　——指示料　111
訪問看護指示書　111
　——, 特別　111
訪問歯科衛生指導　139
訪問歯科診療　139
訪問診療　139
訪問薬剤管理指導　139
訪問リハビリテーション　139
暴言　135
暴行　135

ま

マサチューセッツ総合病院　208
マッサージ　125
マルコム・マッケクレン　205
曲直瀬道三　209
麻痺　136
慢性C型肝炎　102
慢性心不全　127

み

民事責任　216

む

無呼吸低呼吸指数　127
無診察診療等の禁止　95

め

メディカルレコード　211

も

妄想　135
問題志向型診療記録　221
問題リスト　32, 222

や

夜間せん妄　136

ゆ

輸血療法　179

よ

要介護　140
　　——度の区分　140
　　——認定　131
要支援　140
腰椎穿刺術　177
様式　201
養育医療　160
　　——(給付の対象)　160
　　——意見書　160

り

リハビリテーション　118,139
　　——実施計画書　118
　　——，通所　139
　　——，訪問　139
リンパ浮腫　129
　　——指導管理料　129
理想的な診療録　205
略語　152,154,160
　　——の使用　7
療養費同意書交付料　125
療養(補償)給付　143

る

類似名称の医薬品　107

れ

レセプト　54
連合国軍総司令部　209

ろ

老衰　97
労働基準監督署に提出する
　「症状、経過等の診断書」
　147
労働者災害補償(労災)保険
　(法)　143
　　——意見書　143
労働制限　52

欧文索引

1型糖尿病　166
1号用紙　212
2号用紙　212,214
2次健康診断給付　143
3号用紙　212
3-3-9度方式　85
5W1H　22

A

A(Assessment)　224
AA　152
AD　152
ADL(Activities of Daily Living)　19
AF　152
AHIMA(The American Health Information Management Association)　209

AI　152
AJCC(American Joint Committee on Cancer)　72, 189
AP　152
ARF　152
AS　152

B

BM　152
BS　152
BT　152

C

CHF　154
CI　154
CS　154
CVD　154

D

DESIGN 分類　113
DESIGN-R　27
DM　154

E

EBM(Evidence-Based Medicine)　207

F

FBS　154
FH　154

G

GHQ(General Headquarters)　209

GS 154

H

HD 154
Health Record 211
HOT(Home Oxygen Therapy) 127

I

ICD 154
ICH 154
IM 154

J

J コード 54
JCS(Japan Coma Scale) 85

K

K コード 54
Karte 211

L

L. L. Weed 221
LC 154
LN 154

M

M(Metastasis) 189
Malcolm Thomas MacEachern 205
Medical Record 211
MI 160
MR 160
MS 160

N

N(Node) 189
NCD(National Clinical Database) 195
NPUAP 分類 113
NST(Nutrition Support Team) 121
NYHA 分類 127

O

O(Objective data) 224

P

P(Plan) 224
PD 160
PE 160
PH 160
PN 160
POMR(Problem Oriented Medical Record) 221
　——の問題点 229
PS 160

R

RA 160

S

S(Subjective data) 224

T

T(Tumor) 189
Tis(Tumor *in situ*) 72
TNM 分類 72, 189

U

UICC(Union Internationale Contre le Cancer) 72, 189

V

VF 160

索引

vii

医師・医療クラークのための
医療文書の書き方 改訂第2版
ISBN978-4-8159-1920-7 C3047

平成24年3月5日	第1版発行
平成29年3月1日	第1版第4刷
平成31年3月20日	改訂第2版発行

著　者	———	中　村　雅　彦
発 行 者	———	松　浦　三　男
印 刷 所	———	三報社印刷 株式会社
発 行 所	———	株式会社 永井書店

〒553-0003 大阪市福島区福島8丁目21番15号
電話(06)6452-1881(代表)/Fax(06)6452-1882

Printed in Japan　　　　　　　　　Ⓒ NAKAMURA Masahiko, 2019

・本書の複製権・翻訳権・上映権・譲渡権・公衆送信権（送信可能化権を含む）は株式会社永井書店が保有します．
・JCOPY ＜出版者著作権管理機構 委託出版物＞
本書の無断複製は著作権法上での例外を除き禁じられています．複製される場合には，その都度事前に出版者著作権管理機構（電話 03-5244-5088，FAX 03-5244-5089，e-mail：info@jcopy.or.jp）の許諾を得て下さい．